北京市科学技术协会科普创作出版资金资助

ATOPIC DERMATITIS

特应性皮炎

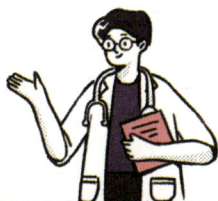

365问

**1 本特应性皮炎患者
人手必备的百科全书**

主审｜张学军　张建中

主编｜高兴华　崔　勇

人民卫生出版社
·北京·

图书在版编目（CIP）数据

特应性皮炎 365 问 / 高兴华，崔勇主编. -- 北京：
人民卫生出版社，2025. 6（2025. 7重印）. -- ISBN 978-7
-117-38019-5

Ⅰ. R758. 29-44

中国国家版本馆 CIP 数据核字第 2025V8M575 号

人卫智网 www.ipmph.com	医学教育、学术、考试、健康， 购书智慧智能综合服务平台	
人卫官网 www.pmph.com	人卫官方资讯发布平台	

特应性皮炎 365 问

Teyingxing Piyan 365 Wen

主　　编：高兴华　崔　勇
出版发行：人民卫生出版社（中继线 010-59780011）
地　　址：北京市朝阳区潘家园南里 19 号
邮　　编：100021
E - mail：pmph @ pmph.com
购书热线：010-59787592　010-59787584　010-65264830
印　　刷：天津市光明印务有限公司
经　　销：新华书店
开　　本：889×1194　1/32　　印张：14.5
字　　数：418 千字
版　　次：2025 年 6 月第 1 版
印　　次：2025 年 7 月第 2 次印刷
标准书号：ISBN 978-7-117-38019-5
定　　价：85.00 元

打击盗版举报电话：010-59787491　E-mail：WQ @ pmph.com
质量问题联系电话：010-59787234　E-mail：zhiliang @ pmph.com
数字融合服务电话：4001118166　E-mail：zengzhi @ pmph.com

本书由 109 位特应性皮炎专家共同创作

主审

张学军
安徽医科大学第一附属医院

张建中
北京大学人民医院

主编

高兴华
中国医科大学附属第一医院

崔勇
中日友好医院

编委 （按姓氏笔画排序）

于宁
复旦大学附属华山医院

于瑞星
中日友好医院

马琳
首都医科大学附属北京儿童医院

王刚
青海大学附属医院

王芳
南方医科大学皮肤病医院

王晋
天津市中医药研究院附属医院

王爽
吉林大学白求恩第二医院

王子仪
中日友好医院

王佳曼
南方医科大学深圳医院

王美芳
首都医科大学附属北京友谊医院

王惠平
天津医科大学总医院

扎珍
西藏自治区人民医院

尹志强
江苏省人民医院

邓丹琪
昆明医科大学第二附属医院

叶莹
复旦大学附属儿科医院

叶兴东
广州市皮肤病医院

申春平
首都医科大学附属北京儿童医院

田歆
广州市皮肤病医院

史玉玲
上海市皮肤病医院

冯佩英
中山大学附属第三医院

兰应华
贵州医科大学附属医院

吕成志
大连市皮肤病医院

朱今巾
华中科技大学同济医学院附属协和医院

任韵清
浙江大学医学院附属儿童医院

向妞
福建医科大学附属第一医院

刘红
山东第一医科大学附属皮肤病医院

刘盈
首都医科大学附属北京儿童医院

刘冰梅
哈尔滨医科大学附属第四医院

刘彤云
昆明医科大学第一附属医院

齐蔓莉
天津市人民医院

闫建军
山东省立医院

许阳
江苏省人民医院

孙青
山东大学齐鲁医院

孙青苗
浙江大学医学院附属第一医院

孙晓冬
沈阳市第七人民医院

孙晨薇
天津市人民医院

纪明开
厦门医学院附属第二医院

苏飞
武汉市第一医院

杜华
甘肃省妇幼保健院（甘肃省中心医院）

李伟
浙江大学医学院附属第二医院

李军
武汉市中心医院

李明
复旦大学附属儿科医院

李巍
复旦大学附属华山医院

李亚丽
浙江大学医学院附属第一医院

李秋菊
广西医科大学第一附属医院

李晓莉
西安交通大学第二附属医院

李珺莹
天津市中医药研究院附属医院

杨帆
中国医科大学附属盛京医院

杨欢
重庆医科大学附属儿童医院

杨洁
海南省第五人民医院

杨雅骊
上海交通大学医学院附属第九人民医院

杨慧兰
中国人民解放军南部战区总医院

肖风丽
安徽医科大学第一附属医院

吴昊
复旦大学附属华山医院

吴要群
湖北医药学院附属襄阳市第一人民医院

何威
贵黔国际医院

邹颖
上海市皮肤病医院

沈柱
广东省人民医院

宋志强
陆军军医大学西南医院

张燕
河北医科大学第四医院

张丽霞
四川省人民医院

张桂英
中南大学湘雅二医院

张家安
中国医学科学院皮肤病医院

张筱雁
四川大学华西第二医院

张嫦娥
河南省儿童医院

陆捷洁
海南省第五人民医院

陈爽
重庆医科大学附属第一医院

陈军臣
中南大学湘雅医院

陈金波
武汉市第一医院

陈柳青
武汉市第一医院

邵帅
空军军医大学第一附属医院（西京医院）

林志淼
南方医科大学皮肤病医院

罗双艳
中南大学湘雅二医院

罗帅寒天
中南大学湘雅二医院

岳学苹
首都医科大学附属北京天坛医院

周炯
浙江大学医学院附属第二医院

周俊峰
吉林大学白求恩第一医院

郑焱
西安交通大学第一附属医院

钟华
山东大学齐鲁医院

袁勇勇
上海交通大学医学院附属瑞金医院

耿松梅
西安交通大学第二附属医院

晋红中
北京协和医院

索朗曲宗
西藏自治区人民医院

贾秀娟
内蒙古自治区人民医院

夏萍
武汉市第一医院

党宁宁
山东省立医院

高兴华
中国医科大学附属第一医院

黄琨
重庆医科大学附属第一医院

陶娟
华中科技大学同济医学院附属协和医院

崔勇
中日友好医院

曹华莉
浙江大学医学院附属第二医院

梁源
首都医科大学附属北京儿童医院

梁键莹
上海交通大学医学院附属新华医院

彭世光
首都医科大学附属北京朝阳医院

葛宏松
安徽省儿童医院

韩建文
内蒙古医科大学附属医院

粟娟
中南大学湘雅医院

曾跃平
北京协和医院

游弋
陆军军医大学西南医院

谢婷
南昌大学第一附属医院

赖维
中山大学附属第三医院

解方
中国人民解放军总医院第一医学中心

解瑶
四川大学华西医院

谭杨
陆军军医大学陆军特色医学中心（大坪医院）

熊霞
西南医科大学附属医院

潘靖
北京积水潭医院

薛珂
中日友好医院

前言

尊敬的读者：

在医学领域中，特应性皮炎是一种令人困扰的慢性皮肤病，病程长、易复发、难治愈，如同隐形的"健康偷袭者"，悄然影响着患者的正常生活，不仅会带来剧烈瘙痒和皮肤损伤，更常伴有变应性鼻炎、变应性哮喘等其他特应性疾病。因此，特应性皮炎也被视作一种系统性疾病，需要进行长期管理。

随着医学技术的发展，科学、规范的治疗手段和先进疗法（如生物制剂和小分子靶向药）逐渐应用于临床，特应性皮炎的管理已取得进展，不少患者摆脱了特应性皮炎的困扰，重新回归正常生活、工作。

与特应性皮炎相关的医学知识，包括疾病诊疗、日常护理事项等，值得被更多特应性皮炎患者乃至大众深入了解。然而据不完全统计，目前我国约有 7 000 万特应性皮炎患者，他们正面临着特应性皮炎信息的重重迷雾，难以分辨真伪，存在诸多未被解答的疑问。

❶很多人对特应性皮炎的认知有限，认为其只是普通"湿疹"，不了解疾病的慢性、复发性特点及规范治疗的重要性，容易中途放弃治疗，影响治疗效果和疾病管理的成效。

❷网络中各种谣言、偏方屡屡登场，患者难以判断其科学性、准确性，从而加速疾病进展，增加心理负担。

❸由于向专家咨询的机会有限，正在积极治疗中的患者同样缺乏全面、专业的科学指导，在治疗用药、生活管理方面存在大量知识空白。

基于这些现状，人民卫生出版社旗下的"人卫健康知识库"皮肤性病学专家委员会发出《特应性皮炎 365 问》的创作倡议，希望联合109 位全国皮肤科专家，共同创作一本通俗易懂的特应性皮炎答疑解惑之书。同时，本书也是由全国皮肤科专家团队、健康报、人民卫生出版社等共同打造的"健康皮肤三年行动（2024—2026）"的里程碑式项目，旨在为患者乃至大众提供一本全面、权威、实用的特应性皮炎科普与诊疗指导书籍。

本书围绕特应性皮炎患者防治全程展开，不仅深入剖析特应性皮炎的基础知识、病因机制、临床表现，还详尽解读了患者从院内专业诊疗到院外自我管理的全过程。采用一问一答的形式，利于读者快速获取关键信息，高效解开特应性皮炎的知识密码。其中五个核心场景贯穿全书，为读者呈现了一幅特应性皮炎防治的全景图。

特应性皮炎究竟是什么

在第一章，我们将对特应性皮炎进行全方位的科学解密，揭示其基本概念、病因、症状、危害等，通过对特应性皮炎的深入剖析，帮助患者更加全面、清晰地认知病情。

当怀疑患病时，应该如何应对

在第二章，我们将指导读者在就诊前做好充分准备，包括选择医院、挑选医生、准备就诊资料等。诊断是治疗的先导和基石，我们为患者提供了实用的就诊建议，确保诊断的准确性和治疗的及时性。

如何选择最适合自己的治疗方案

第三章将详细盘点各种治疗手段，包括外用药治疗、传统系统药物治疗、先进疗法（生物制剂和小分子靶向药）等，为患者提供科学、规范的治疗指导，帮助患者科学选择个性化的治疗方案。

特殊人群患病怎么办

第四章是"特事特办"的主场，我们为儿童、孕妇、老年人和患基础疾病者提供贴心的治疗与生活管理建议，帮助这些群体更快速地找到专属于自己的患病指导，增强对抗疾病的底气。

日常生活中应该注意什么

第五章将回归生活，提供实用的生活管理建议，包括饮食、穿着、出行、皮肤管理和情绪管理等多方面内容，助力患者在日常生活中巧妙应对特应性皮炎，减少疾病复发，提高生活质量。

我们依据最新的特应性皮炎诊疗指南，结合丰富的临床经验和患者需求，精心打造了这本集科学性、实用性与通俗性于一体的科普图书。我们诚挚期待这本书能够帮助患者及家属在面对特应性皮炎这一顽疾时，不再迷茫与无助，能够以科学的认知积极应对，与医生携手共进，更好地管理疾病，实现与疾病的和谐共处。

让我们一起踏上特应性皮炎的科普之旅，共赴更健康、更美好的明天。

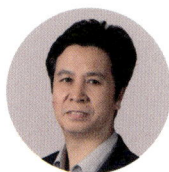

中国医科大学附属第一医院 皮肤科主任医师

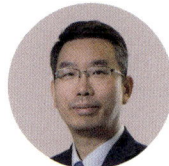

中日友好医院 副院长 / 皮肤科主任医师

2025 年 4 月

致谢

本书得以顺利出版，得益于各方力量的汇聚。在此，向所有贡献者致以诚挚谢意。

首先，衷心感谢参与图书创作和审核把关的 109 位皮肤科专家。他们不仅在医学领域有着深厚的造诣，更以无私的奉献精神，将丰富的临床经验和专业知识倾囊相授，使得本书能够以权威、科学、严谨的面貌呈现给读者。

其次，向每一位为本书作出贡献的特应性皮炎患者、家属、医护人员以及药师致以崇高的敬意。正是他们的亲身经历和宝贵建议，让本书充满了生命力和实用性，成为一部真正贴合特应性皮炎患者需求的科普读物。

最后，感谢赛诺菲公司为本书的创作提供公益支持。

目录

第一章 特应性皮炎全方位科学解密

第一节 特应性皮炎的基础知识

第二节 特应性皮炎的临床表现

第三节　特应性皮炎的鉴别诊断

第四节 特应性皮炎的发病机制

第五节 特应性皮炎的合并症

第二章　就诊前应该做的功课

第一节　就诊前可以做哪些准备

第二节　就诊时如何与医生沟通

第三节　就诊时医生会安排哪些检查

第三章　特应性皮炎治疗方式盘点

第一节　特应性皮炎的治疗目标和方法

第二节　外用药治疗

第三节　传统系统药物治疗

第四节　先进疗法

第五节　其他药物和辅助治疗

第六节　合并症的防治

第四章 儿童、孕妇、老年人及患基础疾病者得了特应性皮炎怎么办

第一节 儿童得了特应性皮炎怎么办

第二节　备孕、怀孕得了特应性皮炎怎么办

第三节　老年人和有基础疾病人群得了
　　　　特应性皮炎怎么办

第五章　吃穿住行生活百科

第一节　饮食管理

第二节　穿着管理

第三节　居家管理

第四节　出行管理

第五节　皮肤管理

第六节　情绪管理

01

特应性皮炎全方位科学解密

本章负责专家

耿松梅

西安交通大学第二附属医院

第一节

特应性皮炎的基础知识

Q 什么是特应性皮炎

A 特应性皮炎（atopic dermatitis，AD），又称"特应性湿疹"，是一种慢性、复发性、炎症性皮肤病，被认为是皮肤科不可忽视的"一号疾病"。

特应性皮炎会在任何年龄段发病，约 50% 的患者在 1 岁前发病，部分患者病情可反复发作到成年。

特应性皮炎的特点是反复发作、缠绵不愈，患者往往长期遭受剧烈瘙痒、皮肤干燥、湿疹样皮疹等困扰。有些患者还会合并变应性鼻炎、变应性哮喘等疾病，不仅影响生活质量，还可能对生长发育、学业、事业等造成影响。

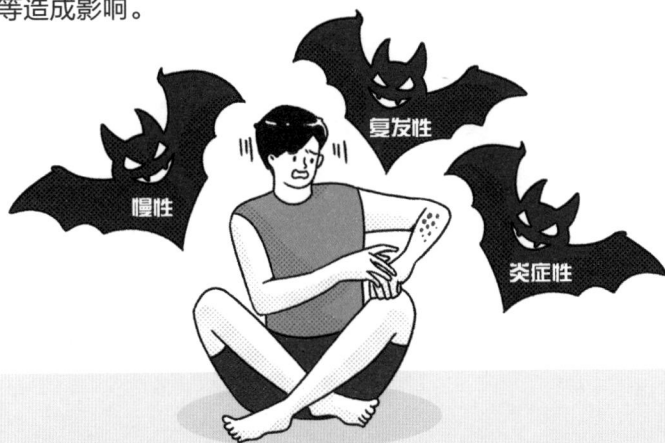

不过大家不用太担心，随着医疗技术的进步，经过科学、合理的治疗和长期、规范的管理，特应性皮炎是可控的。

你可能还想知道

- 特应性皮炎常见吗 　　　　　　　　 → 跳转至 **009** 页了解真相
- 特应性皮炎可分为哪几个时期 　　　 → 跳转至 **023** 页了解真相

Q 特应性皮炎的"特应性"是什么意思

A "atopy"一词由美国变态反应学家在1923年提出，英文原意是"奇怪，不在正确位置"。该词译为"特应性"，用来描述一类包括花粉症、哮喘的变态反应（即大众常说的"过敏反应"）现象。

特应性皮炎的"特应性"可以这样理解

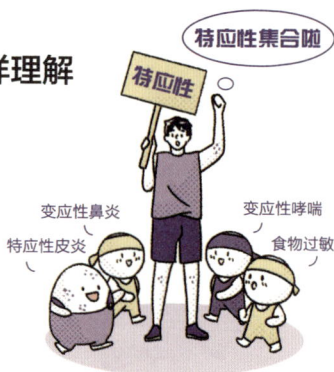

特应性集合啦

特应性

变应性鼻炎　　　变应性哮喘
特应性皮炎　　　食物过敏

- **具有遗传倾向的特殊体质**：特应性皮炎具有明显的遗传易感性。简单来说，如果父母一方有"特应性"疾病，如特应性皮炎、变应性哮喘、变应性鼻炎、食物过敏，孩子也很可能患上相关疾病。

- **免疫系统异常**：患有"特应性"疾病的个体接触一些外界普遍存在的无害物质（如摄入牛奶、鸡蛋，接触花粉、尘螨）后，容易发生变态反应。

- **易伴发其他特应性疾病**：患者常先后或同时患有其他特应性疾病，如变应性鼻炎、变应性哮喘、变应性结膜炎、食物过敏，这些疾病发生、发展的过程称为"特应性进程"。

你可能还想知道

▪ 什么是特应性进程 ⟶ 跳转至 078 页了解真相

Q 特应性皮炎是皮肤发炎了吗

A 特应性皮炎并不是我们平时理解的"皮肤发炎"。

我们所说的"炎症"，通常是指由细菌感染引起的一种免疫防御性应答反应，主要表现为发炎部位红、肿、热、痛和功能障碍，严重时伴有发热、不适等全身症状。

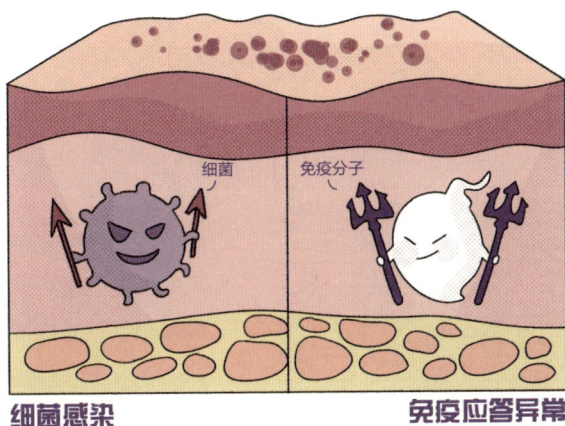

细菌　免疫分子

细菌感染　　　　**免疫应答异常**

但特应性皮炎的"炎症"是由免疫反应引发的，不是微生物感染引起的。在特应性皮炎患者体内，免疫系统会出现异常。当接触到花粉、尘螨等变应原时，免疫系统会将其识别为"有害的外来物质"，进而启动免疫反应。在这个过程中，身体会释放出白细胞介素、组胺等多种炎症介质，这些炎症介质会刺激皮肤中的血管和免疫细胞，引起皮肤变态反应性炎症反应、皮肤瘙痒等。

同时，特应性皮炎患者的皮肤屏障功能存在缺陷，皮肤的角质层变薄，脂质含量减少，使得皮肤的保水能力下降，变得干燥、粗糙。这种受损的皮肤屏障无法有效地阻挡外界的刺激物、变应原和微生物等，它们容易进入皮肤内部，激活皮肤中的免疫细胞，引发炎症反应，出现瘙痒、皮疹等症状。

Q 什么是皮肤屏障

A 在看不见的情况下，皮肤为身体建造了一堵城墙，用来抵御"外敌"——外部刺激因素，这堵"城墙"就是皮肤屏障。

皮肤屏障由皮脂膜、角质细胞、细胞间脂质构成，这种独特的"砖－墙"结构可以减少体内水分丢失，并阻止外界物质侵入。

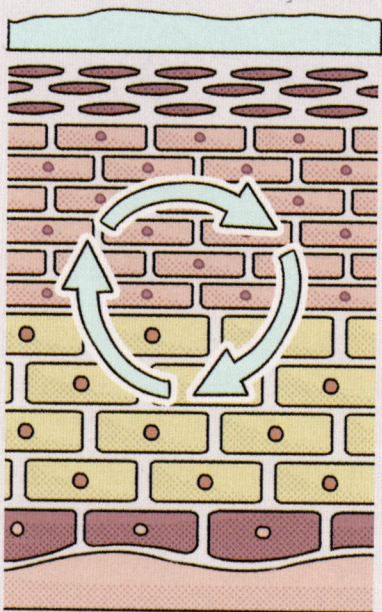

皮脂膜

就像"油漆"，是皮肤表面自带的一层透明薄膜，具有润滑皮肤、减少水分蒸发、影响 pH 及抗炎等作用。

细胞间脂质

就像起稳固作用的"砂浆"（如神经酰胺、游离脂肪酸、胆固醇），能进一步锁水保湿。

角质细胞

就像是堆起的"砖块"，为表皮防御构筑坚实的根基。

虽然皮肤屏障被形容为一堵"城墙"，但皮脂膜的厚度只有 0.5 微米，角质层的厚度只有 0.02 毫米，不经意的伤害、不当的保养方式，都可能打破皮肤的防御系统。

Q 皮肤屏障功能受损有哪些明显表现

A

当皮肤屏障功能受损时，我们能通过皮肤的表现，直观地感受到。

变成"沙漠大干皮"

如紧绷、脱屑。这是由于皮肤屏障功能受损后，屏障蛋白、天然保湿因子、脂质基质都大大减少，水分经表皮丢失，导致皮肤干燥。

变成"敏感皮"

如泛红、刺痛、灼热、瘙痒、有细小糠状鳞屑以及肿胀。这是因为皮肤屏障功能受损后，外界刺激容易激惹皮肤，如物理刺激（风吹日晒）、化学刺激（含有刺激成分的化妆品）、精神刺激（一激动就脸红）。

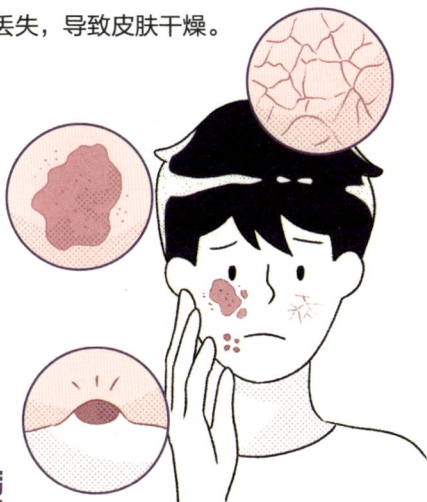

出油、爆痘

皮肤屏障功能受损后，细菌等病原体更容易乘虚而入，引发炎症。

一些常见的皮肤病，如特应性皮炎、银屑病、老年瘙痒症、多形性日光疹以及光老化，也可能是由皮肤屏障功能受损后身体对外界微生物的抵御作用减弱所致。

Q 为什么皮肤屏障功能受损后容易发生特应性皮炎

A 由于皮肤的"城墙"破破烂烂，环境中各种变应原、细菌等"外敌"容易入侵，免疫反应被激活，产生的细胞因子会引起炎症与瘙痒。

特应性皮炎患者的皮肤屏障功能通常不太好。他们皮肤中重要的保水成分——神经酰胺，其含量比健康人群明显减少，故患者的皮肤容易变成"沙漠大干皮"。

皮肤屏障功能受损，天然保湿因子减少，导致皮肤干燥、脱屑，许多致敏物质容易穿过皮肤屏障，导致特应性皮炎发作。研究发现，皮肤水分丢失量越多，特应性皮炎病情越严重，变态反应越严重，皮肤越容易感到瘙痒。

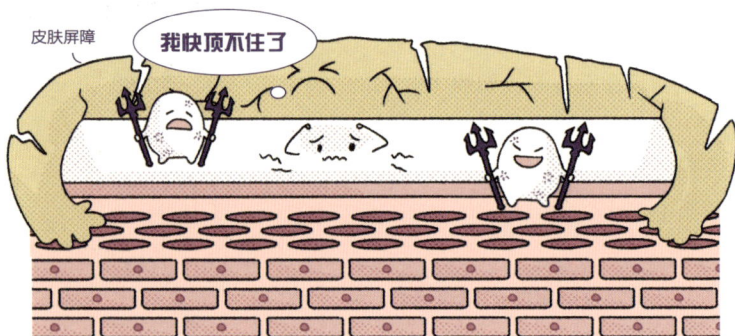

皮肤屏障 我快顶不住了

另外，皮肤屏障功能受损还为各种变态反应性疾病开了个缺口。皮肤屏障功能受损不仅影响皮肤，还影响器官黏膜，食物和空气中的变应原会更容易穿透黏膜。变态反应的主角——2 型炎症细胞因子（如白介素 -4、白介素 -13 等），甚至会迁移到鼻黏膜、肺黏膜等部位，诱发变应性鼻炎、变应性哮喘等 Th2 型变态反应。

Q 特应性皮炎常见吗

A 在全球范围内，儿童特应性皮炎患病率为 15% ~ 20%，成人为 6% ~ 10%，还是相当常见的。

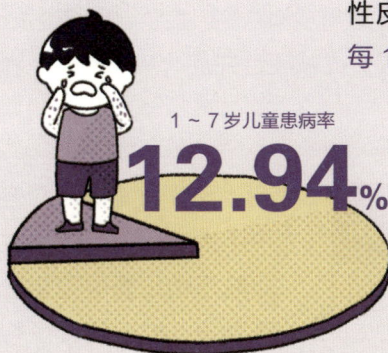

在中国，1 ~ 7 岁儿童的特应性皮炎患病率为 12.94%，相当于每 100 个孩子中约有 13 个患病。

1 ~ 7 岁儿童患病率

12.94%

在中国，成人特应性皮炎的患病率约为 4.60%，相当于每 100 个成人中约有 5 个患病。

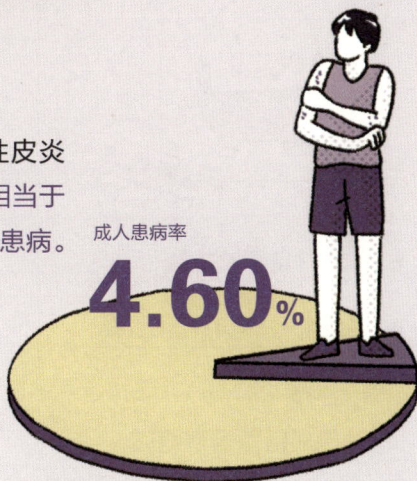

成人患病率

4.60%

Q 特应性皮炎能治愈吗

A 目前，特应性皮炎暂时无法"根治"，但可以被有效控制，实现长期临床缓解。

特应性皮炎与遗传因素有关，患者平时可能接触到的诱发和加重因素比较多，一不小心就会发作。

因此，特应性皮炎的治疗目的是缓解或消除临床症状，消除诱发和/或加重因素，减少和预防复发，减少或减轻合并症，从而提高患者的生活质量。

简历

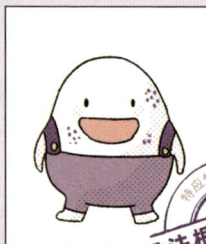

无法根治 但可控

姓名 **特应性皮炎**

年龄 **通常于婴幼儿期起病**

常见发病因素
与遗传和环境因素相关

虽然无法根治，但也不用太担心，可以通过正规治疗和长期规范化管理来阻止、推迟和减少特应性皮炎发作，保持长期临床缓解状态，与疾病更好地和谐共处。

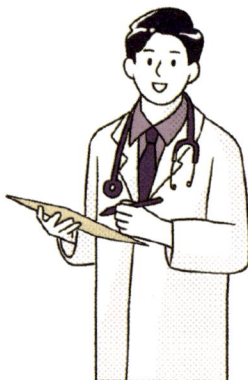

Q 特应性皮炎会自愈吗

A 特应性皮炎一般较难自愈。

　　部分患者在婴儿期或儿童期发病，可能随着年龄增长，皮肤屏障功能逐渐完善，症状会有所缓解，但往往不能完全自愈。在某些诱因的作用下，如接触变应原、皮肤干燥、精神压力大、感染，病情可能再次加重或复发。

　　在青春期和成年后发病的特应性皮炎患者，病情通常较为顽固，更难自愈，需要长期的治疗和管理来控制症状、减少发作频率、减轻病情严重程度。

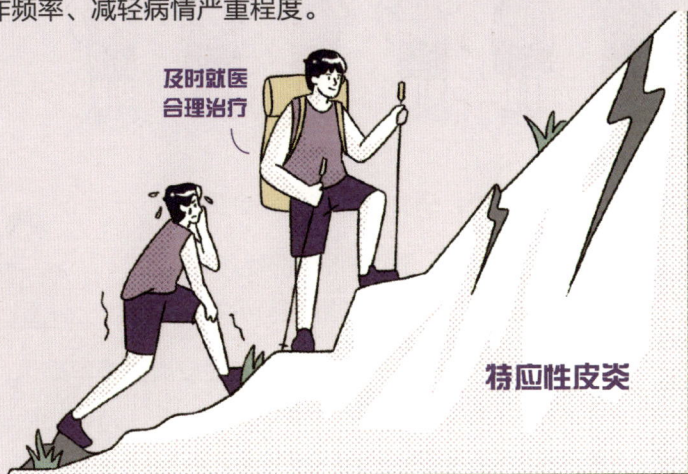

及时就医
合理治疗

特应性皮炎

　　如果不进行积极治疗，特应性皮炎可能导致皮肤瘙痒、破损、感染等问题，还会导致其他特应性共病的发病率升高或病情严重程度增加，严重影响患者的生活质量。因此，一旦确诊特应性皮炎，应及时就医，采取有效的治疗措施。

Q 特应性皮炎会遗传吗

A 会，特应性皮炎具有一定遗传性。

特应性皮炎曾被叫作"遗传过敏性湿疹"，从字面上可以看出，特应性皮炎和遗传脱不了干系。

国内有一项针对 3 915 例特应性皮炎患者的调查，显示 71% 的患者有特应性疾病家族史（如特应性皮炎、变应性哮喘、变应性鼻炎）。

71%
有特应性疾病家族史

特应性皮炎家族史　　变应性哮喘家族史　　变应性鼻炎家族史

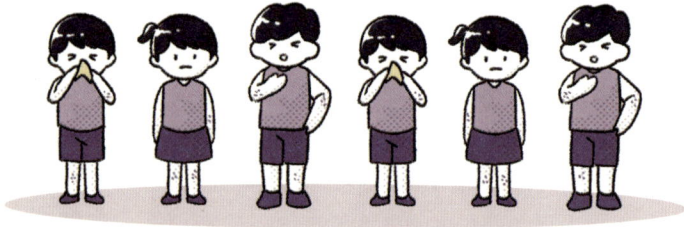

如果父母患有特应性皮炎，子女患病的概率会更高。

- 父母一方患有特应性皮炎，子女的患病率为 59%。
- 父母两方都患有特应性皮炎，子女的患病率可高达 81%。

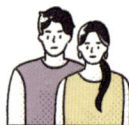

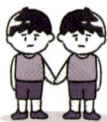

- 如果是同卵双胞胎，同患特应性皮炎的概率高达 23% ~ 86%。
- 如果是异卵双胞胎，同患特应性皮炎的概率可达 15% ~ 50%。

你可能还想知道

- 特应性皮炎是如何遗传的 　　　➡️ 跳转至 **063** 页了解真相
- 妈妈得了特应性皮炎，孩子也会得吗 　　➡️ 跳转至 **317** 页了解真相

Q 特应性皮炎能预防吗

A 虽然特应性皮炎病因复杂且尚不明确、环境因素难以完全控制、生活方式因素难以全面调整，但仍可采取一定措施加以预防。

世界变态反应组织建议对变态反应性疾病患者实施三级预防策略。

- **一级预防**：指在患者未出现湿疹表现前所采取的预防措施。
- **二级预防**：指在患者发生特应性皮炎但尚未发生其他变态反应性疾病前所采取的预防措施。
- **三级预防**：指针对特应性皮炎可能产生的并发症所采取的预防措施。

针对以上策略，特应性皮炎主要的预防措施如下。

- 正确使用保湿润肤剂，可以有效预防特应性皮炎的发生。
- 孕妇和 / 或婴儿补充益生菌、维生素 D，避免使用不必要的抗生素，可降低儿童特应性皮炎的发病风险。
- 尽量回避诱发因素，如远离花粉、尘螨，有助于预防疾病发生或复发。

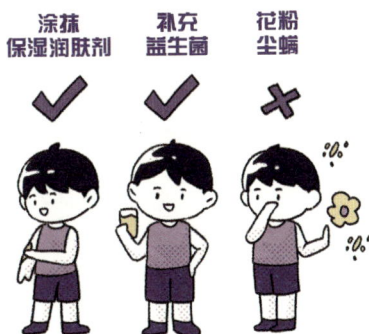

涂抹保湿润肤剂 ✓　补充益生菌 ✓　花粉尘螨 ✗

　　另外，改善生活环境，如居住环境不要过于潮湿、家中不养宠物和过多花草、避免热水烫洗、保持室内合适的温度和湿度、穿着宽松的纯棉衣物以及不过度劳累，对于预防特应性皮炎都有一定意义。

Q 特应性皮炎会传染吗

A 特应性皮炎是慢性、炎症性疾病，不会传染。

目前研究认为，免疫功能异常、皮肤屏障功能受损、皮肤菌群紊乱等因素是特应性皮炎发病的重要环节，并不是由感染所致，所以特应性皮炎本身不具有传染性，更不是传染病。

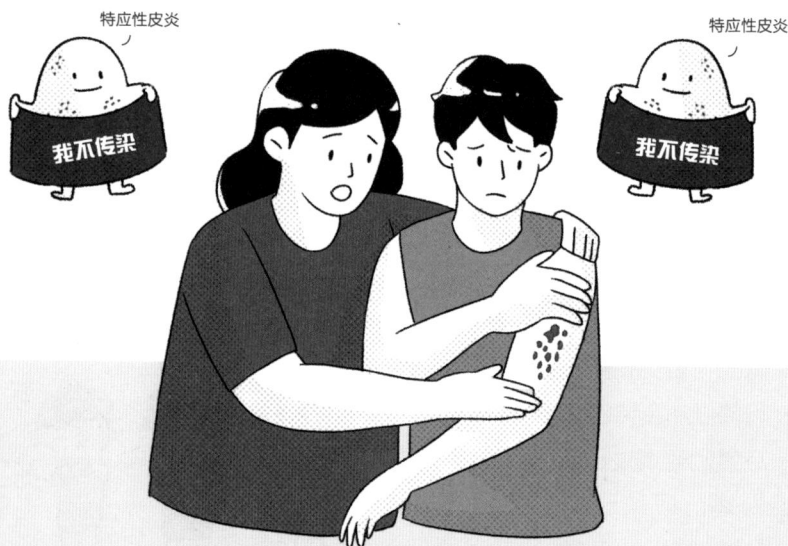

特应性皮炎　我不传染　特应性皮炎　我不传染

如果你身边有家人或者朋友被确诊为特应性皮炎，要谨记他们是没有传染性的，千万不要因为皮肤问题而远离他们，反而要更加关心他们。

Q 特应性皮炎会越来越重吗

A 特应性皮炎有可能越来越重，主要和以下两个因素有关。

不规范的治疗

很多重度特应性皮炎是由轻、中度发展而来的。这往往是因为患者早期不重视而延误治疗、治疗不规范（如用药不当），或是过早停药等导致。

共病

由于 2 型炎症这一共同的内在机制，特应性皮炎患者常合并多种 2 型炎症性疾病，如变应性鼻炎、变应性哮喘以及其他心血管疾病、注意障碍、多动障碍、肥胖、焦虑、抑郁，这些共病的出现可能加重特应性皮炎患者的病情。

如果不想特应性皮炎变得越来越重，被诊断的当下就要及时寻求医生的帮助，进行科学、规范的治疗，同时对其共病进行预防和治疗，有助于降低特应性皮炎的发展和加重风险。

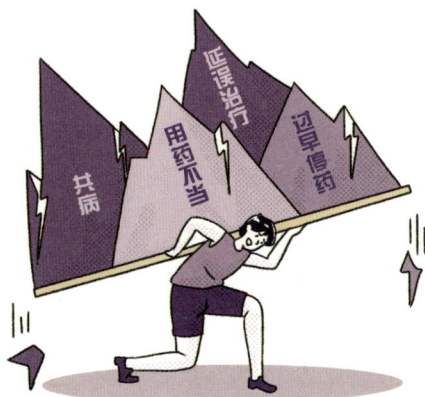

你可能还想知道

- 特应性皮炎会癌变吗 　　　　→　　跳转至 **018** 页了解真相

Q 特应性皮炎会随着季节
变换发作吗

A 特应性皮炎确实会随着季节变换而发作，主要受
不同季节的温度、湿度和紫外线强度影响。

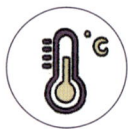

温度

冬季气温下降后，皮肤的瘙痒感会变得更加强烈；
低温还会破坏皮肤屏障功能，使得皮肤更容易瘙痒。

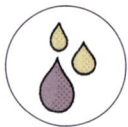

湿度

冬季空气中含水量降低，皮肤水分丢失增加，更容
易发生干燥、脱皮；同时暴露在干燥环境中的皮肤比在
高湿度环境中的皮肤更加脆弱。这些因素都会使皮肤屏
障功能更容易受损，造成皮肤瘙痒不适。

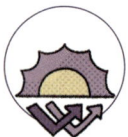

紫外线强度

适当的紫外线照射可能减轻患者的症状，但在夏季
强紫外线照射下，皮肤屏障功能会下降，对特应性皮炎
患者可谓是"致命打击"。

特应性皮炎患者可根据不同季节的特点
进行相应的护理和防护，如春季远离变应原，
夏季做好防晒、及时清除汗液，秋季和冬季
做好保湿，尽量让自己的病情不受季节影响。

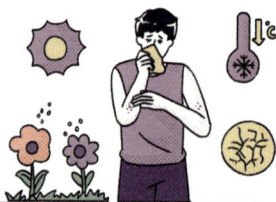

你可能还想知道

- 特应性皮炎患者换季时应该注意
什么 → 跳转至 **386** 页了解真相

Q 特应性皮炎有后遗症吗

A 特应性皮炎经过正确处理，在病情缓解后，皮损一般可完全消退，不遗留后遗症。

如果处理不当，皮肤反复发生炎症，患者总是忍不住搔抓，则可能遗留暂时性皮肤色素沉着，往往需要一段时间才能让皮肤恢复正常。

如果搔抓得太厉害，或是产生继发感染，还可能留下瘢痕。

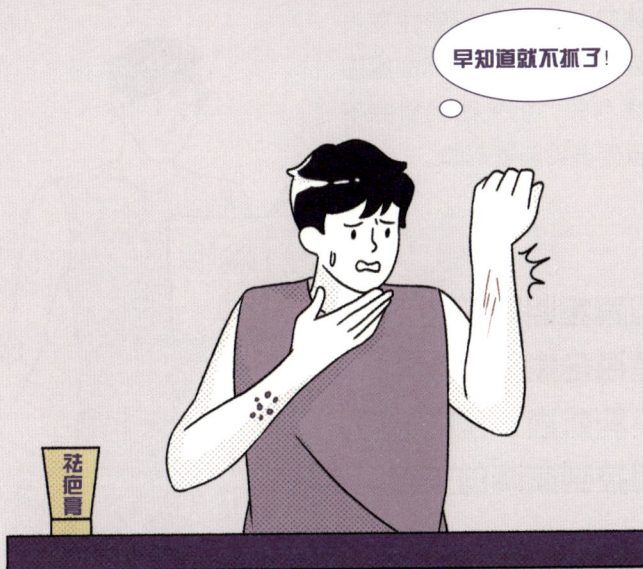

早知道就不抓了！

祛疤膏

Q 特应性皮炎会癌变吗

A 到目前为止，暂时没有特应性皮炎癌变的证据。

特应性皮炎和恶性肿瘤之间关系复杂，尚有争议。

多数文献认为，特应性皮炎与恶性肿瘤发生率降低有关。可能的原因是特应性皮炎患者免疫系统的预警性提高，免疫监视功能增强，从而降低了患癌风险。

但近期也有学者发现，特应性皮炎患者发生皮肤癌的总体风险显著升高，由于机制不明确，结果还需要进一步研究证实。

总体来说，目前特应性皮炎并不会癌变，虽可能与某些癌症风险升高有关，但关联结果并不显著，且受多种因素影响。

患者与其担心特应性皮炎是否会癌变，不如定期检查、及时治疗，这才是控制病情的关键。

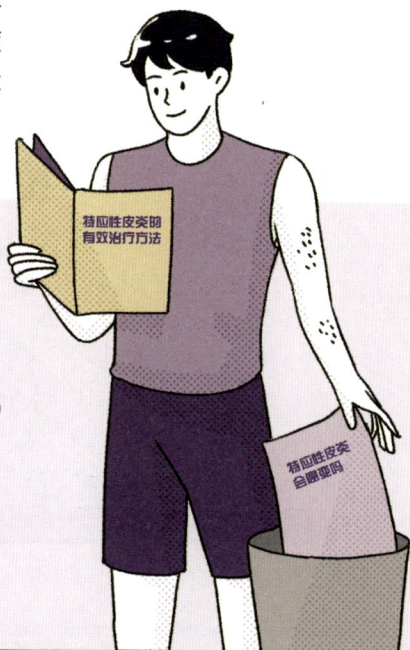

Q 特应性皮炎不及时治疗会有什么后果

A 如果不及时治疗，不仅会影响其他特应性疾病的发生，还可能"牵出"其他共病。

来自临床、遗传学和实验研究的大量证据表明，特应性疾病有一个动态发展的过程，称为"特应性进程"。

特应性皮炎是特应性疾病的"排头兵"，早期罹患特应性皮炎，往往提示患者未来合并变应性鼻炎、变应性哮喘等其他2型炎症性疾病的风险更高。此外，还可能导致其他疾病的发病率升高，或使原本的病情加重，伴发一系列共病，如其他皮肤病、精神心理疾病。

因此，大家要尽可能识别身上的异常，把握好治疗时间窗，及时治疗十分重要。

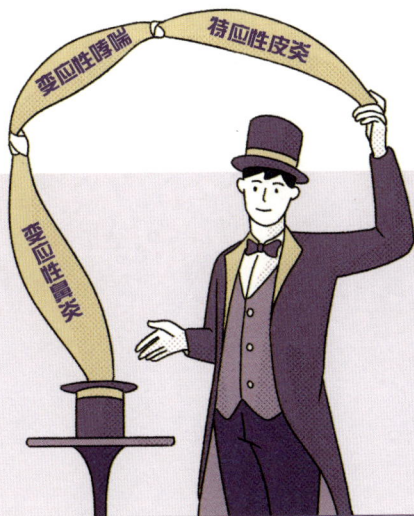

你可能还想知道

- 特应性皮炎有哪些合并症 → 跳转至 **079** 页了解真相

第二节

特应性皮炎的临床表现

Q # 特应性皮炎有哪些典型表现

A 特应性皮炎的典型表现包括皮肤干燥、慢性湿疹样疹和瘙痒。

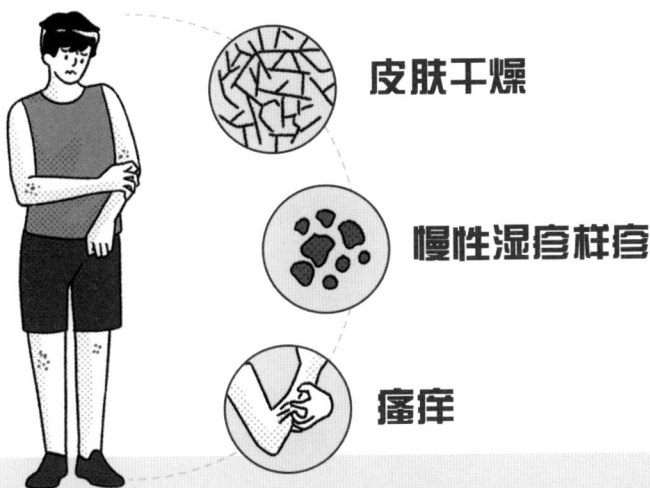

皮肤干燥

慢性湿疹样疹

瘙痒

在不同年龄段患者中，特应性皮炎的典型表现会有所不同。

婴幼儿期
以水肿性红斑伴渗出和结痂等急性湿疹样皮损为主。

儿童期
以亚急性和慢性皮损为主，皮疹干燥、肥厚，苔藓样变。

青少年与成人期
大多呈干燥、肥厚性皮炎损害，部分为痒疹样表现。

老年期
皮疹通常严重而泛发，甚至出现红皮病。

Q 我的特应性皮炎表现为什么和其他人不一样

A 　　特应性皮炎的临床表现在不同的年龄段存在差异，在相同年龄段的不同个体间亦存在差异，在同一个体的不同时期也会发生演变。所以"我的特应性皮炎和其他人的不一样"是非常正常的。

具体差异表现如下。

- **发病年龄：** 婴幼儿期、儿童期、青少年与成人期和老年期均可发病。
- **皮损形态：** 湿疹样疹可分为急性期、亚急性期和慢性期，还有一系列复杂的特征性表现，如干皮症、皱褶部位湿疹、眶周黑晕、白色糠疹、白色划痕，这些皮损形态在不同年龄段存在差异。

- **皮损分布：** 不同年龄段的皮损分布位置不同，如婴儿以头面部和躯干为主；成人主要发生在躯干及四肢屈侧、伸侧处；老年人往往皮疹泛发。
- **共病类型：** 儿童以变应性鼻炎、变应性哮喘和食物过敏为主；老年人以非变态反应性共病为主。

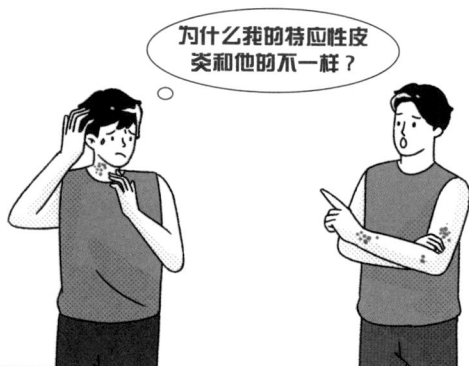

为什么我的特应性皮炎和他的不一样？

Q 特应性皮炎可分为哪几个时期

A 根据不同年龄段，特应性皮炎可以分为 4 期。

	婴幼儿期 出生至 2 岁	约 50% 的患者在 1 岁前发病，皮损以急性湿疹表现为主。
	儿童期 >2~12 岁	多由婴幼儿期演变而来，也可单独发生。皮疹以亚急性和慢性皮损为主要表现。
	青少年与成人期 >12~60 岁	皮损与儿童期类似，也以亚急性和慢性皮损为主。
	老年期 > 60 岁	皮疹泛发，甚至出现红皮病。

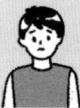

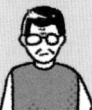

按起病时间，可以分为以下 3 种情况。

从儿童或青少年时期开始发病，一直迁延至老年期，或在老年期复发。

从成人期开始发病，一直持续和 / 或在老年期复发。

在老年期发病。

Q 得了特应性皮炎，皮肤会发生哪些变化

A 　　大多数特应性皮炎患者的皮肤肉眼看上去会比较干燥，还会伴有不同程度的湿疹样改变，主要包括以下 3 种情况。与此同时，患者会感到明显的瘙痒。

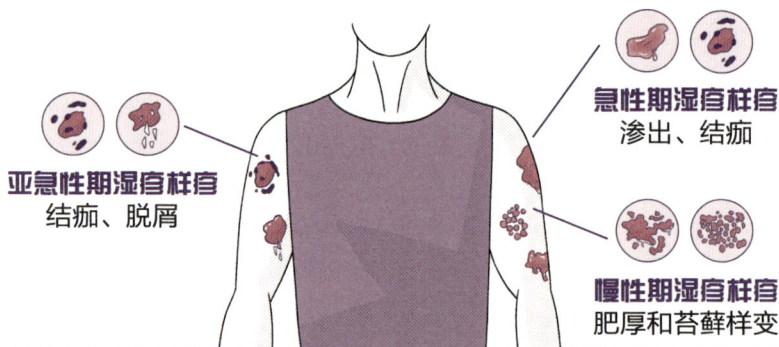

亚急性期湿疹样疹
结痂、脱屑

急性期湿疹样疹
渗出、结痂

慢性期湿疹样疹
肥厚和苔藓样变

部分特应性皮炎患者还可能出现其他特征性表现。

- **干皮症表现：**如鱼鳞病、毛发角化病、掌纹征。
- **皱褶部位湿疹样改变：**可发生在眼睑、乳头、鼻下和耳根、唇部、眶下等皱褶部位。
- **特殊部位色素改变：**眶周黑晕、白色糠疹等。
- **异常皮肤反应：**身上有白色划痕、出汗时瘙痒、虫咬反应过度等。

你可能还想知道

- 特应性皮炎的皮损一般会发生在身体哪些部位 　　　→ 跳转至 **026** 页了解真相

Q 为什么特应性皮炎患者的皮肤容易干燥

A 皮肤干燥是特应性皮炎的基本特征之一，大多数患者会出现这种表现。

一项大样本研究显示，有 78.5% 的特应性皮炎患儿存在干皮症，病情越严重，越容易出现皮肤干燥。

此外，患者皮肤容易干燥还有 3 种可能的原因。

- **相关基因突变：**我国特应性皮炎人群常有聚丝蛋白（filaggrin，FLG）基因突变，携带该突变基因的患者更容易出现皮肤干燥。
- **皮肤老化：**皮肤干燥是皮肤老化的特征，老年人汗液和皮脂分泌减少，表皮角质层神经酰胺缺乏，可加重皮肤干燥。
- **环境刺激：**热水烫洗、洗澡次数过多、使用碱性较强的清洁产品、保湿润肤剂使用不足，也容易导致皮肤干燥。

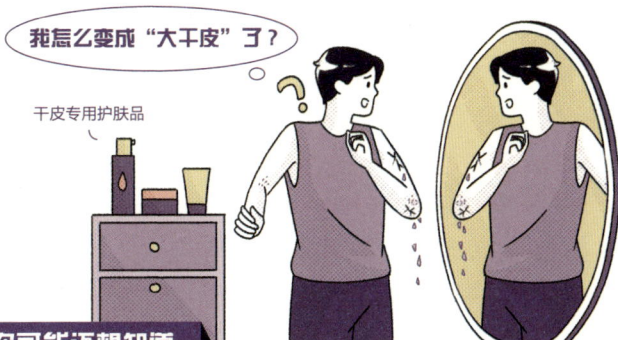

我怎么变成"大干皮"了？

干皮专用护肤品

你可能还想知道

- 身体皮肤干燥，如何使用保湿润肤剂

⟶ 跳转至 409 页了解真相

Q 特应性皮炎的皮损一般会发生在身体哪些部位

A 在不同年龄段，特应性皮炎的好发部位不同。

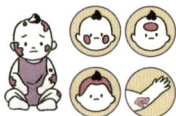

婴幼儿期

皮疹以头皮、两颊、额部为主，逐渐蔓延至躯干和四肢伸侧。

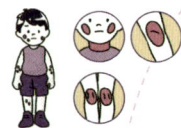

儿童期

皮疹以面部、颈部、四肢屈侧为主，肘窝、腘窝、眼周和口周的皮损具有特征性。

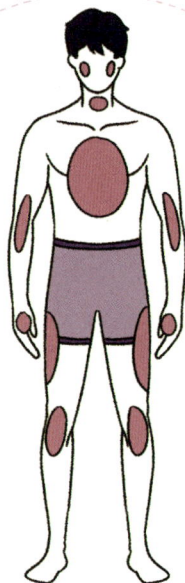

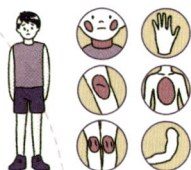

青少年和成人期

躯干和四肢屈侧、伸侧均常被累及，皮疹仍以肘窝、腘窝、颈前为主，也可发生于面部和手部。

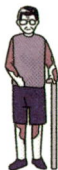

老年期

皮疹泛发，严重时可累及 90% 以上体表面积。与其他年龄段皮疹好发于屈侧部位不同，老年期特应性皮炎具有"反向"分布的特征，以四肢伸侧和背部为主。

另外，反复发作的阴囊湿疹、手湿疹、乳房湿疹、剥脱性唇炎等可能是特殊部位的特应性皮炎。

Q 特应性皮炎发生在头皮有哪些表现

A 特应性皮炎发生在头皮，可能有以下表现。

瘙痒

剧烈的瘙痒是特应性皮炎发生在头皮部位的突出症状。这种瘙痒感往往持续存在，严重影响患者的生活质量。患者可能不自觉地搔抓头皮，导致头皮进一步受损。夜间瘙痒可能更加明显，影响患者的睡眠质量。

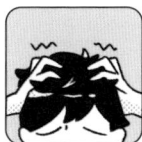

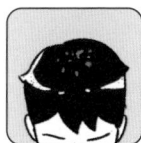

红斑

头皮上会出现红斑，颜色可以从淡红色到深红色不等。红斑的大小和形状各异，可能融合成片。

鳞屑

头皮上会出现弥漫性鳞屑，鳞屑的大小和厚度各不相同。

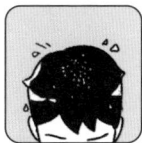

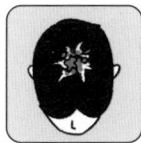

渗出和结痂

在病情严重的情况下，头皮可能出现渗出液，渗出液干燥后会结痂，甚至会和鳞屑混合在一起在头顶形成厚痂。

脱发

长期的头皮特应性皮炎可能导致脱发。一方面，瘙痒和搔抓会损伤毛囊，影响头发的生长；另一方面，炎症反应也可能影响毛囊的正常生理功能，导致脱发。

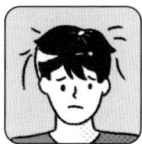

你可能还想知道

・头皮上有皮疹，可以用洗发水吗 ⟶ 跳转至 **403** 页了解真相

Q 特应性皮炎引起脱发，以后还能长出新发吗

A 特应性皮炎常引起患者焦虑、抑郁等不良情绪，以及睡眠障碍、压力增加，可影响头发的生长周期，导致脱发。脱发后能否再长出新发，要看具体情况。

特应性皮炎在头皮表层，常引起头皮瘙痒、红斑、鳞屑等症状，如果没有对毛囊造成实质性损伤，头发是可以重新生长的。如果病情严重，炎症伤害到毛囊，导致毛囊结构破坏，那么头发的再生就会比较困难。

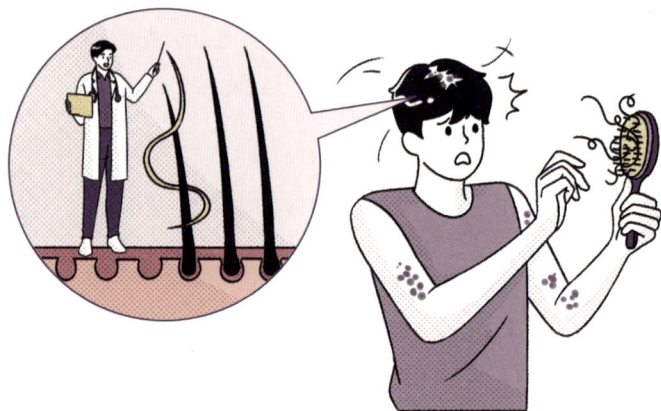

特应性皮炎患者可能合并斑秃（患病率约为 3.9%），治疗时需要综合考虑合并症。有研究显示，生物制剂或 JAK 抑制剂对特应性皮炎与斑秃有双重获益。

如果患者存在特应性皮炎和脱发的双重困扰，建议及时与医生沟通治疗方案，遵医嘱治疗。

Q 特应性皮炎发生在面部有哪些表现

A 特应性皮炎的皮疹会长在患者的面部，而且皮疹形态复杂多样，常见表现如下。

急性湿疹样疹

常见于婴幼儿脸颊，表现为红斑、丘疹、水疱、糜烂、渗出和结痂等多形性皮损。

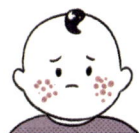

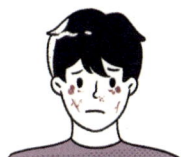

慢性湿疹样疹

常见于儿童、青少年和成人眼周、鼻下皱褶，表现为面部皮肤干燥，为暗红色斑块和苔藓样变。

白色糠疹

好发于儿童，表现为边缘不清晰的圆形色素减退斑，表面干燥，覆有少量白色糠状鳞屑。

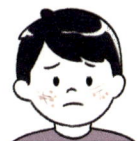

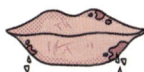

唇炎

表现为口唇或唇缘红肿、干燥、脱屑，唇中央皲裂和口角炎。

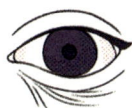

Dennie-Morgan 睑下皱褶

表现为下眼睑皮肤皱褶。

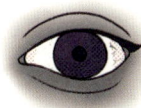

睑周黑晕

表现为眼眶周边有边缘不清晰的暗灰色晕。

你可能还想知道

- 面部皮疹反复发作，如何选择护肤品 ⟶ 跳转至 **414** 页了解真相

Q 特应性皮炎发生在躯干有哪些表现

A 不同年龄段的患者，特应性皮炎在躯干的表现不同，皮损常累及躯干部位的是婴幼儿和老年人，青少年和成人也可受累。

婴幼儿期表现

以急性湿疹样疹为主，典型皮疹为水肿性红斑，伴渗出和结痂。

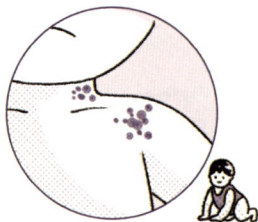

青少年和成人期表现

可累及躯干部位，出现弥漫性银屑病样皮损，称为"银屑病样皮炎"，与典型银屑病相比瘙痒更严重，但不伴有鳞屑性斑块。

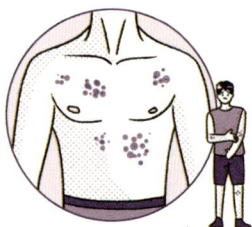

老年期表现

通常是严重而泛发的慢性湿疹样疹，以四肢伸侧和背部为主，皮损疹型多样，常伴有慢性苔藓样变。

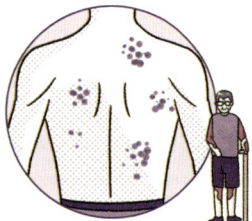

Q 特应性皮炎发生在手足有哪些表现

A 特应性皮炎患者的手足部皮肤会有典型的湿疹样疹，包括急性、亚急性和慢性湿疹样疹。

除此之外，特应性皮炎患者的手足部还可能出现某些特征性皮疹表现。

非特异性手足皮炎

会出现红斑、鳞屑、苔藓化、角化过度、皲裂或剥脱性角质松解等。

掌纹征

手掌与大、小鱼际直角交叉的线状沟纹。

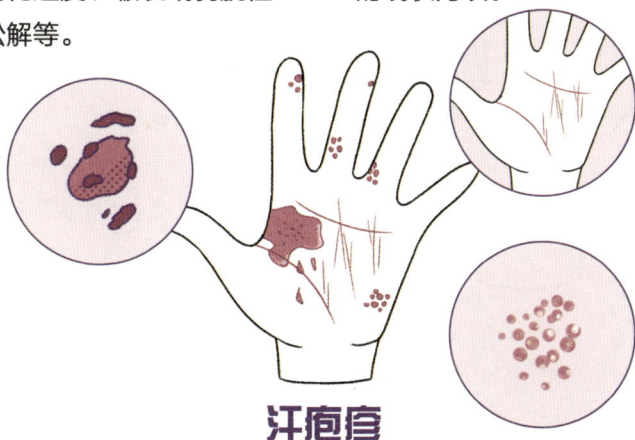

汗疱疹

在手指侧缘、手掌、手背或足底及趾腹，散在或成群分布的深在性水疱，呈"布丁"样外观，水疱液清或浑浊，干涸后形成脱皮、鳞屑。

你可能还想知道

• 应该如何护理手足皮损 ⟶ 跳转至 415 页了解真相

Q 汗疱疹有可能是特应性皮炎吗

A 有可能，尤其在儿童和青少年中较为多见。

汗疱疹

汗疱疹是一种特殊类型的湿疹样疹，表现为指侧、掌跖部位散在或群集的深在性水疱。

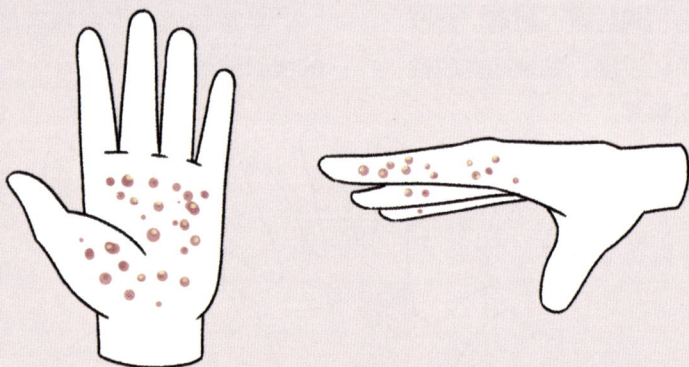

在儿童和青少年特应性皮炎患者中，汗疱疹被认为是非典型但具有特征性的临床表现。在成人患者中，汗疱疹有可能与精神因素有关，在脑力劳动者中比较多见。

总体来说，汗疱疹和特应性皮炎虽然是两种不同的皮肤病，但它们在症状和病因上有一定的相似性，也可能相互影响，患者仅凭临床症状难以区分，应由医生进行专业判断。

Q 一出汗就全身痒，是特应性皮炎吗

A 有可能，特应性皮炎患者的皮肤通常比较敏感，汗液中的成分可能刺激皮肤，加重瘙痒症状。

研究显示，汗液可通过表皮或汗腺渗透进入组织，而汗液中所含的蛋白酶、组胺、盐分、抗菌肽 LL-37 以及污染的皮表抗原，可能诱发瘙痒症状。同时，汗液中升高的葡萄糖浓度也会妨碍受损的皮肤屏障功能恢复，从而加重瘙痒。

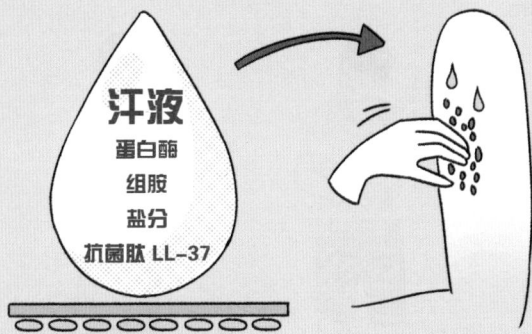

汗液
蛋白酶
组胺
盐分
抗菌肽 LL-37

如果发现一出汗就浑身痒，可以考虑去医院就诊，完善病史和相关检查后可以明确诊断。

《中国特应性皮炎诊疗指南（2020）》明确指出，及时清除汗液，能减少其对皮肤的刺激。

你可能还想知道

• 夏季炎热、多汗，应该如何护肤 ⟶ 跳转至 **388** 页了解真相

Q 长期身上发痒还有黑眼圈，与特应性皮炎有关吗

A 如果同时有长期身上发痒和黑眼圈的症状，要考虑特应性皮炎的可能性。

在临床上，特应性皮炎患者经常出现特征性的眶周黑晕（黑眼圈），也被称为变应性黑眼圈。这种黑眼圈的成因，与鼻黏膜充血引起的血液和其他液体积聚有关，是诊断特应性皮炎的重要线索。瘙痒则是特应性皮炎最基本的特征。

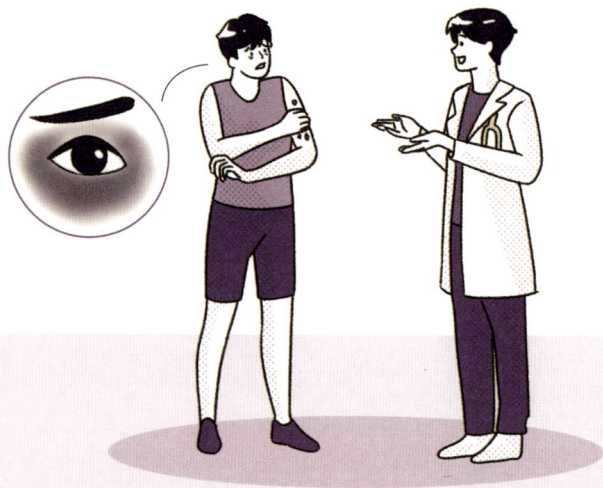

如果你有黑眼圈，还伴有长期身上发痒的情况，建议去皮肤科就诊，以便医生及时作出诊断。

Q 肛门湿疹和变应性鼻炎反复发作，有可能是特应性皮炎吗

A 如果肛门湿疹和变应性鼻炎反复发作，要考虑特应性皮炎的可能性。

肛门湿疹和特应性皮炎有一定关联，有研究者研究了 126 例表现为肛门湿疹的患者，其中 8 例（6.3%）被诊断为特应性皮炎。

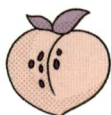

变应性鼻炎是特应性皮炎常见的合并症，国内研究数据显示，33.7% 的特应性皮炎患者同时患有变应性鼻炎，而且发病率随年龄的增长而升高。

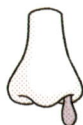

因此，同时有肛门湿疹和变应性鼻炎的患者，有患特应性皮炎的可能性。

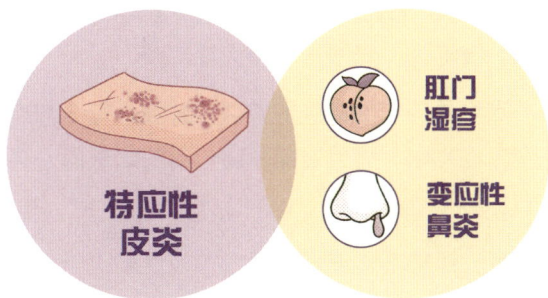

特应性皮炎

肛门湿疹

变应性鼻炎

当然，医生还需要结合患者的其他典型表现来综合判断，如是否存在皮肤干燥、慢性湿疹样皮损和明显瘙痒等。

你可能还想知道

- 阴囊湿疹反反复复总不好，有可能是特应性皮炎吗 ⟶ 跳转至 **038** 页了解真相

Q 每次晒太阳就起皮疹，到了秋天还容易喘，有可能是特应性皮炎吗

A 经常发生光敏感和哮喘，有可能是特应性皮炎导致的。

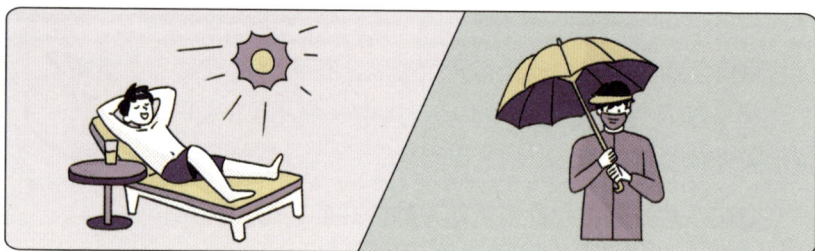

　　特应性皮炎患者容易对多种物质过敏，吸进去的、吃进去的、触碰到的……连照在身上的紫外线也可能导致过敏。暴露在过强的紫外线下，可能诱发特应性皮炎。研究发现，有 14% 的特应性皮炎患者对紫外线敏感，被称为"光加重型特应性皮炎"。

　　变应性哮喘更是特应性皮炎的典型合并症，有 33.9% 的特应性皮炎患者合并变应性哮喘，而且发病率随年龄的增长而升高。

　　如果发现自己的皮肤在晒太阳后容易出现红疹，同时感到呼吸不畅、胸闷或咳嗽，可能需要考虑是否为特应性皮炎。

　　建议尽早到医院就诊，由医生进行专业评估，确诊往往还要结合特应性皮炎的其他临床表现，如皮肤干燥、慢性湿疹样疹和明显瘙痒。

你可能还想知道

• 特应性皮炎与其他变态反应性
　疾病有什么关系　　　　　　　　→ 跳转至 080 页了解真相

Q # 乳头湿疹反反复复总不好，有可能是特应性皮炎吗

A 乳头湿疹反复发作，有可能是特应性皮炎导致的。

　　在 Hanifin-Rajka 诊断标准和姚氏中国儿童特应性皮炎诊断标准中，都有提及乳头湿疹这一常见症状。

　　乳头湿疹和特应性皮炎的关系密切，一项韩国研究表明，大约 4 个乳头湿疹患者中，就有 1 个被确诊为特应性皮炎。

条件	内容
1	瘙痒
2	典型的形态和部位（屈侧皮炎）或不典型的形态和部位同时伴发干皮症 不典型的形态和部位如下。 （1）典型的湿疹样皮疹发生在非屈侧部位（头皮皮炎、眼睑湿疹、乳头湿疹、外阴湿疹、钱币状湿疹、指尖湿疹、非特异性手部或足部皮炎 / 特应性冬季足、甲或甲周湿疹和身体其他部位的湿疹样皮疹） （2）非典型湿疹样皮疹（单纯糠疹、唇炎、耳下和耳后 / 鼻下裂隙、痒疹、汗疱疹、丘疹性苔藓样变）
3	慢性或慢性复发性病程

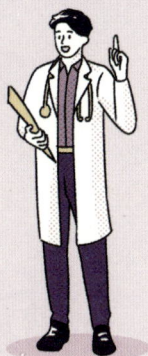

注：确诊需要同时满足以上 3 个条件。

　　哪怕仅是乳头附近有湿疹，都建议找医生咨询是否有特应性皮炎的可能性。特别是青春期前、哺乳期的患者更要注意，如果没有其他异常，但乳头附近湿疹反复发作，不妨考虑特应性皮炎的可能性。

你可能还想知道

- 特应性皮炎患者能哺乳吗 　　　⟶ 跳转至 329 页了解真相

Q 阴囊湿疹反反复复总不好，有可能是特应性皮炎吗

A 特应性皮炎的皮损，可以发生在身体任何部位，包括头颈、躯干、四肢等，而阴囊等生殖器也是皮损发生的常见部位。

美国一项研究显示，有 10.3% 的特应性皮炎患者伴有生殖器皮损；另一项研究显示，高达 45.0% 的特应性皮炎患者反映自己出现过生殖器湿疹。

10.3%
生殖器皮损

45.0%
生殖器湿疹

阴囊 湿疹

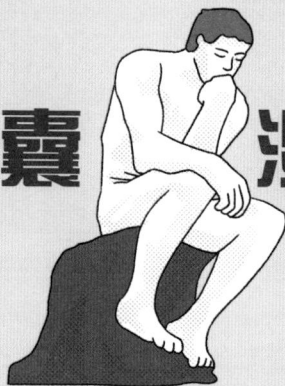

如果慢性阴囊湿疹患者同时有特应性皮炎的其他诊断"线索"，如皮肤干燥、慢性湿疹样疹和明显瘙痒，有可能被诊断为特应性皮炎。

Q 被蚊虫叮咬后皮肤上的红包很长时间都好不了，有可能是特应性皮炎吗

A 被蚊虫叮咬后的红包一般两三天就会消退，如果身上的"红包"总是好得比其他人慢，有可能是特应性体质的表现。

有的人被蚊虫叮咬后红包能快速消肿，有的人则像皮肤"中毒"似的出现大面积红肿、硬块，甚至水疱，感到刺痛、灼热、奇痒，这其实是对蚊子、跳蚤、床虱等昆虫叮咬所产生的一种变态反应，叫作虫咬皮炎（丘疹性荨麻疹）。一项土耳其的研究调查了 130 例有虫咬皮炎的孩子，结果显示有虫咬皮炎的患者，特应性疾病（特应性皮炎、变应性哮喘、变应性鼻炎等）的发生率更高。

同样，患有特应性疾病的人群被蚊虫叮咬后，更容易发生变态反应以及皮肤发炎。

特应性皮炎患者

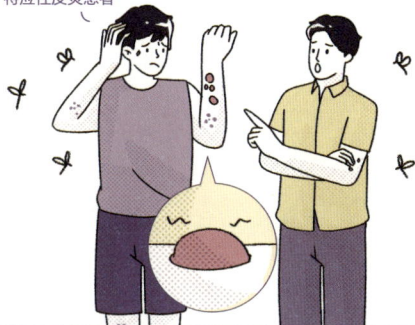

所以，哪怕对于蚊子包好得慢这种小事，也不能掉以轻心。如果发现自己还有鼻炎、反复的湿疹，家人也是过敏体质，最好找医生排查特应性皮炎。

第三节

特应性皮炎的
鉴别诊断

Q 有哪些与特应性皮炎相似的 皮肤病

A　有些皮肤病看起来与特应性皮炎相似，比如以下几种。

接触性皮炎

和特应性皮炎有同样的湿疹样疹症状。

神经性皮炎

和慢性期湿疹样疹表现相似，有瘙痒，且皮损呈苔藓样变。

银屑病

银屑病急性期的皮疹，可能是类似特应性皮炎的湿疹样疹。

脂溢性皮炎

出现和特应性皮炎相似的瘙痒、红斑、油腻鳞屑、丘疹和脱屑。

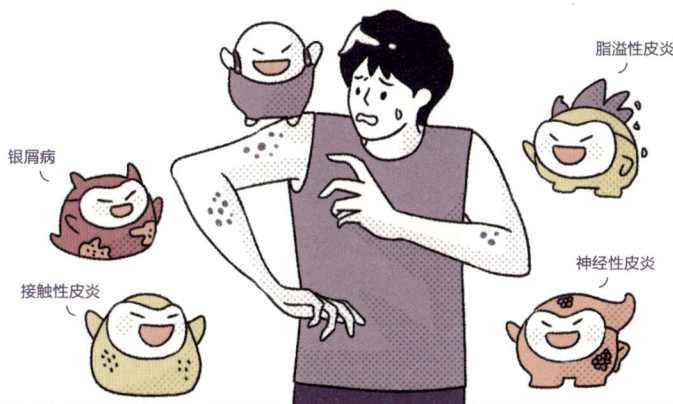

脂溢性皮炎

银屑病

接触性皮炎

神经性皮炎

患者如果出现和特应性皮炎皮损相似的情况，千万不要自我诊断、自行用药。建议及时就医，以免耽误病情。

Q 湿疹与特应性皮炎有什么关系

A 湿疹有可能是特应性皮炎。

湿疹

"湿疹"是一个描述性词语，不是一种独立的疾病，是疾病的类别名称而非具体诊断用词，泛指一类以湿疹样皮损为表现的炎症性疾病。在当前国内医疗水平和环境下，当碰到以湿疹样皮损为表现，但尚不能给出明确诊断时，医生会用"湿疹"作为暂时性和描述性诊断。

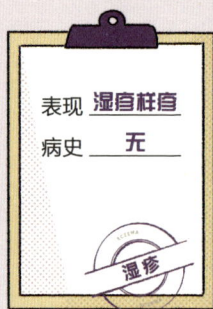

表现 <u>湿疹样疹</u>
病史 <u>无</u>

湿疹

特应性皮炎

特应性皮炎是一种慢性、复发性、炎症性皮肤病，不局限于湿疹相应的皮肤症状，通常还会存在如变应性鼻炎、变应性哮喘等其他变态反应性疾病，是一种系统性疾病。

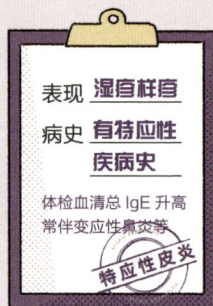

表现 <u>湿疹样疹</u>
病史 <u>有特应性疾病史</u>

体检血清总 IgE 升高
常伴变应性鼻炎等

特应性皮炎

如果患者有久治不愈的皮肤瘙痒、红斑、干燥等湿疹样皮损，需要细心观察日常症状，及时前往医院接受检查，及早明确诊断，进行正规治疗，避免病情加重。

Q 结节性痒疹与特应性皮炎有什么关系

A 结节性痒疹与特应性皮炎是两种疾病，但可能同时存在。

它们都和 2 型炎症有关，2 型炎症是导致皮肤发生炎症反应和瘙痒等症状的过程，其中白介素-4 和白介素-13 等因子是推动这一过程的主要"贡献者"，给患者带来以下 3 种困扰。

瘙痒

由于白介素-4 和白介素-13 等因子会增加神经系统对一些致痒物质的敏感性，从而使"瘙痒－搔抓"的恶性循环持续存在，患者会感到反复发作的剧烈瘙痒。不过，虽然这两种疾病都有明显瘙痒，但结节性痒疹的瘙痒更为强烈，堪称"史上最痒"。

痒疹

结节性痒疹存在多发性、坚硬的、瘙痒性结节性皮损，有反复抓挠、挑破或摩擦的病史和 / 或迹象。有些长期或迟发型特应性皮炎成人患者也可能伴有称为"特应性痒疹"的痒疹样皮疹。

过敏

和特应性皮炎患者相似，约 50% 的结节性痒疹患者会伴有变态反应性疾病，如变应性鼻炎、变应性哮喘。

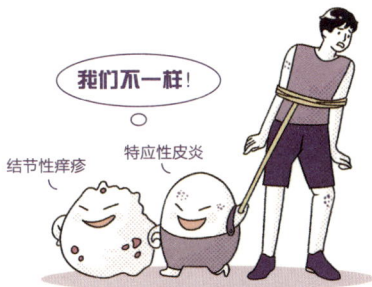

我们不一样！

结节性痒疹　特应性皮炎

这两种疾病可发生于任何年龄，但结节性痒疹主要见于中老年人，特应性皮炎则在儿童群体中发病率更高。

Q 多形性日光疹与特应性皮炎有什么关系

A 多形性日光疹患者可能同时伴有特应性皮炎。

多形性日光疹，是一种特发性、光敏性皮肤病。简单来说，患者晒完太阳后，被晒部位，如面部、肩颈、手臂等会出现红斑、丘疹、水疱或结节等，同时伴有瘙痒感，通常在春夏季日晒后出现。

有些特应性皮炎患者不仅对紫外线敏感，还可能因此加重病情，同时出现多形性日光疹。

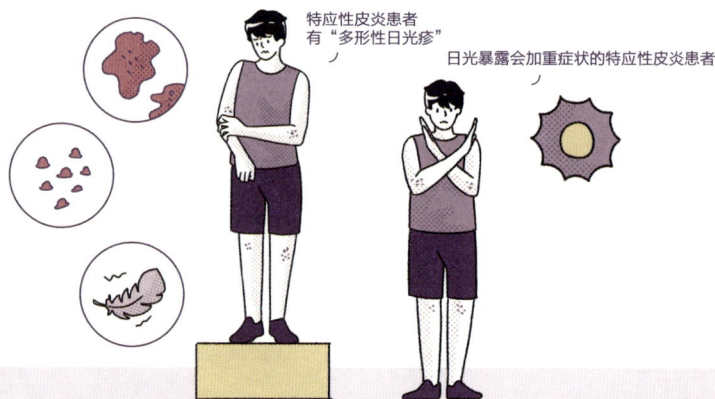

特应性皮炎患者有"多形性日光疹"

日光暴露会加重症状的特应性皮炎患者

每个人都可以享受阳光，但对于光敏感的特应性皮炎患者，还是要做好防晒，以免加重病情或出现多形性日光疹。

你可能还想知道

- 每次晒太阳就起皮疹，到了秋天还容易喘，有可能是特应性皮炎吗 → 跳转至 036 页了解真相
- 特应性皮炎患者日常如何防晒 → 跳转至 412 页了解真相

Q 白色划痕征与特应性皮炎有什么关系

A 白色划痕征是特应性皮炎的特征性临床表现，多发生在青少年、成人特应性皮炎患者中。

白色划痕征

是皮肤对物理性划压的一种特殊反应，表现为在特应性皮炎患者皮损部位或非皮损部位划压 10 ~ 30 秒后，沿划压部位出现的苍白色划痕，通常不高出皮肤表面。产生的原因主要是患者血管的异常反应。

白色划痕征的持续时间，往往与特应性皮炎的严重程度呈正相关。也就是说，特应性皮炎越严重，白色划痕持续时间越长。随着特应性皮炎病情好转，皮损消失，白色划痕征也会随之消失。

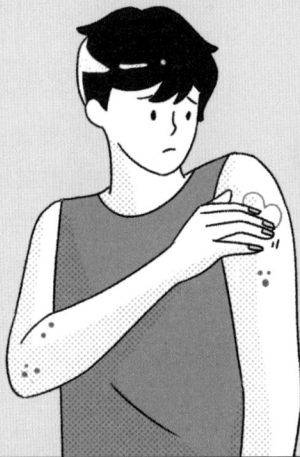

Q 接触性皮炎与特应性皮炎有什么区别

A 接触性皮炎与特应性皮炎是两种不同的疾病。两者症状相似，但在发病机制、病史和皮损表现方面有明显不同。

接触性皮炎

接触性皮炎主要与 1 型炎症有关，一般有明确的特殊接触史，如皮肤或者黏膜曾直接接触变应原或刺激原，并出现变态反应或刺激反应。皮损多发生在直接接触部位，边界明显。医生一般在询问病史时会捕捉到特殊接触史，如果接触变应原不明，医生会通过斑贴试验来帮助判断。

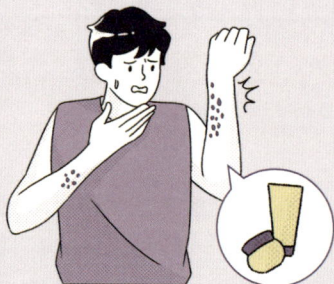

刺激性护肤品

特应性皮炎

特应性皮炎主要与 2 型炎症有关，多数患者有特应性疾病的个人 / 家族史，以皮肤干燥、湿疹样皮损和剧烈瘙痒为基本特征，皮损边界往往模糊不清。医生通常会通过血常规检查、变应原检查、真菌镜检查等来帮助判断。

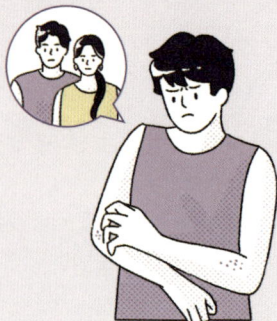

Q 银屑病与特应性皮炎有什么区别

A 银屑病与特应性皮炎是两种完全不同的疾病，但两者有时候也会被混淆。

两者在以下 5 个方面有着明显区别。

特应性皮炎	银屑病
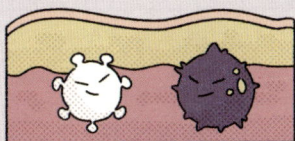	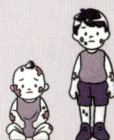
发病机制 特应性皮炎主要和 2 型炎症有关，其中白介素-4 和白介素-13 等因子是主要"推手"。	**发病机制** 遗传是银屑病发病的主要风险因素，白介素-23 和辅助性 T 细胞 17（Th17）相关的免疫通路是银屑病发病的核心机制。
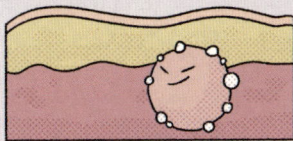	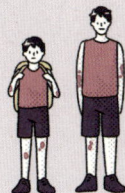
发病人群 在任何年龄段都可能发病，通常在婴幼儿期和儿童期多发。	**发病人群** 可发生于任何年龄，约 2/3 患者在 40 岁以前发病。

特应性皮炎	银屑病

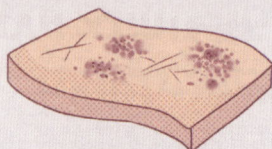

皮损表现
往往皮肤较干燥，
皮损边界不清。

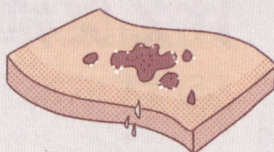

皮损表现
鳞屑性红斑或斑块，皮损边
界清楚，局限或广泛分布。

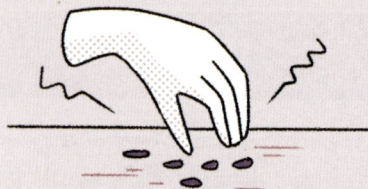

瘙痒程度
常伴有反复
且剧烈的瘙痒。

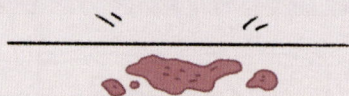

瘙痒程度
可能伴有瘙痒，
但程度不一。

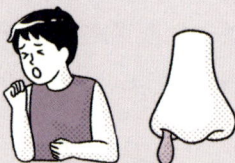

相关疾病
常与变态反应性疾病有关，
如变应性哮喘、变应性
鼻炎等。

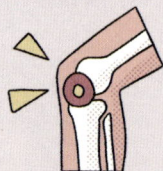

相关疾病
可能合并
银屑病关节炎。

如果出现类似情况，最好请医生进行全面诊断，准确判断病情。

Q 起初被诊断为特应性皮炎，后来又被确诊为其他皮肤病，是特应性皮炎引起的吗

A 有可能，特应性皮炎患者可能合并或继发其他皮肤病，称为"共病"。

- 由于存在共同的基因易感区域，特应性皮炎易合并寻常性鱼鳞病、毛发角化病。
- 由于皮肤屏障功能受损、缺乏抗菌肽和细胞免疫缺陷，特应性皮炎患者易合并多种微生物感染，如金黄色葡萄球菌、化脓性链球菌、柯萨奇病毒和传染性软疣病毒。
- 特应性皮炎患者可能合并自身免疫性疾病，如系统性红斑狼疮、斑秃和白癜风。

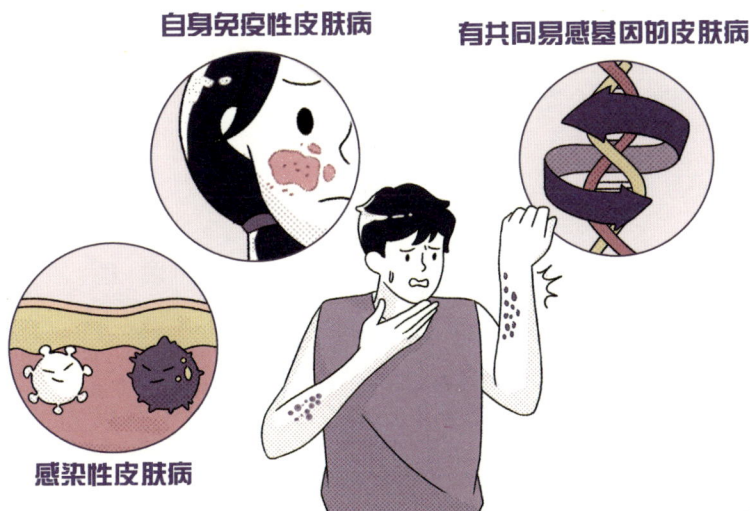

自身免疫性皮肤病

有共同易感基因的皮肤病

感染性皮肤病

Q 已经确诊为荨麻疹和湿疹，有可能是特应性皮炎吗

A 荨麻疹和湿疹都是变态反应性疾病，两者相伴发生，有可能是特应性皮炎。

荨麻疹 研究表明，"特应性"是慢性荨麻疹的重要特征之一，很多荨麻疹患者是"过敏体质"，容易过敏，导致 2 型炎症暴发。

湿疹 皮肤科所诊断的湿疹，通常是伴有瘙痒的皮肤红斑、丘疹等，但造成湿疹样皮损的病因复杂，可能是多因素共同作用的结果，特应性皮炎就是其中一大原因。红斑、丘疹这类湿疹样疹，也是特应性皮炎的基本特征之一。

所以，如果已经确诊为荨麻疹和湿疹，很有可能与特应性皮炎脱不了干系。建议患者到皮肤科就诊，医生会根据患者的病史、家族史，结合临床表现和全面体检进行诊断。

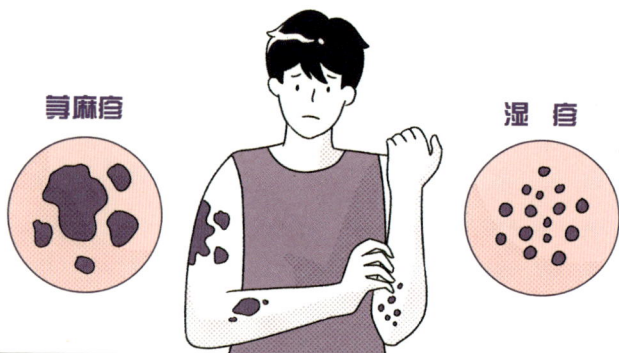

荨麻疹

湿疹

Q 已经确诊为眼睑湿疹，伴有变应性鼻炎，有可能是特应性皮炎吗

A 如果确诊为眼睑湿疹，伴有变应性鼻炎，要考虑特应性皮炎的可能性。

湿疹样疹　湿疹样疹，包括眼睑湿疹，是特应性皮炎的基本特征之一。无论是儿童、青少年，还是成人特应性皮炎患者，都能经常看到眼睑湿疹这一表现。

变应性鼻炎　变应性鼻炎是特应性皮炎很常见的合并症，在特应性皮炎患者群体里，40.5% 有变应性鼻炎。换句话说，每 5 个特应性皮炎患者中就有约 2 个患有变应性鼻炎。

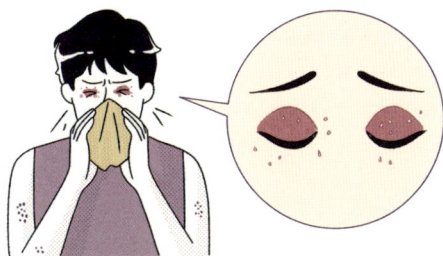

当然，是不是特应性皮炎，还需要医生结合其他指标来综合判断，如亲属是否有湿疹、变应性鼻炎、变应性哮喘以及变应性结膜炎等病史，并完善血常规、血清总 IgE、变应原等检查，才能明确诊断。

你可能还想知道

- 特应性皮炎一定会发展成变应性鼻炎和 / 或变应性哮喘吗 → 跳转至 082 页了解真相

以前被诊断为脂溢性皮炎，现在却被诊断为特应性皮炎，是误诊吗

A 出现头皮痒、头皮屑多的情况，不一定都是脂溢性皮炎，还有可能是特应性皮炎。

在过去，婴儿脂溢性皮炎与特应性皮炎的临床特征存在重叠，两者区分起来有困难。

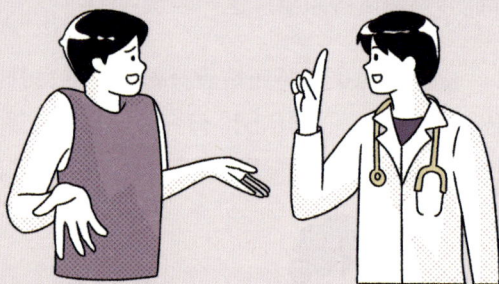

早在 2003 年就有学者提出，特应性皮炎、银屑病等多种疾病都可能出现婴儿脂溢性皮炎，所以脂溢性皮炎不是一种独立疾病，而是一组症状。此后，越来越多的皮肤科医生对婴儿脂溢性皮炎作为独立临床疾病的存在提出质疑。

2014 年希腊的一项研究发现，在 49 例脂溢性皮炎患儿中，有 30 例在后续被诊断为特应性皮炎，平均诊断时间间隔为 6.4 个月。鉴于大量儿童在被诊断为脂溢性皮炎后不久出现特应性皮炎症状，表明脂溢性皮炎和特应性皮炎的临床经过存在强关联，它们可能处于同一临床疾病谱。

Q 以前被诊断为自身敏感性皮炎，现在却被诊断为特应性皮炎，是误诊吗

A 这两个诊断并不矛盾。

自身敏感性皮炎，又被称为"自身敏感性湿疹"，是患者自体所患皮肤病变经刺激后形成的一种物质过敏性炎症反应。是由患者的原发病灶处理不当、使用刺激性外用药或细菌感染等导致局部自体组织的蛋白和药物或细菌等结合成抗原性物质，被吸收后引起的变态反应。

换句话说，自身敏感性皮炎是原发病症导致的继发表象，只是一种描述性诊断，找到原发病症才是根本。

如果确定这次自身敏感性皮炎是继发于原有的特应性皮炎，那么可以诊断为特应性皮炎。

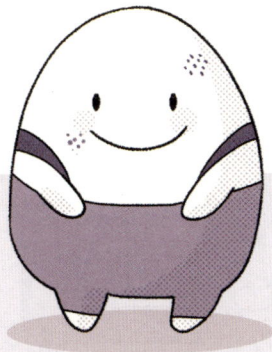

特应性皮炎　　　　　　　　**特应性皮炎 + 自身敏感性皮炎**

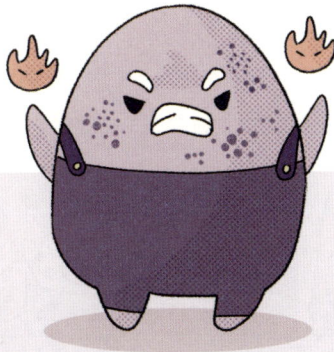

Q 以前被诊断为神经性皮炎，现在却被诊断为特应性皮炎，是误诊吗

A 神经性皮炎，又被称为"慢性单纯性苔藓"，它和特应性皮炎的皮疹在形态上有相似表现。随着疾病表现的演化，现在只要符合特应性皮炎的诊断标准，就会被修正诊断为特应性皮炎。因此，神经性皮炎具有与特应性疾病相关的症状，部分神经性皮炎患者可能被诊断为特应性皮炎。

实际上，神经性皮炎是一种特应性皮炎的特殊皮疹类型，皮疹肥厚，就像皮革一样，并且很痒。研究发现，20% ~ 90% 的神经性皮炎患者有特应性皮炎个人或家族史，部分患者也可能伴有变应性鼻炎、变应性哮喘。

因此，神经性皮炎不再归为独立疾病，而是与特应性疾病相关的症状。

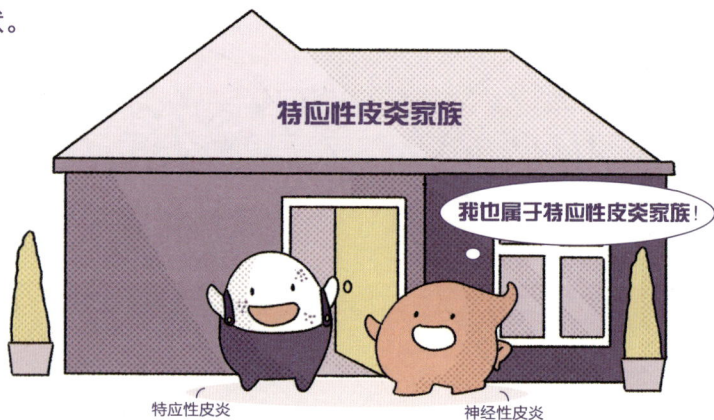

特应性皮炎家族

我也属于特应性皮炎家族！

特应性皮炎　　　　　　神经性皮炎

第四节

特应性皮炎的发病机制

Q 什么人容易患特应性皮炎

A 有特定先天因素、遗传因素和环境因素的人，更容易患特应性皮炎。

先天因素

当表皮蛋白的基因出现问题（突变），就会造成表皮蛋白结构和功能异常，进而使皮肤屏障功能受损，外界变应原和感染原容易通过皮肤进入人体，产生红斑和瘙痒等症状。

遗传因素

有过敏家族史是特应性皮炎最强的危险因素，也就是说，父母等家族成员有变态反应性疾病史，孩子患特应性皮炎的可能性比无过敏家族史的孩子高。

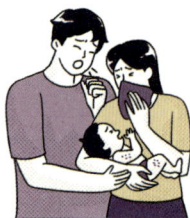

环境因素

居住在城市　城市儿童患病率为 6%，高于农村儿童（患病率为 4%）。

人工喂养　人工喂养儿童患病率为 7%，高于母乳喂养儿童（患病率为 4%）。

被动吸烟　被动吸烟儿童患病率为 11%，高于未被动吸烟儿童（患病率为 9%）。

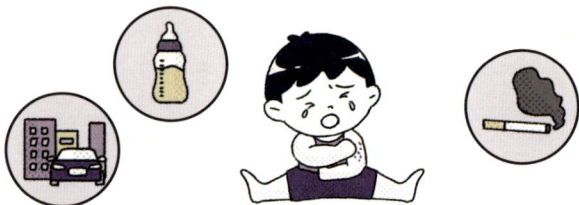

Q 为什么会患特应性皮炎

A 特应性皮炎发病的主要原因是免疫功能失调和皮肤屏障功能受损，这两点与遗传因素和环境因素密切相关。

遗传因素

父母等家族成员有变态反应性疾病史是特应性皮炎最大的危险因素。同时，遗传因素还会影响皮肤屏障功能（聚丝蛋白减少或缺失）和免疫平衡（2型炎症反应过度活化），为特应性皮炎的发生奠定了坚实的基础。

环境因素

如气候变化、生活方式改变、不正确的洗浴方式、感染病原体和变应原刺激，都可能引起免疫系统与皮肤屏障功能异常，成为特应性皮炎的"导火索"。

最终，免疫功能失调和皮肤屏障功能受损使外界环境物质，如变应原和微生物易于侵入表皮而启动炎症反应，炎症因子又反过来抑制皮肤屏障相关蛋白的表达，同时炎症诱发的"瘙痒－搔抓"恶性循环也会进一步破坏皮肤屏障功能，产生持续性炎症，这时特应性皮炎就发生了。

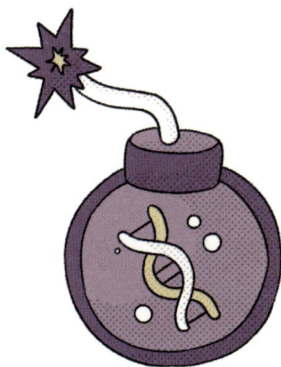

> **你可能还想知道**
> - 为什么皮肤屏障功能受损后容易发生特应性皮炎　　　→ 跳转至 **008** 页了解真相
> - 特应性皮炎是如何遗传的　　　→ 跳转至 **063** 页了解真相

Q 特应性皮炎是过敏引起的吗

A 目前关于特应性皮炎的发病机制，医学界有各种各样的假说。无论何种假说，都认为特应性皮炎是一种变态反应性疾病。

- **卫生假说**：认为儿童早期过于卫生的生活环境会导致微生物抗原缺乏，使免疫系统缺乏感染的刺激而发育异常，机体患变态反应性疾病的风险升高。

- **皮肤屏障功能失常假说**：认为表皮屏障功能受损导致外源性变应原更易进入表皮，最终导致系统性变态反应性疾病的发生。

- **免疫功能紊乱假说**：认为在遗传与环境因素的共同作用下，机体某些特异性细胞因子通路被激活，诱发了全身变态反应性疾病。

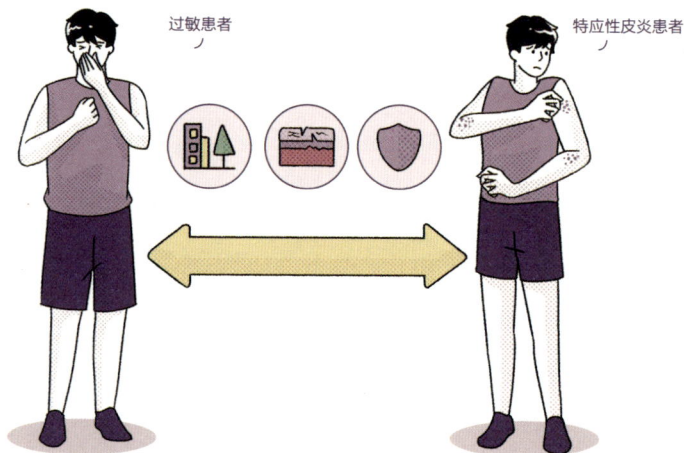

过敏患者　　　　　　　特应性皮炎患者

Q 过敏体质会改变吗

A 通常来说，过敏体质比较难改变。

一方面，过敏体质具有一定遗传倾向，这种遗传因素在很大程度上决定了一个人的过敏体质，很难通过后天努力完全消除。

另一方面，免疫系统非常复杂，变态反应是免疫系统对特定物质的过度反应。当人体暴露在不同环境或动植物变应原中时，体内就可能形成 2 型炎症反应，进而可能累及皮肤、呼吸道和消化道，引发 2 型炎症性疾病，包括特应性皮炎、变应性哮喘、变应性鼻炎和食物过敏等。

即使通过一些方法暂时缓解了过敏症状，但一旦再次接触变应原，免疫记忆被激活，2 型炎症反应将快速发生或加重，过敏症状可能再次出现。

对于特应性皮炎患者来说，
最终表现为特应性皮炎反复发作，
过敏体质仿佛一直甩不掉。

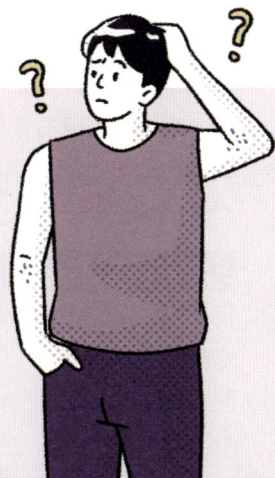

不过，越来越多的研究提示，早发型特应性皮炎可能随时间推移而缓解，小时候的过敏体质可能随年龄增长而发生改变。

- 韩国的一项研究发现，在 1 岁内发病的特应性皮炎患者有 70.6% 在平均 60 个月内完全缓解。
- 意大利的一项长期随访研究发现，0.5~3 岁内被诊断的特应性皮炎患者有 60.5% 的可能性在之后完全好转。

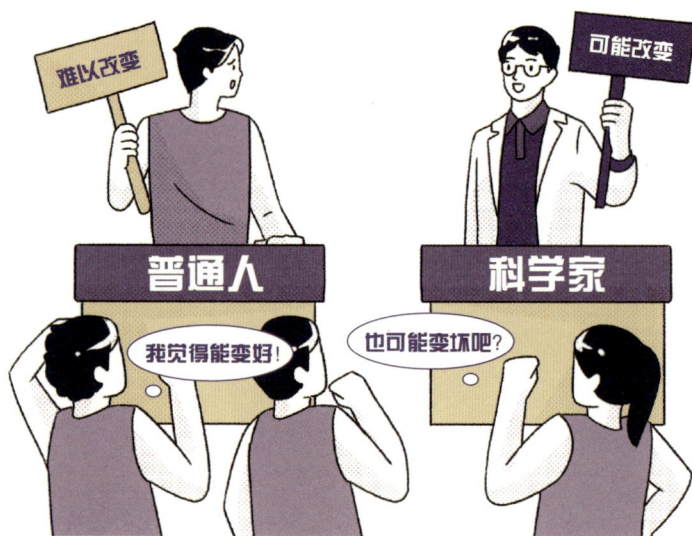

过敏体质会改变吗

难以改变

普通人

可能改变

科学家

我觉得能变好！

也可能变坏吧？

免疫系统的调节是一个精细而复杂的过程，涉及多种细胞和分子的相互作用，科学家们一直在努力探索，希望未来有可能改变过敏体质。

你可能还想知道

- 特应性皮炎与其他变态反应性疾病有什么关系 ——➤ 跳转至 **080** 页了解真相
- 医生为什么要询问患者家族成员的过敏史 ——➤ 跳转至 **105** 页了解真相

Q 家里没人是过敏体质，为什么我还会患特应性皮炎

A 特应性皮炎的核心发病机制是 2 型炎症，与遗传和环境等因素关系密切。父母等家族成员有变态反应性疾病史是特应性皮炎的重要危险因素，遗传因素可影响皮肤屏障功能和免疫平衡。尽管如此，并不是所有特应性皮炎患者均有变态反应性疾病家族史。

国内一项研究调查了 3 915 例特应性皮炎患者，结果显示，2 778 例（71%）的患者有特应性疾病家族史，可见仍有 29% 的患者无阳性家族史。

因此，变态反应性疾病家族史虽是特应性皮炎发病的重要危险因素，但不是唯一因素，许多特应性皮炎患者的家人并不是过敏体质。

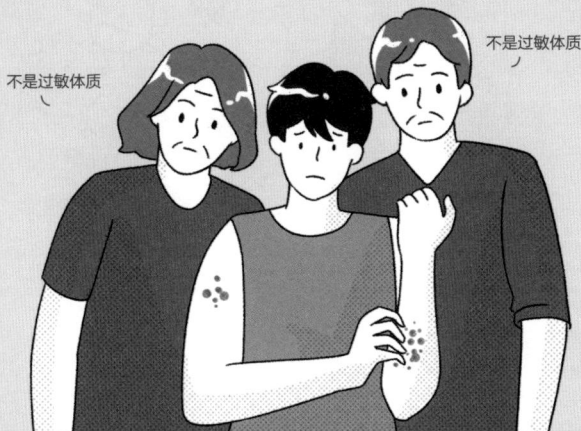

不是过敏体质

不是过敏体质

Q 患特应性皮炎是因为免疫力低吗

A 　　不是，特应性皮炎的发生是因为机体的**免疫平衡**出现了问题。

　　免疫异常是特应性皮炎发病的重要环节之一，与 2 型免疫过强有关，并引发炎症反应。

　　当机体免疫系统过强的时候，会错误地攻击自身正常的组织和器官，严重情况下会引发自身免疫性疾病。

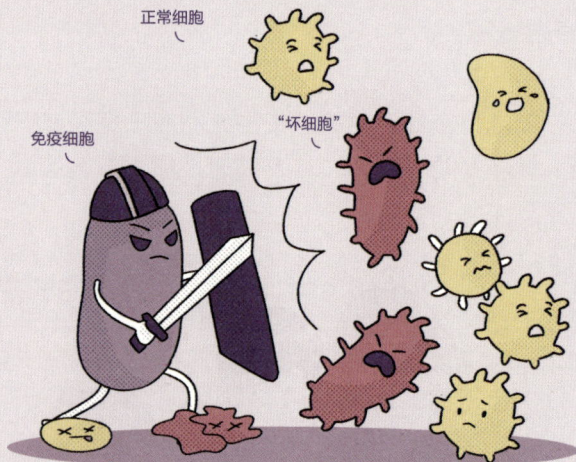

正常细胞

"坏细胞"

免疫细胞

你可能还想知道

· 特应性皮炎是皮肤发炎了吗　　　**→**　　跳转至 **005** 页了解真相

Q 特应性皮炎是如何遗传的

A　　　特应性皮炎具有一定遗传倾向，目前研究发现，父母一方患有特应性皮炎，则子女患病的概率会随之增加。

　　　父母双方均患有特应性皮炎，子女患病风险相较父母一方患有特应性皮炎者进一步增加。但"龙生九子，各有不同"，遗传只是特应性皮炎的发病因素之一，并不会绝对遗传给下一代。

　　　首先，聚丝蛋白（FLG）基因突变是特应性皮炎重要的已知危险因素，这可能影响皮肤屏障功能，增加特应性皮炎发病风险。

　　　其次，辅助性T细胞2（Th2细胞）的异常活化是引发2型炎症的核心驱动因素，通过调控免疫反应影响炎症活性，进而促使特应性皮炎发生。

　　　遗传因素是与生俱来的生物学特质，可能传递给下一代，但我们可以将其视为预警信号，有家族史的人可以提前采取预防措施。

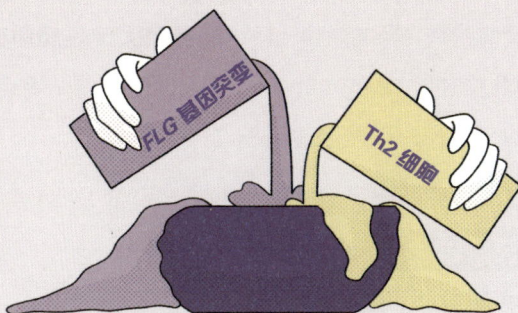

Q 哪些环境因素会诱发或加重特应性皮炎

A 如果遇到以下环境因素，有可能诱发或加重特应性皮炎的皮疹、瘙痒。

生活环境因素

气温 / 湿度： 室温过高、气温剧变、环境干燥。

吸入性变应原： 较为常见的是尘螨、灰尘、花粉等。

化学刺激物： 如杀虫剂、防腐剂、清洁剂、香烟、甲醛。

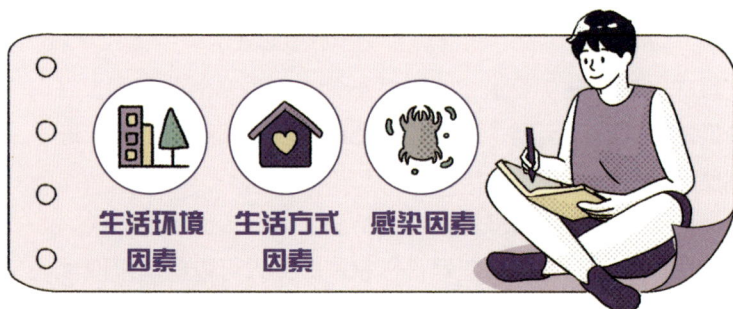

生活环境
因素　生活方式
因素　感染因素

生活方式因素

衣物穿着： 穿着含有羊毛或粗纤维的织品，穿着过热或过紧的衣物。

长期户外活动： 如长时间接受过强的日光照射，将导致出汗过多。

感染因素

皮肤表面定植病原微生物： 如金黄色葡萄球菌、单纯疱疹病毒。

你可能还想知道

▪ 特应性皮炎患者在生活中如何与疾病共处 ⟶ 跳转至 **381** 页了解真相

Q 为什么特应性皮炎患者容易发生接触性过敏

A 相比普通人群，特应性皮炎患者更容易发生接触性过敏，原因如下。

皮肤屏障功能受损

特应性皮炎患者往往存在皮肤屏障功能受损，导致变应原更易渗透进皮肤中。

细菌侵扰和定植

由于皮肤屏障功能受损，增加了病原微生物入侵的可能性，病原微生物更容易在皮肤中定植。

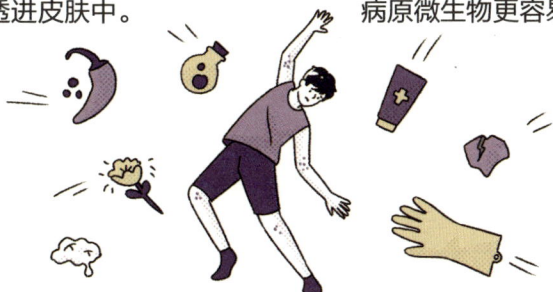

容易过敏和发炎

内源性特应性皮炎患者的特异性抗体（主要是 IgE，也就是免疫球蛋白 E）更多，皮肤自带的免疫系统更容易"大惊小怪"，增加过敏和发炎的可能性。

用药的"不良反应"

特应性皮炎患者由于长期使用保湿润肤剂和抗炎药，有更高频率接触外用产品中的致敏成分，容易过敏。

建议特应性皮炎患者平时留意观察并尽量避免接触以下过敏风险高的物质：部分金属（如镍）、部分香料（如胡椒、辣椒）、花粉、防腐剂（如氯己定）、部分保湿润肤剂（如羊毛脂）、部分外用药（如新霉素、糖皮质激素）、表面活性剂以及橡胶等。

Q 为什么特应性皮炎患者会产生瘙痒感

A 特应性皮炎往往表现为皮肤干燥、皮肤屏障功能受损。皮肤屏障功能受损后，有三个机制会让人感到瘙痒。

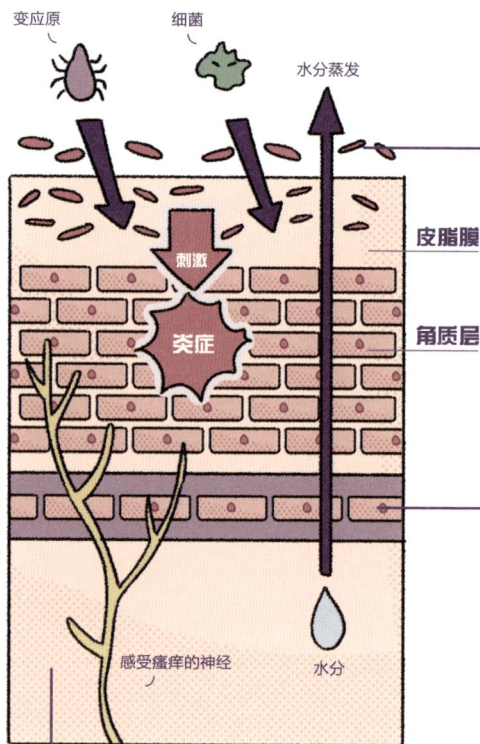

变应原　细菌　水分蒸发

刺激

炎症

皮脂膜

角质层

感受瘙痒的神经　水分

机制 1

由于皮肤屏障（"城墙"）功能受损，变应原、细菌等"外敌"容易入侵，免疫反应被激活，产生的细胞因子会引起炎症与瘙痒。

机制 2

经表皮丢失的水分增加，导致皮肤干燥，干燥的皮肤会带来瘙痒。

机制 3

感受瘙痒的神经过敏或敏化，敏化后的神经容易受到"外敌"的刺激，从而产生瘙痒感。简单来说，就是让患者更容易感到瘙痒。

本问负责编委：薛珂 中日友好医院

Q 为什么特应性皮炎患者会出现反复瘙痒、搔抓

A 对于特应性皮炎患者来说，"瘙痒"堪称头号症状。

瘙痒会引起搔抓反射，搔抓又会加重瘙痒，如此循环往复，患者自然会反复挠痒痒，就像上瘾了一样，无论如何都停不下来。

特应性皮炎患者的"痒"，主要源于以下因素。

- 免疫反应被激活，产生的细胞因子引起炎症和瘙痒。
- 皮肤干燥带来的瘙痒。
- 敏化后的神经容易受到"外敌"刺激，从而产生瘙痒感。

因为这些剧烈的瘙痒，特应性皮炎患者会本能地搔抓，而搔抓会损伤皮肤屏障并刺激皮肤释放细胞因子，激活 2 型炎症反应，这会进一步刺激瘙痒细胞因子释放。同时瘙痒细胞因子与感觉神经结合，让患者想继续搔抓，形成"越挠越痒，越痒越挠"的恶性循环。

不仅如此，特应性皮炎患者看到或者听到关于"痒"的信息，也可能感到瘙痒。

这几重因素叠加起来，难免会让患者出现反复瘙痒、搔抓的表现，搔抓甚至成为特应性皮炎患者的固定动作。

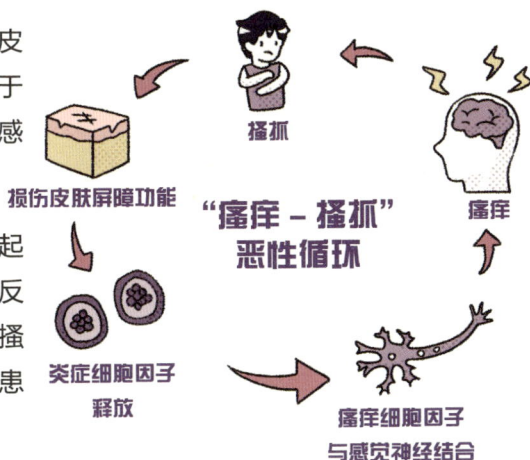

搔抓

损伤皮肤屏障功能

炎症细胞因子释放

"瘙痒－搔抓"恶性循环

瘙痒

瘙痒细胞因子与感觉神经结合

Q 为什么特应性皮炎患者的瘙痒感在夜间更明显

A 特应性皮炎患者常因为瘙痒而睡不好觉，往往前半夜钻心地痒，让人难以入睡。

夜间瘙痒感明显的可能原因如下。

致痒性炎症细胞因子的昼夜节律变化

- 如白介素 -2 和瘙痒特异性 Th2 细胞因子白介素-31，可能受到昼夜节律调控，加重夜间瘙痒。

其他因素导致患者容易出现夜间瘙痒

- 皮质醇夜间分泌量较白天低。
- 夜间皮肤温度升高。
- 神经肽诱发的敏感性在夜间增加。
- 夜间皮肤屏障功能减弱，导致经表皮失水增加。
- 夜间皮肤接触细菌代谢产物（如金黄色葡萄球菌超抗原）、刺激物、变应原。

比白天还痒，今晚又要睡不好了！

　　总之，特应性皮炎患者夜间痒得厉害，和人体生理节律性失调密切相关。

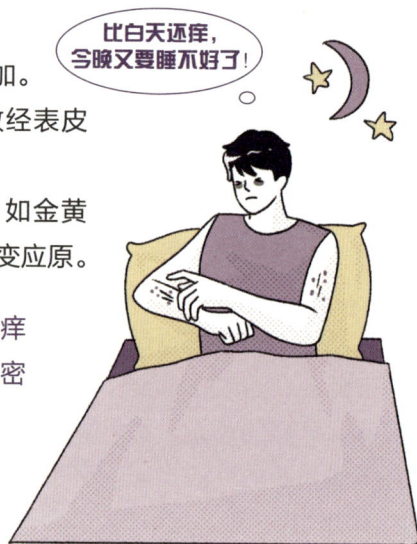

Q 为什么说瘙痒是特应性皮炎的显著特点

A 瘙痒是特应性皮炎的重要标志，也是特应性皮炎诊断标准的主要内容，是几乎每一位特应性皮炎患者的"标配"。

国内指南指出，特应性皮炎的三个基本特征是皮肤干燥、慢性湿疹样皮损和明显瘙痒。

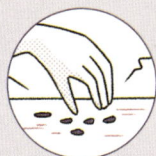

明显瘙痒

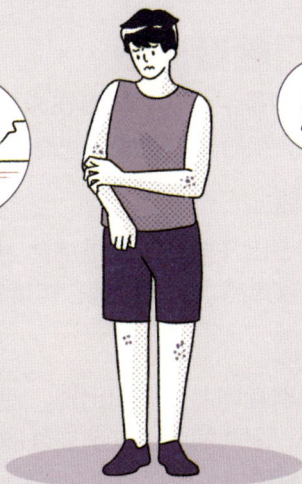

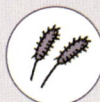

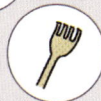

实际上，瘙痒是 2 型炎症性疾病的共同特点，如皮肤瘙痒（特应性皮炎）引起反复搔抓皮肤，鼻腔瘙痒（变应性鼻炎）引起打喷嚏，气管瘙痒（变应性哮喘）引起咳嗽，眼睛瘙痒（变应性结膜炎）引起揉搓眼睛。

Q 哪些因素会诱发或加重特应性皮炎患者的瘙痒

A 　　日常生活中有很多因素能诱发或加重特应性皮炎患者的瘙痒。因此，回避这些因素是预防瘙痒的重要措施。

刺激性衣物

　　如含有羊毛、粗纤维成分的织品。建议衣物选择以柔软的全棉、丝质材质为主；避免穿着过热、过紧的衣物，减少出汗。

食物过敏

　　如果患者重复出现进食某种食物后的过敏症状，则应尽量避免摄入。

室内吸入性变应原

　　最常见的是尘螨，多聚集在床品、窗帘、沙发靠垫、地毯等织物上，平时要加强对这些物品的清洁。

室温过高

　　会使患者出汗增加，加重瘙痒。透气和凉爽的室内环境有助于缓解瘙痒感，改善病情；环境干燥时可使用加湿器。

过量运动

　　会导致患者体温升高和出汗，使瘙痒加重。因此运动强度可以缓慢、逐渐加大，直至皮肤能够耐受，运动后患者应及时做好皮肤护理，包括清洗和润肤。

日光照射

　　长时间过强的日光照射可能加重瘙痒，故应避免在日照强烈时段外出，如必须外出，则应做好防晒。

　　如果患者不想再陷入"痒痒痒、挠挠挠"的恶性循环，就要记得在日常生活中尽量避开上述因素哦！

Q 为什么特应性皮炎患者出汗时更容易感到瘙痒

A 很多特应性皮炎患者一出汗就痒，有可能是汗液里一些"看不见的小东西"在作怪。

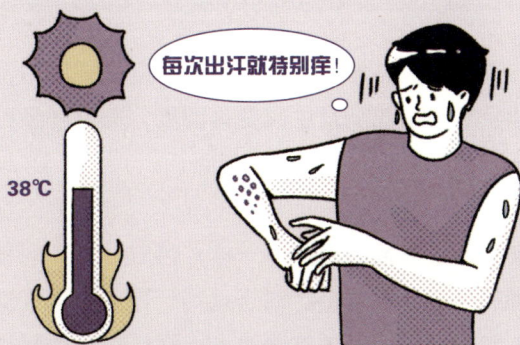

蛋白酶、组胺、盐分、抗菌肽 LL-37

有研究显示，汗液内所含的上述物质，可以通过特应性皮炎患者的表皮或汗腺渗透进入组织，诱发瘙痒症状。

皮表抗原（如马拉色菌抗原）

有可能是导致"汗液过敏"的罪魁祸首。出汗使其他皮表抗原更容易进入皮肤，并已经证实在特应性皮炎患者的血清中检测出抗马拉色菌 IgE 抗体。

汗液中葡萄糖浓度升高

有研究表明，特应性皮炎急性加重时汗液中葡萄糖浓度升高，会妨碍受损的皮肤屏障功能恢复，从而加重瘙痒。

Q 为什么特应性皮炎患者会控制不住地一直搔抓皮肤

A 慢性瘙痒是特应性皮炎的一个标志性症状。患者控制不住地想要搔抓皮肤。这种情况与皮肤屏障功能受损、免疫调节异常、神经结构和功能发生改变有关。

由于患者存在皮肤屏障功能受损、免疫调节异常，以及神经变得敏感或者神经结构和功能发生改变等因素，通过神经和免疫系统之间复杂的相互作用，患者就会产生瘙痒感。

但和其他因素导致的瘙痒不一样，特应性皮炎患者特别容易陷入"瘙痒－搔抓"的恶性循环。对于病情严重的特应性皮炎患者，他们的脊髓和大脑中和神经有关的通路会出现结构和功能性改变，这会让中枢神经变得过度敏感，结果就表现为总是忍不住搔抓的情况。有的特应性皮炎患者甚至只是看到或者听到一些和"痒"有关的内容，就可能引发瘙痒的感觉和搔抓的动作，这就是所谓的"传染性"瘙痒。

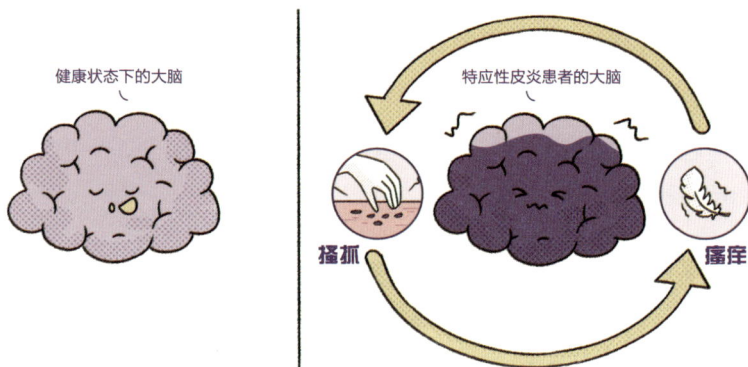

健康状态下的大脑

特应性皮炎患者的大脑

搔抓　　　瘙痒

Q 为什么特应性皮炎容易复发

A 特应性皮炎是一种慢性、复发性、炎症性皮肤病，主要特点就是反复发作。

目前认为特应性皮炎发病有 3 大重要环节，即**免疫异常、皮肤屏障功能障碍、皮肤菌群紊乱**。三者会互相影响，互为诱因。

免疫异常和皮肤屏障功能障碍

使变应原、微生物等外环境物质容易侵入表皮，进一步破坏皮肤屏障功能，引起疾病复发。

皮肤菌群紊乱

菌群多样性下降，金黄色葡萄球菌等增加，导致人体代谢等功能异常，使皮肤炎症进展，从而引起疾病复发。

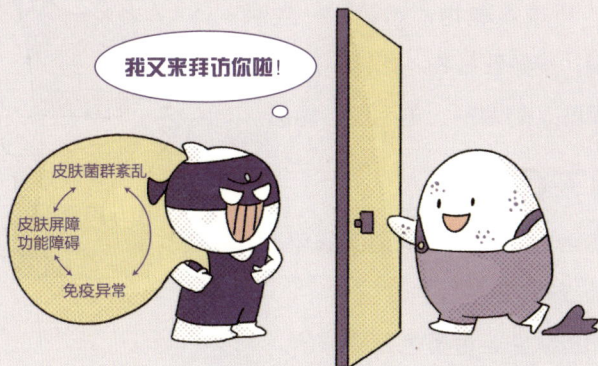

Q 哪些因素会导致特应性皮炎复发

A 一些不良生活习惯、环境刺激和疾病相关因素，都可能导致特应性皮炎复发，具体情况如下。

不良生活习惯

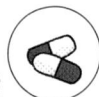

- **洗浴习惯**：水温偏高、洗浴频率过高或过低、使用的洁肤用品刺激性过强等。
- **保湿习惯**：选用不合适的保湿润肤剂、使用频率低。
- **日常习惯**：机械刺激，如经常搔抓、摩擦皮肤；化学物质刺激，如毛织物、漂白剂刺激皮肤。
- **饮食习惯**：饮酒、进食辛辣食物等。
- **其他因素**：劳累、焦虑等。

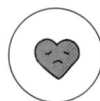

环境刺激

- **温度和湿度**：如过度干燥、高温。
- **致敏物**：环境致敏物，如花粉、尘螨、动物皮屑；接触致敏物，如镍、新霉素、香料、甲醛、防腐剂、羊毛脂、橡胶。

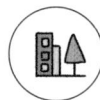

不良生活习惯

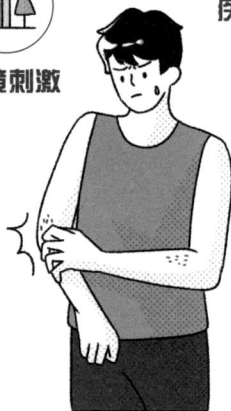

疾病相关因素

环境刺激

疾病相关因素

- **不正确的治疗方式**：如未遵医嘱用药、过早停药或减药过快。
- **感染**：如皮肤感染金黄色葡萄球菌。
- **其他疾病**：如糖尿病，可加重瘙痒。

Q 特应性皮炎复发前有哪些征兆

A 想判断特应性皮炎是否复发，可以从以下 3 个维度考量。

症状重现

如果接触某些变应原、刺激性物质，或者在特定环境条件下（如干燥、寒冷天气），皮肤再次感到瘙痒，出现湿疹样皮损，如红斑、丘疹表现，可能意味着特应性皮炎复发。

情绪变化

由于瘙痒和皮肤症状加重，患者可能出现情绪波动，如焦虑、烦躁、易怒。睡眠质量下降会进一步影响患者的情绪状态。特别是儿童患者，可能表现出较日常更加明显的哭闹、不安，也意味着病情复发。

评估量表评分变化

医生临床上常用研究者整体评估（IGA）、湿疹面积及严重程度评分（EASI）、特应性皮炎评分（SCORAD）、特应性皮炎控制工具（ADCT）等来评估病情，其中 ADCT 简短且通俗易懂、使用方便。如果量表评分出现变化，可能意味着病情复发。

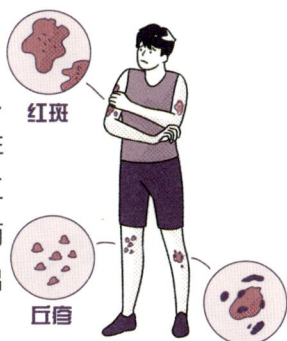

红斑

丘疹

湿疹样皮损

你可能还想知道

- 有什么办法可以降低特应性皮炎的复发频率 → 跳转至 **141** 页了解真相
- 有什么适合患者进行自我评估的工具或量表 → 跳转至 **125** 页了解真相

Q 哪些因素可能诱发特应性皮炎急性发作

A 自身的内源性因素和外部的外源性因素均可诱发特应性皮炎急性发作。

不同的触发因素交叉组合，会影响特应性皮炎急性发作的强度和频率，导致特应性皮炎频频暴发。

内源性因素

- 皮肤菌群改变。
- 皮肤屏障功能受损。
- 2 型免疫反应失衡。
- 应激性心理，
  如压力或惊吓。
- 激素改变，
  如月经期、妊娠期。

外源性因素

- 接触变应原：如进食鸡蛋、牛奶，穿含羊毛等刺激性成分的衣物。
- 出汗：如运动、体力活动导致出汗。
- 特殊环境：如过热或潮湿的环境、干燥和寒冷的环境。
- 暴晒。

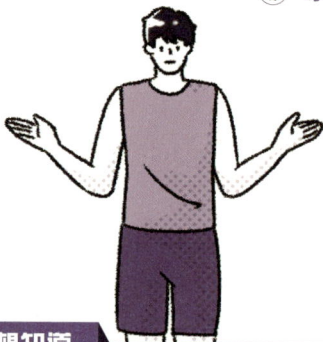

你可能还想知道

- 为什么特应性皮炎容易复发 　→　跳转至 **073** 页了解真相
- 特应性皮炎复发前有哪些征兆 　→　跳转至 **075** 页了解真相

第五节

特应性皮炎的合并症

Q 什么是特应性进程

A 特应性疾病，包括特应性皮炎、变应性鼻炎、变应性哮喘等 2 型炎症性疾病。

特应性进程主要是指特应性疾病从一种器官表现发展到其他器官表现的自然进程。

举个例子，患者在婴儿期患上特应性皮炎，之后逐渐发展为儿童期变应性哮喘和变应性鼻炎，再扩展到嗜酸性食管炎、变应性结膜炎等在内的多种 2 型炎症性疾病，这就是特应性进程。

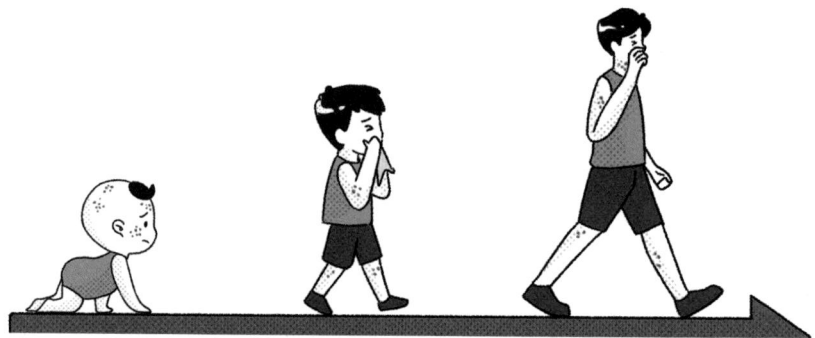

特应性皮炎　　　**变应性哮喘和变应性鼻炎**　　　**嗜酸性食管炎、变应性结膜炎等**

特应性进程像是一场疾病的"蔓延"过程，而且并不少见。

有研究表明，50% 以上的严重特应性皮炎患儿最终将发展为变应性哮喘，约 75% 将发展为变应性鼻炎，这些疾病有的可能持续数年，有的会随着年龄增长而消退。

如果已经确诊为特应性疾病，建议及时就医，规范治疗，以延缓或阻止特应性进程。

Q 特应性皮炎有哪些合并症

A 特应性皮炎有以下几种常见的合并症。

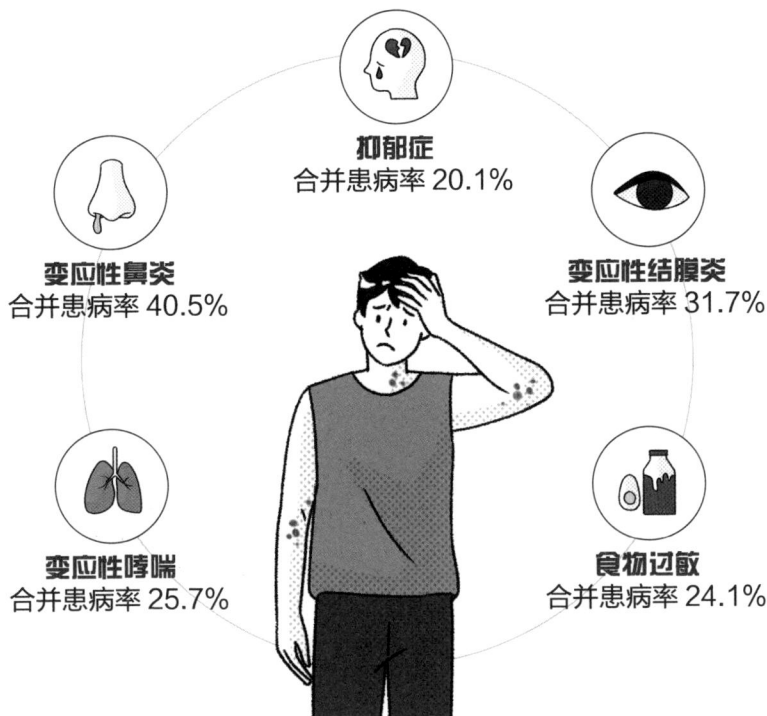

抑郁症
合并患病率 20.1%

变应性鼻炎
合并患病率 40.5%

变应性结膜炎
合并患病率 31.7%

变应性哮喘
合并患病率 25.7%

食物过敏
合并患病率 24.1%

在变应性哮喘、变应性鼻炎等特应性皮炎常见共病中，发现了 2 型炎症参与的明确"踪迹"，如白介素 -4、白介素 -13 等关键细胞因子的参与。

除此之外，特应性皮炎还有一群名为"非特应性合并症"的"追随者"，包括偏头痛、心血管疾病以及自身免疫性疾病等，它们属于非变态反应性疾病。

Q 特应性皮炎与其他变态反应性疾病有什么关系

A 特应性皮炎是 2 型炎症性疾病，常合并其他变态反应性疾病。

特应性进程的发展，往往由特应性皮炎开始，就像是一场山火，如果任由体内的 2 型炎症持续发展，则有可能蔓延到身体其他器官，形成变应性鼻炎、变应性哮喘等 2 型炎症性疾病。

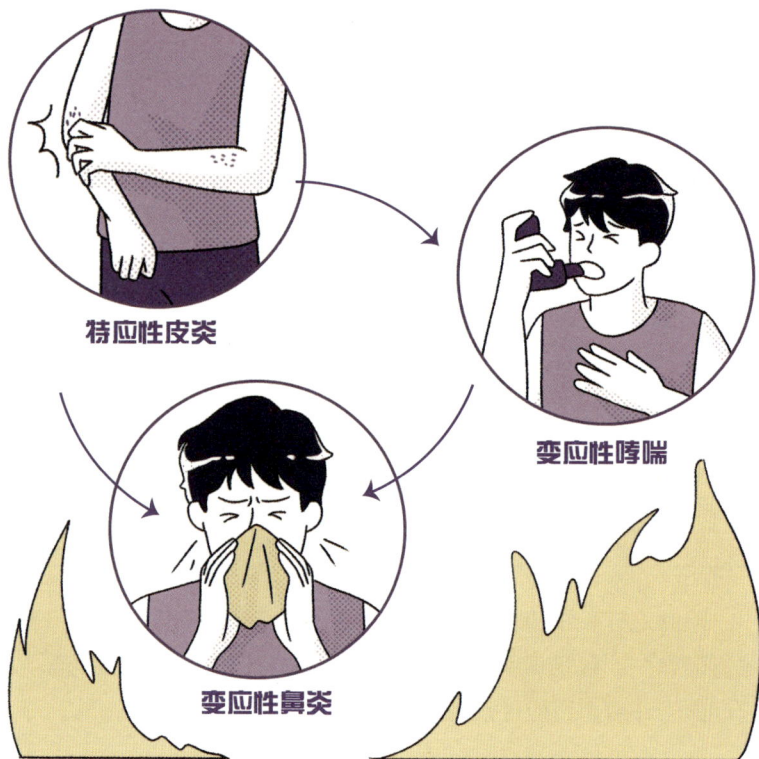

特应性皮炎

变应性哮喘

变应性鼻炎

Q 为什么特应性皮炎患者容易患变应性鼻炎

A 特应性皮炎，和变应性鼻炎、变应性哮喘等一系列疾病，都属于 2 型炎症性疾病。现代科学研究证明，它们存在共同的炎症通路，如白介素 –4 和白介素 –13。

特应性皮炎往往是 2 型炎症性疾病的首发疾病。早期罹患特应性皮炎，往往提示未来会逐渐出现变应性鼻炎、变应性哮喘等其他 2 型炎症性疾病。具体来说，特应性皮炎患者的皮肤屏障功能比常人要差一些，这里受影响的不仅是皮肤，还包括身体各处黏膜。

变应原容易经不完整的皮肤和黏膜乘虚而入，特应性皮炎患者身体里的 2 型免疫反应会变得过度敏感，马上"召集"白介素 –4、白介素 –13 等"信号兵"，"命令"免疫细胞把外来的变应原驱逐出去。

炎症细胞还会通过循环迁移到身体各处黏膜，如迁移到鼻黏膜，破坏紧密的上皮组织，导致气道高反应性、黏液增多等症状，这就是变应性鼻炎了。

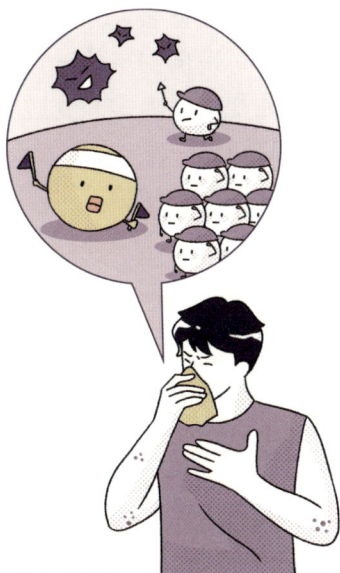

变应性鼻炎是特应性皮炎的常见合并症。大约有 40.5% 的特应性皮炎患者合并变应性鼻炎。

40.5%

Q 特应性皮炎一定会发展成变应性鼻炎和/或变应性哮喘吗

A 并不是所有特应性皮炎患者都会出现变应性鼻炎和/或变应性哮喘，但有相当比例的患者会出现两种疾病。

研究数据显示，约 75% 的特应性皮炎患者将发展为变应性鼻炎，50% 以上的严重特应性皮炎患儿最终将发展为变应性哮喘，这些疾病有的可能持续数年，有的会随着年龄增长而消退。

从一种器官表现（如特应性皮炎）发展到其他器官表现（如变应性鼻炎、变应性哮喘），这是一种自然进程，被称为"特应性进程"。

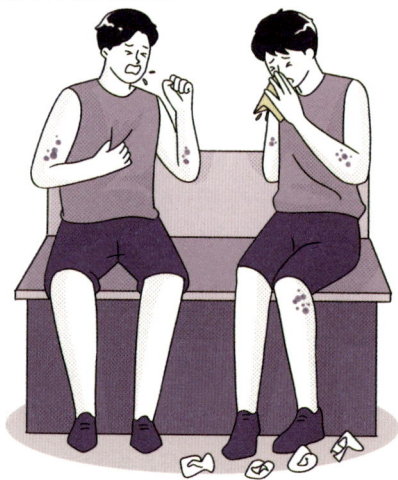

你可能还想知道

- 什么是特应性进程 　　　　　　→ 跳转至 078 页了解真相
- 特应性皮炎合并变应性鼻炎应该怎么办 　→ 跳转至 266 页了解真相
- 特应性皮炎合并变应性哮喘应该怎么办 　→ 跳转至 267 页了解真相

Q 为什么特应性皮炎经常和其他 2 型炎症性疾病一起出现

A 特应性皮炎经常和其他 2 型炎症性疾病（如变应性鼻炎、变应性哮喘）一起出现，本质上是因为它们有共同的发病机制，均属于 Th2 细胞介导的 2 型炎症。

在特应性皮炎、变应性鼻炎、变应性哮喘的发病过程中，辅助性 T 细胞 2（Th2 细胞）发挥了关键作用，Th2 细胞会分泌白介素 -4（IL-4）、白介素 -13（IL-13）等细胞因子，这些细胞因子会促使 B 细胞产生免疫球蛋白 E（IgE）。在特应性皮炎患者的皮肤中，升高的 IgE 与抗原结合，激活肥大细胞，释放组胺等炎症介质，引起皮肤炎症。

Th2 细胞还可通过血液循环影响包括鼻黏膜、肺黏膜在内的全身各部位黏膜，全身性 IL-4、IL-5 和 IL-13 水平升高就会导致全身 2 型炎症反应，如变应性哮喘和变应性鼻炎。

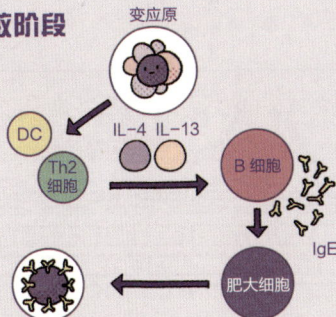

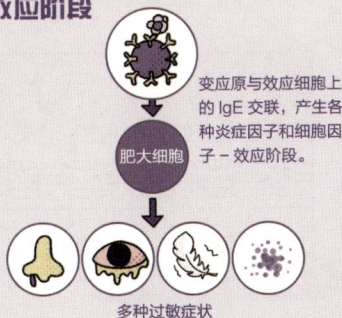

注：DC，树突状细胞。

Q 特应性皮炎患者容易发生哪些皮肤感染

A 细菌和病毒感染是特应性皮炎患者常见的皮肤问题。

因为皮肤屏障功能受损、缺乏抗菌肽以及细胞免疫有缺陷等情况，微生物更容易在角质层安营扎寨。所以特应性皮炎患者比其他人更容易得感染性疾病。

细菌感染

如金黄色葡萄球菌，特应性皮炎患儿皮肤表面这种细菌数量会增多，感染率特别高，能达到90%左右，在病情处于急性期时还可能出现脓疱疮。

病毒感染

特应性皮炎患者皮肤屏障被破坏，同时存在免疫异常，所以有皮损的地方很容易发生病毒感染。如柯萨奇病毒、单纯疱疹病毒，特别是单纯疱疹病毒，可能引发湿疹样疱疹。

除此之外，像寻常疣、扁平疣和传染性软疣这些疾病，在特应性皮炎患者身上也更容易出现。

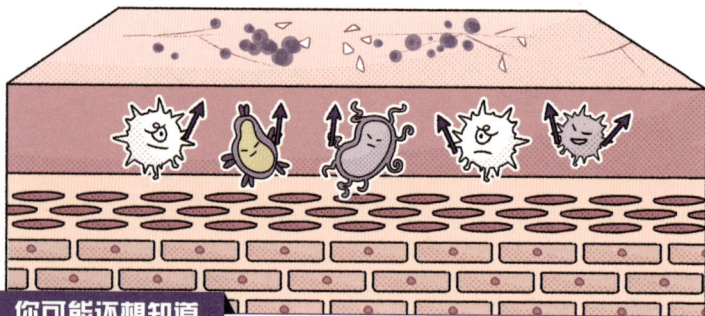

你可能还想知道

- 如何使用外用抗菌药 ⟶ 跳转至 185 页了解真相

参考文献

[1] 中华医学会，中华医学杂志社，中华医学会皮肤性病学分会，等 . 特应性皮炎基层诊疗指南（2022 年）[J]. 中华全科医师杂志，2022，21（7）：609-619.

[2] 中华医学会皮肤性病学分会免疫学组，特应性皮炎协作研究中心 . 中国特应性皮炎诊疗指南（2020）[J]. 中华皮肤科杂志，2020，53（2）：81-88.

[3] 顾恒 . 特应性皮炎的诊治进展：小分子药物及其应用 [J]. 中华医学信息导报，2021，36（19）：1.

[4] DIAZ-CABRERA N M，SANCHEZ-BORGES M A，LEDFORD D K. Atopy：a collection of comorbid conditions[J]. J Allergy Clin Immunol Pract，2021，9（11）：3862-3866.

[5] 全国科学技术名词审定委员会 . 术语数据库 [EB/OL].[2023-04-12]. https://www.termonline.cn/search?searchText=%E7%82%8E%E7%97%87.

[6] YANG G，SEOK J K，KANG H C，et al. Skin barrier abnormalities and immune dysfunction in atopic dermatitis[J]. Int J Mol Sci，2020，21（8）：2867.

[7] 何黎 . 皮肤屏障与相关皮肤病 [J]. 中华皮肤科杂志，2012，45（6）：455-457.

[8] 中华医学会医学美容与美容学分会皮肤美容学组 . 修复皮肤屏障功能的专家共识 [J]. 中华医学美学美容杂志，2022，28（1）：1-4.

[9] 中华医学会变态反应学分会 . 2 型炎症性疾病机制及靶向治疗专家共识 [J]. 中华医学杂志，2022，102（42）：3349-3373.

[10] 马蕾，吕娅妮，高兴华 . 中间丝蛋白与特应性皮炎皮肤屏障功能 [J]. 国际皮肤性病学杂志，2009，35（2）：113-115.

[11] 马梦茜，王清滢，李亚琴，等 . 特应性皮炎共病研究进展 [J]. 中国中西医结合皮肤性病学杂志，2023，22（3）：291-295.

[12] 中国医师协会皮肤科医师分会，中华医学会皮肤性病学分会，中国医疗保健国际交流促进会皮肤医学分会，等 . 特应性皮炎治疗药物应用管理专家共识（2024 版）[J]. 中华皮肤科杂志，2024，57（2），97-108.

[13] 中华医学会皮肤性病学分会免疫学组 . 特应性皮炎的全程管理共识 [J]. 中华皮肤科杂志，2023，56（1）：5-14.

[14] 朱学骏，涂平，李若瑜，等 . 中国皮肤病性病图鉴 [M]. 3 版 . 北京：人民卫生出版社，2019：485.

[15] 邵莉梅，叶文正，李珊珊，等 . 汉族人 3 915 例特应性皮炎患者的临床特征分析 [J]. 安徽医科大学学报，2011，46（11）：1175-1178.

[16] ENGEBRETSEN K A，JOHANSEN J D，KEZIC S，et al. The effect of environmental humidity and temperature on skin barrier function and dermatitis[J]. J Eur Acad Dermatol Venereol，2016，30（2）：223-249.

[17] PIQUERO-CASALS J，CARRASCOSA J M，MORGADO-CARRASCO D，et al. The role of photoprotection in optimizing the treatment of atopic dermatitis[J]. Dermatol Ther（Heidelb），2021，11（2）：315-325.

[18] 渠莉田，苏慧春，程波. 特应性皮炎与系统性疾病相关性的研究进展 [J]. 中华皮肤科杂志，2021，54（5）：463-466.

[19] ZHU Y, WANG H, HE J, et al. Atopic dermatitis and skin cancer risk：a systematic review[J]. Dermatol Ther（Heidelb），2022，12（5）：1167-1179.

[20] 中华医学会皮肤性病学分会免疫学组. 老年特应性皮炎诊疗专家共识（2023）[J]. 中华皮肤科杂志，2023，56（11）：991-999.

[21] 吴媛媛，郑洁，肖风丽. 儿童特应性皮炎 2 620 例疾病严重程度相关因素分析 [J]. 中华皮肤科杂志，2019，52（12）：915-919.

[22] 陈静，张守民. 斑秃合并特应性皮炎免疫学特性及治疗研究进展 [J]. 中国麻风皮肤病杂志，2022，38（5）：343-346.

[23] 邹昕，肖隽彦，潘娜，等. 度普利尤单抗治疗重度特应性皮炎合并斑秃 1 例 [J]. 中华皮肤科杂志，2023，e20220417.

[24] 潘婷，牟雨竹，施辛，等. 乌帕替尼成功治疗合并特应性皮炎的青少年重度斑秃 1 例 [J]. 中华皮肤科杂志，2024，57（12）：1138-1140.

[25] 中华医学会，中华医学杂志社，中华医学会皮肤性病学分会，等. 儿童特应性皮炎基层诊疗指南（2023 年）[J]. 中华全科医师杂志，2023，22（1）：8-18.

[26] 王璐，王惠平. 成人特应性皮炎异质性研究进展. 中国中西医结合皮肤病学杂志，2024，23（3）：280-283.

[27] 中国医师协会皮肤科医师分会科学委员会，中国医师协会皮肤科医师分会变态反应性疾病专业委员会，中国手部湿疹科研协作组. 中国手部湿疹诊疗专家共识（2021版）[J]. 中华皮肤科杂志，2021，54（1）：19-26.

[28] MUROTA H, YAMAGA K, ONO E, et al. Why does sweat lead to the development of itch in atopic dermatitis?[J]. Exp Dermatol, 2019, 28（12）：1416-1421.

[29] BLANC S, BOURRIER T, ALBERTINI M, et al. Dennie-Morgan fold plus dark circles：suspect atopy at first sight[J]. J Pediatr, 2015, 166（6）：1541.

[30] 王静，王莉，马香. 特应性皮炎对儿童过敏进程影响的研究进展 [J]. 中国基层医药，2022，29（4）：635-640.

[31] KRANKE B, TRUMMER M, BRABEK E, et al. Etiologic and causative factors in perianal dermatitis：results of a prospective study in 126 patients[J]. Wien Klin Wochenschr, 2006, 118（3-4）：90-94.

[32] GU H J, PENG L, JIANG W C, et al. Impact of solar ultraviolet radiation on daily outpatient visits of atopic dermatitis in Shanghai, China[J]. Environ Sci Pollut Res Int, 2021, 28（14）：18081-18088.

[33] RUTTER K J, FARRAR M D, MARJANOVIC E J, et al. Clinicophotobiological characterization of photoaggravated atopic dermatitis[J]. JAMA Dermatol, 2022, 158（9）：1022-1030.

[34] CALZAVARA-PINTON P, CELAKOVSKA J, LAPEERE H, et al. Baseline Demographics, comorbidities, treatment patterns and burden of atopic dermatitis in adults and adolescents from the GLOBOSTAD long-term observational study[J]. Adv Ther, 2023, 40（12）：5366-5382.

[35] SONG H S, JUNG S E, KIM Y C, et al. Nipple eczema, an indicative manifestation of atopic dermatitis? a clinical, histological, and immunohistochemical study[J]. Am J Dermatopathol, 2015, 37（4）：284-288.

[36] AMATO L, BERTI S, CHIARINI C, et al. Atopic dermatitis exclusively localized on nipples and areolas[J]. Pediatr Dermatol, 2005, 22（1）：64-66.

[37] SILVERBERG J I, MARGOLIS D J, BOGUNIEWICZ M, et al. Distribution of atopic dermatitis lesions in United States adults[J]. J Eur Acad Dermatol Venereol, 2019, 33（7）：1341-1348.

[38] WOO Y R, HAN Y, LEE J H, et al. Real-world prevalence and burden of genital eczema in atopic dermatitis: a multicenter questionnaire-based study[J]. J Dermatol, 2021, 48（5）：625-632.

[39] CELIKSOY M H, OZMEN A H, TOPAL E. Prevalence of atopic diseases in children with papular urticaria[J]. Allergol Immunopathol（Madr）, 2021, 49（1）：62-67.

[40] VANDER DOES A, LABIB A, YOSIPOVITCH G. Update on mosquito bite reaction: itch and hypersensitivity, pathophysiology, prevention, and treatmen[J]. Front Immunol, 2022, 13: 1024559.

[41] SIEGFRIED E C, HEBERT A A. Diagnosis of atopic dermatitis: mimics, overlaps, and complications[J]. J Clin Med, 2015, 4（5）：884-917.

[42] ORTIZ DE FRUTOS J, SERRA BALDRICH E, TRIBO BOIXAREU M J, et al.[Translated article] Consensus on the diagnostic algorithm for chronic nodular prurigo[J]. Actas Dermosifiliogr, 2024, 115（10）：T967-T973.

[43] 张丽，夏立新，安倩，等 . 结节性痒疹发病机制和治疗 [J]. 中华临床免疫和变态反应杂志，2023，17（2）：162-168.

[44] Liu FT, Goodarzi H, Chen HY: IgE, mast cells, and eosinophils inatopic dermatitis. Clin Rev Allergy Immunol 2011, 41（3）：298-310.

[45] 邬鑫鑫，童中胜，段逸群 . 白色划痕征在特应性皮炎中的特异性及其持续时间与疾病严重程度的相关性 [J]. 中华皮肤科杂志，2019，52（10）：765.

[46] 中华医学会皮肤性病学分会银屑病专业委员会 . 中国银屑病诊疗指南（2023版）[J]. 中华皮肤科杂志，2023，56（7）：573-625.

[47] 张建中 . 特应性皮炎百问百答 [M]. 北京：科学技术文献出版社，2022.

[48] CHEN Q, WANG W, YANG X, et al. Characteristics and clinical significance of atopy in chronic spontaneous urticaria: a cross-sectional

observational study[J]. Int Arch Allergy Immunol, 2024, 185（12）: 1248-1253.

[49] 中华医学会皮肤性病学分会免疫学组. 皮炎湿疹类疾病规范化诊断术语专家共识 [J]. 中华皮肤科杂志, 2021, 54（11）: 937-942.

[50] THYSSEN J P, HALLING A S, SCHMID-GRENDELMEIER P, et al. Comorbidities of atopic dermatitis-what does the evidence say?[J]. J Allergy Clin Immunol, 2023, 151（5）: 1155-1162.

[51] 赵信. 婴儿脂溢性皮炎与特应性皮炎是否为同一种疾病的临床异型？[J]. 国外医学. 皮肤性病学分册, 2003, 29（6）: 397-398.

[52] ALEXOPOULOS A, KAKOUROU T, ORFANOU I, et al. Retrospective analysis of the relationship between infantile seborrheic dermatitis and atopic dermatitis[J]. Pediatr Dermatol, 2014, 31（2）: 125-130.

[53] 杨仁刚, 黄文卫, 杨红明, 等. 烧伤并发自敏性皮炎九例报道 [J]. 中华损伤与修复杂志（电子版）, 2007, 2（1）: 44-45.

[54] JU T, VANDER DOES A, MOHSIN N, et al. Lichen simplex chronicus itch: an update[J]. Acta Derm Venereol, 2022, 102: adv00796.

[55] MA X, XIE Z, ZHOU Y, et al. Prevalence and risk factors of atopic dermatitis in Chinese children aged 1-7 years: a systematic review and meta analysis[J]. Front Public Health, 2024, 12: 1404721.

[56] 杨晓喆. "卫生假说"对儿童过敏性疾病的启示 [J]. 国际耳鼻咽喉头颈外科杂志, 2023, 47（4）: 245-246.

[57] 罗金成, 宋志强. 特应性皮炎的发病机制 [J]. 中华临床免疫和变态反应杂志, 2017, 11（4）: 375-381.

[58] 中华医学会变态反应学分会过敏性疾病基础研究与转化医学学组. 白细胞介素 -4 受体靶向治疗 2 型炎症性疾病临床应用中国专家共识（2023 年版）[J]. 中国临床实用医学, 2023, 14（4）: 1-22.

[59] 钱秋芳. 特应性皮炎的自然进程 [J]. 国际儿科学杂志, 2015, 42（5）: 4.

[60] WANG J, ZHOU Y, ZHANG H, et al. Pathogenesis of allergic diseases and implications for therapeutic interventions[J]. Signal Transduct Target Ther, 2023, 8（1）: 138.

[61] SUZUKI K. Chronic inflammation as an immunological abnormality and effectiveness of exercise[J]. Biomolecules, 2019, 9（6）: 223.

[62] 刘欣欣, 管志伟, 林扬杨, 等. 遗传因素在特应性皮炎中的研究进展 [J]. 中国实用儿科杂志, 2023, 38（9）: 669-674.

[63] 钟华. 特应性皮炎与接触过敏 [J]. 皮肤科学通报, 2020, 37（2）: 213-217.

[64] 张琦, 禹卉千, 李振鲁. 接触性皮炎与特应性皮炎相关性的研究进展 [J]. 中国皮肤性病学杂志, 2019, 33（7）: 840-844.

[65] 中国医师协会皮肤科医师分会过敏性疾病专业委员会, 中华医学会皮肤性病学分会特应性皮炎研究中心, 中国医疗保健国际交流促进会皮肤科分会. 特应性皮炎瘙痒

管理专家共识 [J]. 中华皮肤科杂志，2021，54（5）：391-396.

[66] FISHBEIN A B，VITATERNA O，HAUGH I M，et al. Nocturnal eczema：review of sleep and circadian rhythms in children with atopic dermatitis and future research directions[J]. J Allergy Clin Immunol，2015，136（5）：1170-1177.

[67] HONG J，BUDDENKOTTE J，BERGER T G，et al. Management of itch in atopic dermatitis[J]. Semin Cutan Med Surg，2011，30（2）：71-86.

[68] BIAZUS SOARES G，HASHIMOTO T，YOSIPOVITCH G. Atopic dermatitis itch：scratching for an explanation[J]. J Invest Dermatol，2024，144（5）：978-988.

[69] 王丹，罗晓燕 . 特应性进程的机制及治疗进展 [J]. 中国实用儿科杂志，2021，36（9）：665-672.

[70] RAVN N H，AHMADZAY Z F，CHRISTENSEN T A，et al. Bidirectional association between atopic dermatitis，conjunctivitis，and other ocular surface diseases：a systematic review and meta-analysis[J]. J Am Acad Dermatol，2021，85（2）：453-461.

[71] 苏铮，曾跃平 . 特应性皮炎的非特应性并发症 [J]. 中华临床免疫和变态反应杂志，2023，17（3）：288-289.

[72] JACQUES C，FLORIS I. How an immune-factor-based formulation of micro-immunotherapy could interfere with the physiological processes involved in the atopic march[J]. Int J Mol Sci，2023，24（2）：1483.

[73] 张玮，初晓艺，王甜，等 . 季节性过敏性鼻炎（SAR）病理机制和防治策略研究进展 [J]. 中国医药导刊，2023，25（9）：891-897.

第二章

02

就诊前应该做的功课

本章负责专家

史玉玲

上海市皮肤病医院

第一节

就诊前可以做哪些准备

Q 特应性皮炎患者在什么情况下应该到医院就诊

A 除遵医嘱用药和按时复诊外，如果出现以下情况，特应性皮炎患者应考虑到医院及时就诊。

病情加重

瘙痒加重；皮损出现红肿、渗出、数量增加、范围扩大等表现；出现皮肤化脓、黄痂、疼痛、皮温升高等继发感染表现；出现此前未曾观察到的新皮损，不确定是否为特应性皮炎病情变化或新出现了其他皮肤病；出现不适、发热、乏力等全身症状。

治疗无效

在遵医嘱治疗的情况下，病情仍无明显改善，甚至加重。

不良反应

用药后出现局部或全身不适，怀疑发生药物不良反应，如药物过敏。

另外，如果患者因疾病而出现明显的焦虑、抑郁或其他情绪问题，建议及时就医寻求专业支持。

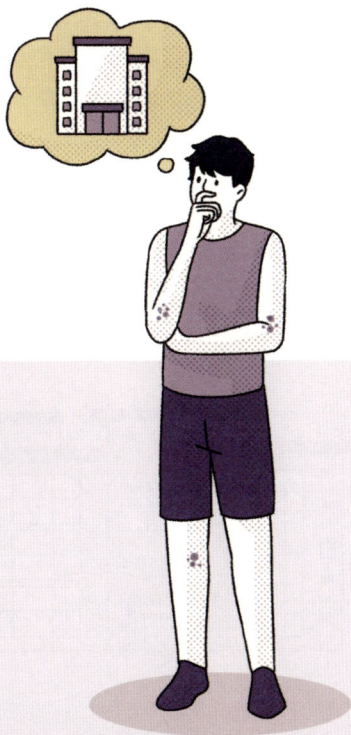

Q 特应性皮炎患者应该如何选择就诊医院

A 如果特应性皮炎患者疾病控制不理想，瘙痒和皮疹反复发作、病情加重，需要寻求更专业的诊疗时，建议选择有皮肤专科门诊的大型公立医院或皮肤专科公立医院。

特应性皮炎是皮肤科常见病，皮肤科是治疗特应性皮炎的主要临床科室，部分皮肤科还设立了特应性皮炎专病门诊，可以通过医院官网、互联网或其他患者的评价详细了解医院在特应性皮炎方面的治疗水平及口碑。

大型公立医院的硬件条件通常比较完善，患者的一些特殊治疗或特殊用药需求更容易被满足，如紫外线光疗、生物制剂。

在疾病控制良好的情况下，患者可以转回当地社区医院进行定期复诊和随访，以便进行规范治疗和管理。

有皮肤科

有变态反应科、免疫科、呼吸科、耳鼻咽喉科等科室的综合医院

有紫外线光疗设备等

有特应性皮炎治疗经验

交通便利

医保定点医院

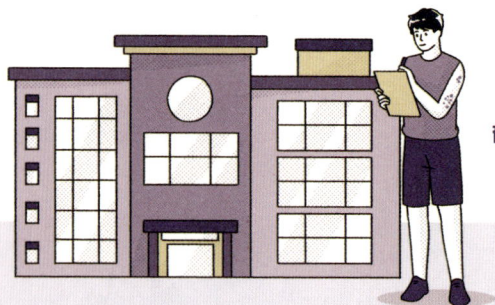

Q 如何选择一位合适的 皮肤科医生

A 选择一位合适的皮肤科医生，对于特应性皮炎患者的长期管理非常重要，具体建议如下。

优先选择特应性皮炎专病门诊的医生

可通过医院官网介绍、检索论文或科普文章发表情况等，了解医生的资质、学术背景以及是否有特应性皮炎的治疗经验。

选择在信誉较好的大型医院执业的医生

通常大型医院的皮肤科拥有更多的专业资源和技术支持。

选择口碑好的医生

通过社交媒体平台或健康咨询网站，查看其他患者的评价和反馈，了解目标医生的治疗效果、服务态度和口碑。

选择与自己治疗理念一致的医生

不同医生在治疗风格上可能有所不同，如果医生与患者的治疗理念一致，会更容易达成合作。如患者比较倾向于新疗法，就可以选择关注新疗法且愿意尝试的医生。

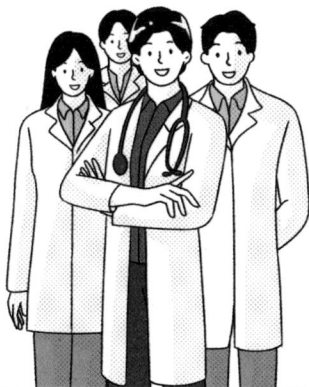

你可能还想知道

- 定期复诊期间，患者可以更换皮肤科医生吗 → 跳转至 **137** 页了解真相

Q 除了皮肤科，还有哪些科室可以看特应性皮炎

A 在我国，特应性皮炎通常由皮肤科医生进行诊断和治疗。

在某些情况下，其他科室也可参与特应性皮炎及其共病的诊疗。

变态反应（过敏）科
（存在变应性哮喘等特应性共病）

儿科

全科

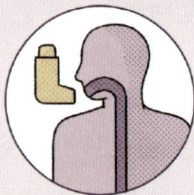
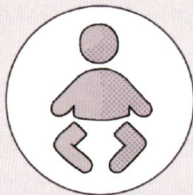
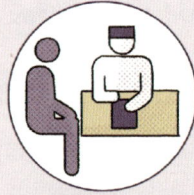

耳鼻咽喉科
（当合并变应性鼻炎时）

呼吸科
（当合并变应性哮喘时）

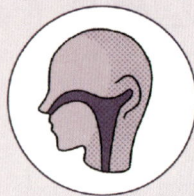
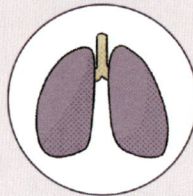
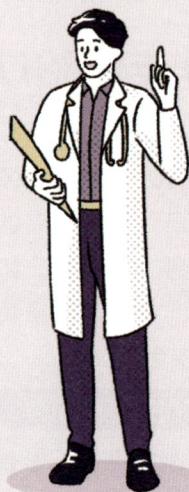

Q 首次就诊，患者需要做哪些准备以便医生更快速、准确地判断病情

A 如果怀疑自己得了特应性皮炎，首次就诊时，可以提前对自身病情进行梳理，这样做可以帮助医生更快速、准确地判断病情。

病史及个人情况

- 皮肤问题首次出现的时间、症状、发展过程，是否有季节性变化或某些诱发/加重因素等；给医生看各处皮疹的部位和形态，如果有皮疹的历史照片，也可一并提供给医生。
- 近亲属是否患有变态反应性疾病（如变应性哮喘、变应性鼻炎、湿疹）。
- 是否有已知的变应原（如食物、花粉、尘螨、宠物皮毛）及药物过敏史。
- 是否合并心血管疾病、高血压、糖尿病、乙型病毒性肝炎以及结核病等其他疾病。
- 是否处于妊娠期、哺乳期或备孕状态。

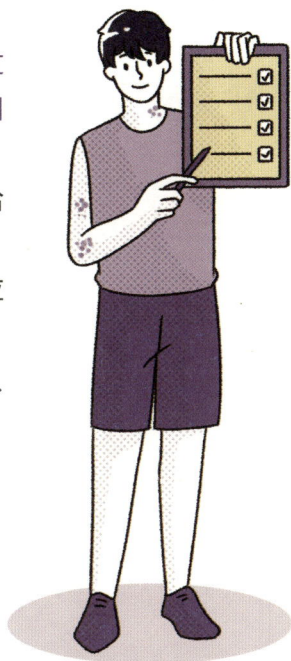

用药记录和历史检查报告

如此前为了缓解症状曾经使用过一些皮肤护理和治疗手段，可以携带相关病历记录和目前使用的产品/药物照片或外包装；如此前因皮肤问题做过相关检查，可以携带以往的化验/检查报告（建议保留近半年的报告）。

首次就诊时，患者通常需要携带哪些资料

A 特应性皮炎患者在首次就诊时需要携带以下资料。

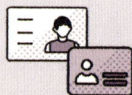

身份证和医保卡。

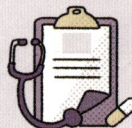

以前因皮肤问题或其他疾病就诊的病历、用药清单、体检报告等，帮助医生了解患者的皮肤病诊疗情况、基础疾病和一般健康状况。

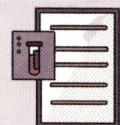

以前做过的实验室检查，尤其是近期的报告单（如近半年），如变应原检测、血常规、生化常规、皮肤病理检查等。一方面，可以避免不必要的重复检查；另一方面，也可帮助医生评估患者的病情变化。

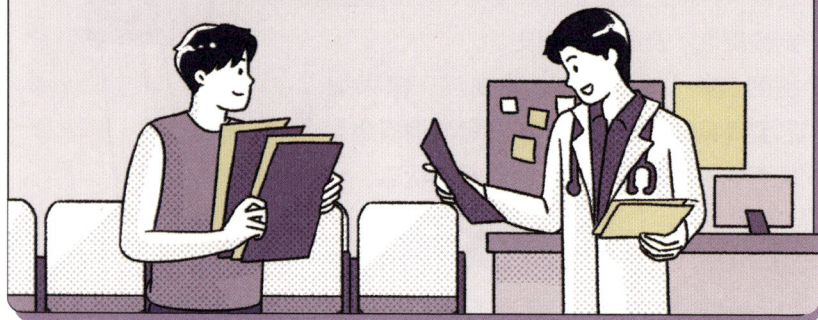

你可能还想知道

- 患者复诊时要带哪些资料或检查结果 → 跳转至 **135** 页了解真相

Q 特应性皮炎患者平时需要自己记录或者拍摄皮损照片吗

A 特应性皮炎需要长期规范管理,强烈建议患者养成书写病情日记的习惯,可通过拍摄照片、书写症状日记等方式来记录皮损和其他症状变化。

由于特应性皮炎的皮损会有波动和反复,就诊当天医生看到的只是患者当前的静态皮损。患者平时通过记录皮损的变化、加重时间及可能的诱发因素,或拍摄照片记录皮损的重要变化,在就诊时将这些资料提供给医生,可以帮助医生更直观、动态地了解患者病情的发展经过,从而制订更合理的治疗方案。

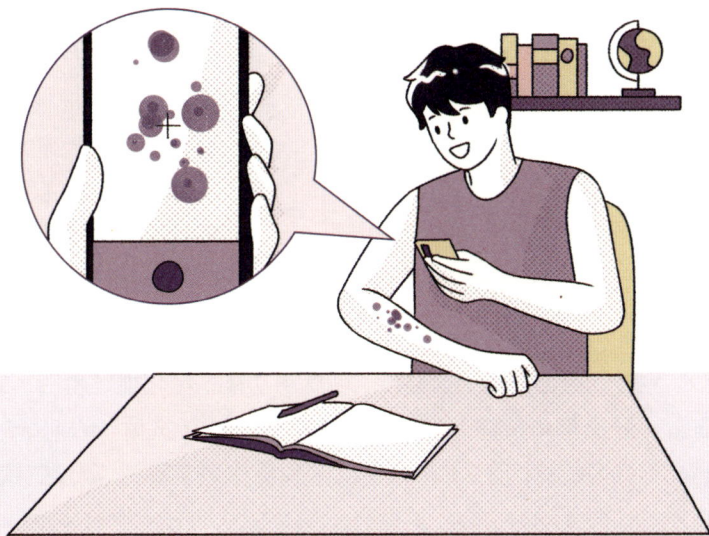

Q 患者就诊时需要空腹吗

A 　　患者首次就诊时 最好空腹，以便及时进行全面检查。此后在复诊阶段，患者可以提前咨询医生是否需要空腹。

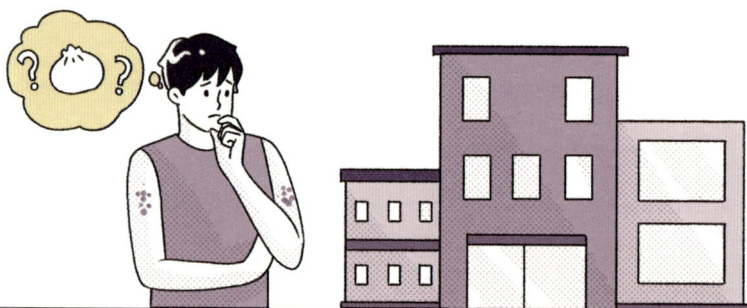

不需要空腹的检查

　　一般情况下，特应性皮炎相关的血液学检查不需要空腹，如血清 IgE、外周血嗜酸性粒细胞（EOS）、变应原特异性 IgE 检查。

需要空腹的检查

　　部分系统治疗前或治疗过程中需要进行抽血检查，如空腹血糖、血脂、肾功能（主要是血肌酐、血尿素氮和血尿酸）以及肝功能（主要是胆红素、转氨酶）检查时需要严格空腹。

　　另外，凝血功能、血黏度、甲状腺功能、糖化血红蛋白、血常规、血沉、肝炎病毒抗体、梅毒螺旋体抗体、HIV 抗体、心肌标志物、肿瘤标志物等检测均无须"严格空腹"，只要未进食高脂、高蛋白饮食即可。

注：严格空腹：至少禁食 8 小时，以 12 ～ 14 小时为宜，但不宜超过 16 小时。医院一般要求抽血前一天正常饮食（不饮酒、咖啡、浓茶，不吃宵夜），从 20:00 开始禁食，至次日早上 8 ～ 10 时抽血，不做早锻炼，心绪平稳地到医院静候采血。

Q 关于特应性皮炎，有哪些权威的知识获取渠道

A 特应性皮炎患者或家属可以通过以下渠道了解特应性皮炎的权威知识。

专业书籍

- 《**特应性皮炎 365 问**》：由中华医学会皮肤性病学分会发起编撰，百余位专家共同参与，系统梳理了特应性皮炎的基础知识、临床表现、诊断方法、治疗策略等多方面内容，兼具权威性、趣味性和实用性。
- 《**特应性皮炎百问百答**》：是由张建中教授主编的书籍，以一问一答的形式收录百余个相关问题，涵盖疾病多方面知识，旨在帮患者及患儿家长了解疾病、纠正误区。
- 《**安德鲁斯临床皮肤病学**》：作为经典的皮肤病学专著，其中有关于特应性皮炎的详细介绍，包括病因、病理生理、临床表现、诊断和治疗等，内容全面且权威，适合专业人士和有一定医学基础的人深入学习。

专业医学组织和机构

- **中华医学会皮肤性病学分会**：会发布特应性皮炎的最新诊疗指南、专家共识等，在其官网上还能找到权威专家的学术论文和观点，为患者和专业人士提供前沿、可靠的知识。
- **"中国 AD 之家"**：由中国康复医学会皮肤病康复专业委员会发起，为患者提供学习疾病知识、与病友交流的平台，内容简单易懂，适合患者和有一定医学基础的人学习。

医院和医生

- **大型三甲医院皮肤科：**这些医院的皮肤科专家经验丰富，患者可通过挂号就诊向医生咨询，获取个性化的权威建议，还可关注医院举办的健康讲座和科普活动。
- **专家个人科普平台：**一些皮肤科专家会在微博、微信公众号等平台定期分享特应性皮炎的防治知识和研究进展，方便患者及时了解权威信息，患者及家属可以自行搜索、关注。

学术期刊

　　另外，如果希望了解更多特应性皮炎的前沿信息，还可以关注一些国内外皮肤领域的权威学术期刊网站。要注意的是，如果搜索的是网络信息，需要甄别真伪及可靠性，疾病相关知识和用药信息建议咨询医生，不可一知半解就自行用药。

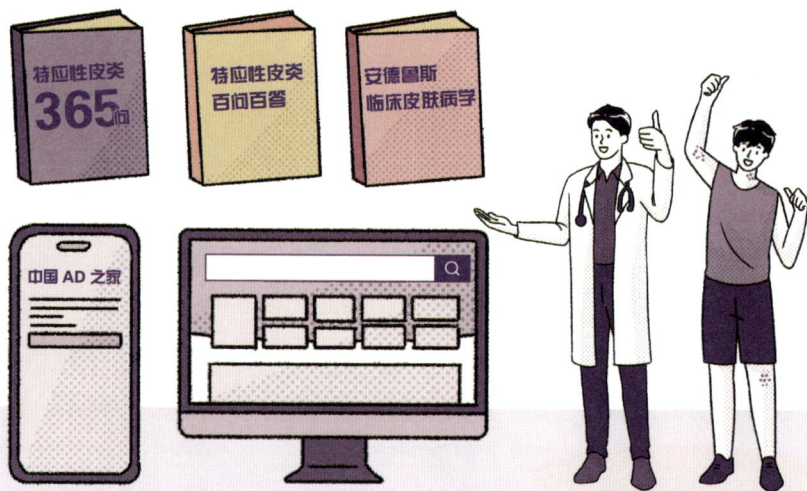

特应性皮炎 365问

特应性皮炎 百问百答

安德鲁斯 临床皮肤病学

中国 AD 之家

第二节

就诊时如何与医生沟通

Q 患者应该如何向医生描述病情

A 就诊时，患者可从以下几个方面描述自己的病情。

临床表现

包括起病时间、皮损部位和形态的动态变化、瘙痒程度以及其他伴随症状（如疼痛、流脓）等。对此，患者可以借助特应性皮炎控制工具（ADCT）进行自我评估和描述。

诱发和加重因素

如季节变化、接触变应原或刺激物、情绪波动、睡眠不足。

如合并其他疾病，需要一并描述其他疾病的表现、诱发和加重因素，包括变应性哮喘、变应性鼻炎、食物过敏等特应性共病和其他非特应性共病。

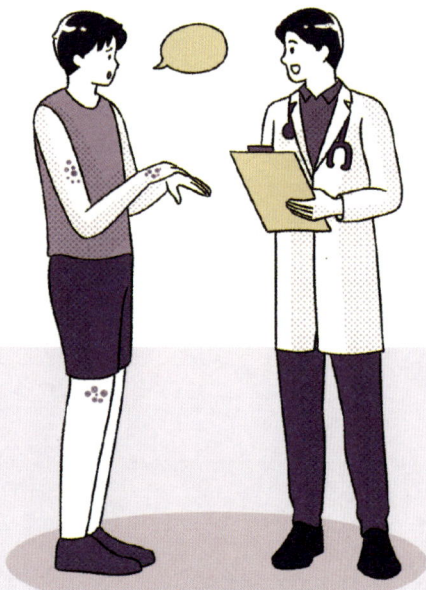

你可能还想知道

- 用药后患者如何描述当前的皮肤状态 → 跳转至 **136** 页了解真相

Q 医生为什么要询问患者家族成员的过敏史

A 患者家族成员的过敏史，是诊断特应性皮炎的重要依据。

特应性皮炎的发病与遗传因素密切相关，父母等家族成员有变态反应性疾病是本病的最强风险因素，也就是说，父母、子女或兄弟姐妹若有变态反应性疾病史，则患者特应性皮炎的发病概率会大大增加。

有湿疹的患者，尤其是慢性复发者，都要考虑是否患有特应性皮炎，这时需要详细询问个人和家族成员的变应性鼻炎、变应性哮喘、变应性结膜炎病史，同时结合临床表现和全面体检进行诊断。

当患者临床表现不典型时，有可能会被误诊为其他疾病，如脂溢性皮炎、接触性皮炎、银屑病。此时询问患者家族成员的过敏史，可以在一定程度上避免误诊，帮助临床医生做出正确诊断。

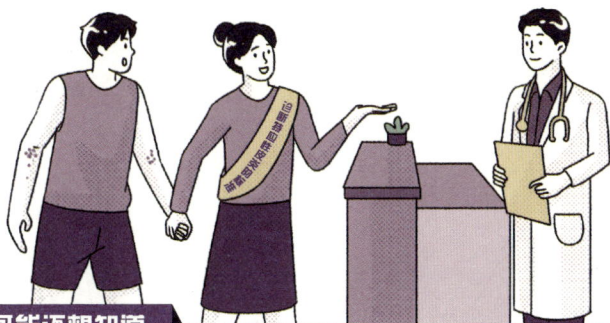

你可能还想知道

- 家里没人是过敏体质，为什么
我还会患特应性皮炎 ⟶ 跳转至 061 页了解真相

Q 医生为什么要询问患者近期的用药情况

A 　　用药史是病史采集的重要内容，医生通过了解患者近期用药情况，可以做出更全面的判断，确保患者得到安全有效的治疗。

询问患者近期用药情况的具体意义如下。

- 了解患者的特应性皮炎病情、基础疾病和合并用药情况：帮助医生识别潜在的疾病－药物、药物－药物相互作用，从而降低不良反应的风险。
- 评估当前方案的治疗反应：为下一步根据特应性皮炎的阶梯治疗路径制订更合理、有效的个体化治疗方案提供参考。
- 了解患者的治疗偏好和依从性：从而进行针对性的健康教育，消除患者的治疗误区和偏见，提高患者对后续治疗方案的依从性。

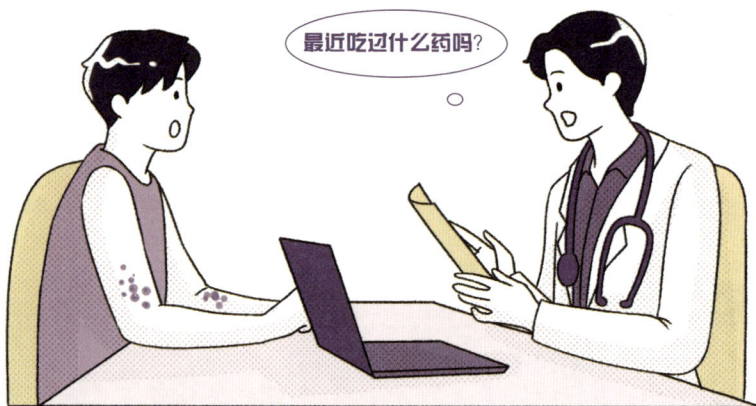

最近吃过什么药吗？

Q 医生为什么要观察患者的皮疹形态

A 特应性皮炎患者的皮疹形态可能与其他性质的皮肤病具有相似或重叠的特征，仔细观察有助于进行充分的鉴别诊断，具体来说，可以达到以下目的。

避免误诊

特应性皮炎皮损的形态、分布和特征可以帮助医生确诊疾病，并与其他皮疹形态相似的皮肤病进行鉴别。

准确评估病情

皮损的形态、范围和变化，能够反映病情的严重程度和活动性，如急性期皮损以红肿和渗出为主，慢性期皮损以肥厚和苔藓样变为主，掌握这些信息是制订合理治疗方案的前提。

识别并发症

特应性皮炎可能继发感染或其他皮肤问题，观察皮损变化可以帮助医生识别这些并发症，从而及时采取措施。

监测疗效

治疗过程中，医生持续观察皮损的变化可以评估治疗效果和不良反应，为调整治疗方案提供依据。

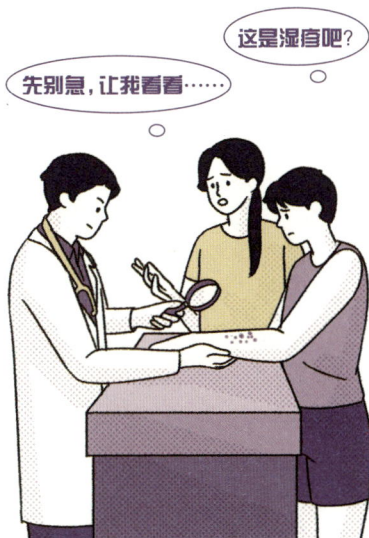

第三节

就诊时医生会安排哪些检查

Q 确诊特应性皮炎需要做哪些检查

A 临床表现典型的特应性皮炎患者，其皮损特征明显，诊断不难，可不做辅助检查。

对于临床表现不典型的患者，除询问病史、家族史并结合临床表现和全面体检结果外，必要时需要进行以下检查来帮助医生做出诊断。

- 外周血嗜酸性粒细胞（EOS）计数
- 血清总免疫球蛋白 E（IgE）检测
- 变应原特异性 IgE 检测
- 嗜酸性粒细胞阳离子蛋白检测
- 斑贴试验

……

此外，特应性皮炎还可能与其他疾病表现相似，必要时，医生还需要做以下检查帮助鉴别，避免误诊。

- **皮肤病理学检查：**可排除大疱性类天疱疮、皮肤 T 细胞淋巴瘤。
- **微生物学检查：**可排除皮肤癣菌病、疥疮。
- **皮肤点刺试验、血清特异性 IgE 检测、特应性斑贴试验及口服食物激发试验等检查：**可了解患者是否存在食物过敏。
- **皮肤镜检查：**帮助鉴别银屑病与慢性期特应性皮炎，以及特应性皮炎合并银屑病的患者。

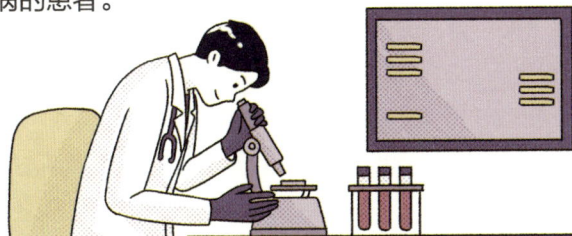

Q 血清总免疫球蛋白E水平升高意味着什么

A 总 IgE 升高有助于变态反应性疾病的诊断，但还要结合临床表现和特异性 IgE 的结果综合考虑。

IgE，即免疫球蛋白 E，作为人体内一种重要的免疫球蛋白，在免疫系统中扮演着关键角色，一般会分为总 IgE 和特异性 IgE，它们在疾病的诊断、病情监测等方面发挥着不同但又相互关联的作用。对于特应性皮炎患者，血清总 IgE 水平升高意义重大。

总 IgE 辅助诊断变态反应性疾病 IgE > 200IU/mL

在许多变态反应性疾病中，总 IgE 水平往往会升高。特应性皮炎患者易伴发变应性鼻炎、变应性哮喘等，构成特应性进程。接触变应原后，免疫系统为抵御"外敌"，会大量生成总 IgE 与之结合，进而触发变态反应。

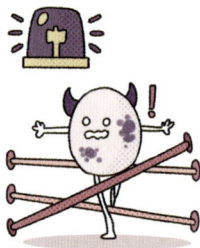

特异性 IgE 明确变应原及过敏程度

特异性 IgE 是指针对某一特定变应原产生的 IgE。当人体接触变应原后，免疫系统会针对该变应原产生特异性 IgE。通过检测特异性 IgE，能够明确个体对哪些特定物质过敏，这对于变态反应性疾病的诊断、变应原的查找及制订针对性的预防和治疗方案具有重要意义。

除了 IgE，医生还可能通过定期检测 Tarc/CCL17（胸腺和激活调节趋化因子）水平来评估治疗效果，为调整治疗方案提供参考。研究表明，特应性皮炎的病情严重程度与 Tarc/CCL17 水平呈正相关。病情加重、炎症反应加剧时，Tarc/CCL17 在血清和皮损处的含量会升高；病情缓解、炎症减轻时，Tarc/CCL17 水平随之下降。

Q 外周血嗜酸性粒细胞升高意味着什么

A 对于特应性皮炎患者来说，嗜酸性粒细胞 (eosinophil，EOS) 计数越高，表明病情越严重，可为特应性皮炎的临床诊断、综合治疗及疗效评价提供依据。

嗜酸性粒细胞是白细胞的组成部分，在免疫和变态反应过程中发挥着重要作用。在正常情况下，外周血中的嗜酸性粒细胞计数维持在相对稳定的范围。嗜酸性粒细胞增多广泛发生于多种皮肤病，其中以变态反应性皮肤病常见，如特应性皮炎、接触性皮炎。

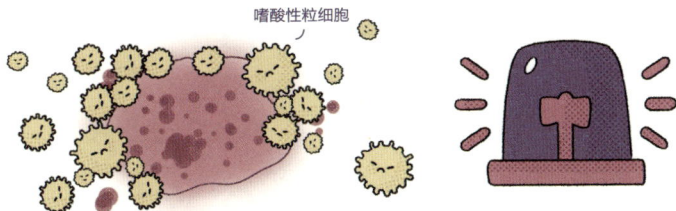

嗜酸性粒细胞

当特应性皮炎患者的外周血中嗜酸性粒细胞计数升高时，可能意味着出现了以下情况。

- **体内正在发生变态反应**：特应性皮炎与过敏紧密相连，当患者接触到变应原时，身体启动免疫反应，嗜酸性粒细胞会在趋化因子的作用下被吸引到炎症部位，外周血嗜酸性粒细胞计数升高就提示体内正在发生变态反应，就像身体拉响了过敏的"警报"。
- **与特应性皮炎的严重程度有关**：在疾病发作且症状严重，如皮肤瘙痒难耐，红斑、丘疹大面积出现时，外周血嗜酸性粒细胞计数往往更高。研究显示，病情加重，则嗜酸性粒细胞计数上升，病情控制后，嗜酸性粒细胞计数可能下降，它的数量变化就像反映特应性皮炎病情严重程度的"晴雨表"。

Q 乳酸脱氢酶升高意味着什么

A 血液中乳酸脱氢酶（lactate dehydrogenase，LDH）升高对于特应性皮炎患者来说可能提示皮肤炎症加重、合并其他疾病或者药物不良反应等情况。医生通常会结合患者的其他症状、体征、LDH 的变化趋势以及其他检查结果进行综合判断。

乳酸脱氢酶是一种存在于几乎所有组织细胞的酶。机体炎症反应加重时，组织细胞中酶活性增强，氧化还原反应加快，进而使乳酸脱氢酶分泌量增加。因此，乳酸脱氢酶分泌量增加，可在一定程度上反映机体炎症反应程度。

乳酸脱氢酶正常值如下。

血清 :100~300U/L; 尿液 :560~2050U/L。

脑脊液含量为血清的 1/10。

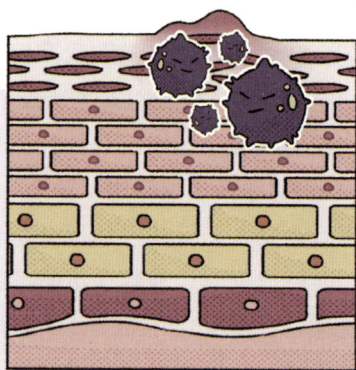

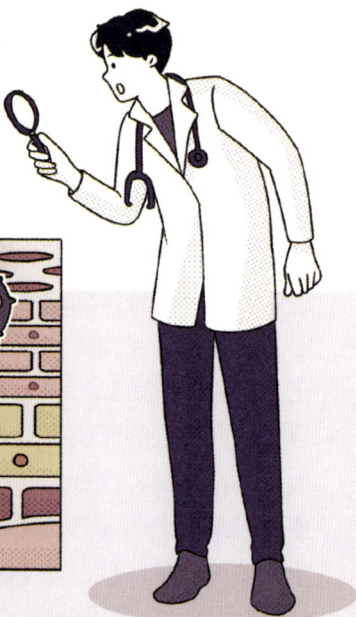

Q 特应性皮炎患者有哪些较常见的变应原

A 不同年龄段的特应性皮炎患者的变应原有所不同；对于同一个患者，随着年龄的增加，变应原有趋势化改变，分布也存在差别。

- 婴幼儿特应性皮炎患者：以食物变应原较多见。
- 儿童、青少年和成人特应性皮炎患者：以吸入性变应原较多见，如尘螨、动物皮屑、霉菌和艾蒿。

　　国内研究显示，2 822 例中、重度特应性皮炎患者中，以吸入性变应原为主。

- 较常见的 5 种吸入性变应原：粉尘螨、户尘螨、艾蒿、桦树花粉、苍耳。
- 较常见的 5 种食物变应原：虾、花生、芝麻、小麦、牛奶。

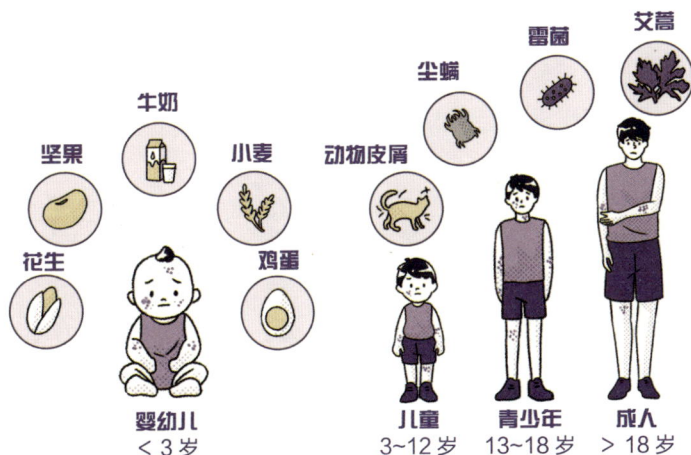

坚果　牛奶　小麦　动物皮屑　尘螨　霉菌　艾蒿

花生　　鸡蛋

婴幼儿 < 3 岁　　儿童 3~12 岁　青少年 13~18 岁　成人 > 18 岁

你可能还想知道

- 容易引起过敏的食物有哪些　　→　跳转至 **360** 页了解真相

Q 如何知道自己对哪些物质过敏

A 我们可以通过变应原检查来了解自己对哪些物质过敏。

变应原检查，根据检查方式不同，可分为体内试验和体外试验两种。

体内试验

即在人体直接进行的试验，包括以下 4 种。

- 斑贴试验（APT）：主要检测接触性变应原，将各种各样的可疑变应原制成皮贴，贴在被检查者后背部位，等待 48 ~ 72 小时后看结果。
- 皮肤点刺试验（SPT）：最常见的检查方式，用细小的针蘸取少量可疑变应原，稍微刺一下皮肤，使微量变应原液体进入皮肤，根据皮肤的皮疹情况来判断被检查者对哪类物质过敏。
- 皮内试验：皮内注射 0.1mL 变应原液，观察被检查者的皮疹情况。
- 口服食物激发试验（OFC）：在严密监视下，被检查者进食可疑过敏的食物，观察进食后情况。

体外试验

即抽血化验，检查血清中针对各种变应原的特异性 IgE 水平。

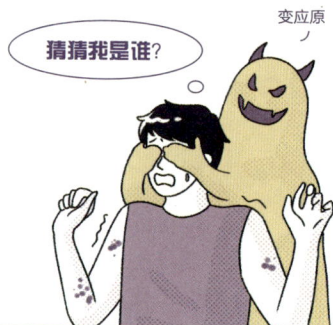

猜猜我是谁？

变应原

你可能还想知道

- 血清总免疫球蛋白 E 水平升高意味着什么 ⟶ 跳转至 **110** 页了解真相

Q 为什么要做变应原检查

A 特应性皮炎病因复杂，除遗传、感染、精神和药物等影响因素外，环境因素和食物变应原也扮演着重要角色。如果能确定具体过敏因素，并从源头上减少或避免接触这些变应原，将能有效减轻疾病症状，减少发病次数，甚至可能实现不再复发。

临床上，医生会通过变应原检查，尽早确定患者的变应原，以便更好地管理疾病。

- **指导合理规避变应原：** 规避变应原期间，大部分特应性皮炎患者疾病活动度降低。
- **预测食物耐受：** 定期复查变应原，可以动态评估患者对曾过敏食物的耐受情况，以便确定重新引入该食物的时机，为患者实现食物多样性和全面营养提供可能性。
- **指导变应原特异性免疫治疗：** 可能有助于减轻病情严重度、提高生活质量，对于难治、不耐受或无法使用中等效能糖皮质激素局部外用治疗的中、重度特应性皮炎患者来说受益更多。
- **指导干预特应性进程：** 较早发现变应原，尽早干预特应性皮炎，可减缓特应性进程，阻止变应性鼻炎或变应性哮喘的发生。

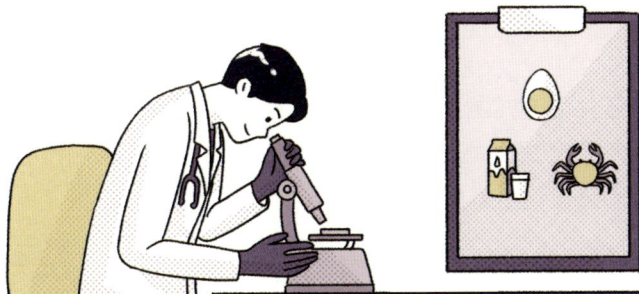

Q 需要做很多次变应原检查吗

A 应综合考虑个体的健康状况、过敏症状、治疗情况以及生活环境变化等多种因素来确定变应原检查的频率。

如果是初次怀疑过敏，患者出现疑似过敏症状（如频繁打喷嚏、流鼻涕、皮肤瘙痒、红斑、呼吸急促），应尽快检查。明确变应原，便于进行针对性的预防和治疗。在变应原明确且病情比较稳定的情况下，通常无须频繁检查。如果过敏症状再次出现、反复或者加重，需要及时复查。

特殊情况

- **儿童和青少年：** 因检测结果可随年龄变化，应遵医嘱定期评估食物耐受情况。牛奶、鸡蛋过敏患儿每 6~12 个月复查一次，花生或坚果过敏者每 2 年复查一次。

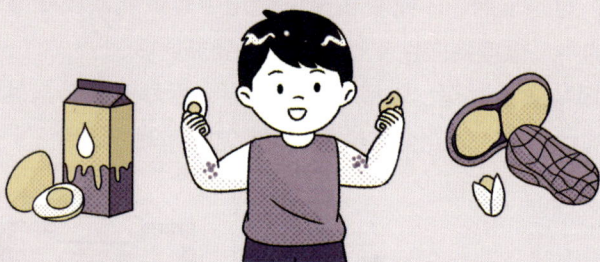

- **环境或生活方式发生重大变化：** 如搬家、更换工作环境以及饮食习惯发生重大改变等，最好在变化后 3~6 个月内检查，确认有无新增过敏情况。

Q 变应原检查结果为阴性，是否可以排除特应性皮炎

A 不能一概而论。

变应原不是特应性皮炎诊断标准中的必备因素，应根据病史（如皮肤干燥史和复发性湿疹史、变态反应性疾病史）、皮损的临床表现和分布特点（如瘙痒和典型皮损）来判断是否是特应性皮炎。

变应原检查结果为阴性，有很多方面的原因。

- 变应原检查通常只涵盖较常见的变应原，引起患者发病的变应原可能未在检查范围内。
- 检查时间与出现症状的时间间隔太久（2 周以上）。
- 持续使用激素类药物或者免疫抑制剂，出现假阴性结果。
- 有些变态反应不是由 IgE 介导的，这类变态反应可能不会在常规的变应原检查中显示出来。

针对这类情况，如果有明显的进食后不适或者发生明确的变态反应，即使变应原检查结果为阴性，仍然要以临床表现为主，及时对该变应原进行规避。

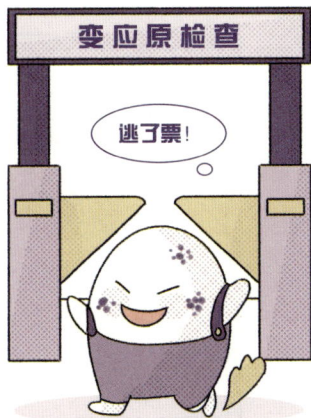

变应原检查

逃了票！

Q 食物变应原检查结果为阳性，应该怎么办

A 先别担心，食物变应原检查结果为阳性并不能说明一定对该食物过敏。检查结果需要结合病史、临床症状、食物规避反应等情况才能做出合理判断。

当变应原检查结果为阳性、怀疑食物过敏时，可以先采取以下做法。

- 通过忌口 4~6 周，观察皮疹改善情况。
- 若忌口后症状明显改善，可以尝试再次食用该食物，诱发反应症状，进行特应性皮炎评分。
- 特应性皮炎评分增加 ≥ 10 分，即为口服食物激发试验阳性。这时可确认对哪些食物是真的过敏。

　　确认食物过敏后，患者就要在生活中避免食用这些食物，但要注意，切忌盲目忌口，以免影响正常的营养摄入。

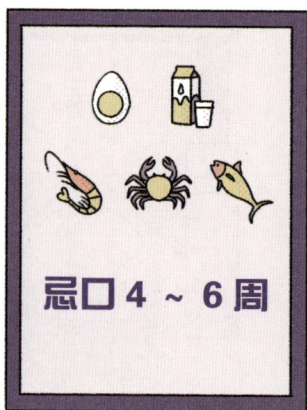

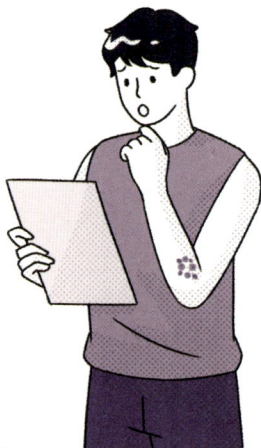

忌口 4 ~ 6 周

Q **检查到对尘螨过敏，应该怎么办**

A
最重要的是保持家庭环境清洁，减少患者与尘螨的接触。

此外，还可采取以下措施。

- 清洁床品和衣物。床品应每 10 天左右更换一次。将待清洗的床品、衣物放入 ≥ 55℃ 的热水中浸泡 10 分钟以上可杀死绝大多数尘螨，水温越高，效果越好。
- 开窗通风可降低室内尘螨浓度。
- 使用经质量认证的防螨枕罩、被罩和床垫罩。
- 日常真空吸尘可降低室内尘螨水平。

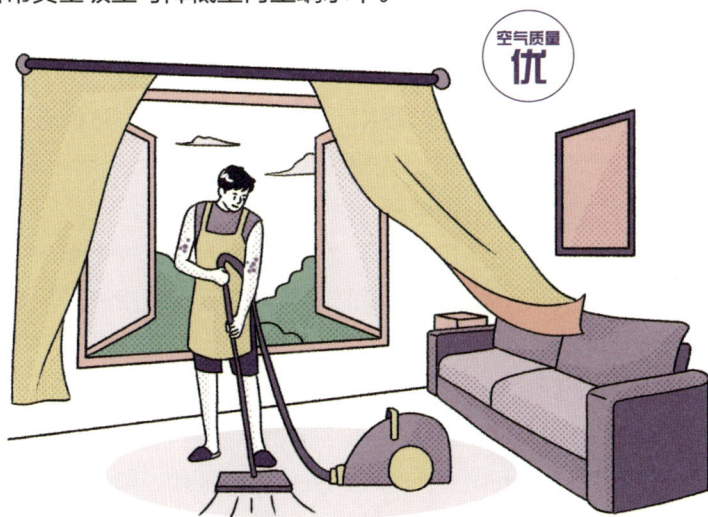

空气质量 优

此外，遵医嘱进行及时的抗过敏治疗也很重要。当特应性皮炎症状对患者的生活造成困扰时，建议尽早咨询医生等专业人士，及时干预。

Q 食物不耐受对特应性皮炎的诊断有意义吗

A "食物不耐受"和"食物过敏"是两个概念，不建议将食物不耐受作为特应性皮炎患者食物过敏的诊断依据。

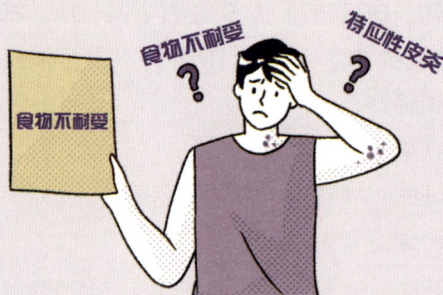

食物不耐受的症状相对缓和，不像食物过敏那样迅速且严重。食物不耐受通常在进食不耐受食物数小时甚至数天后出现，且多局限于消化系统，如腹胀、腹痛、腹泻、便秘。

国外研究统计，人群中有高达 45% 的人对某些食物产生不同程度的不耐受，婴儿及儿童的发生率更高。既往研究显示，对螃蟹、鸡蛋（蛋白/蛋黄）、牛奶、虾、大豆和小麦不耐受的人相对较多。

如果对某种食物不耐受，只需要调整饮食，避免食用不耐受的食物即可，也可选择其他能耐受的食物替代，确保营养全面、均衡。例如，乳糖不耐受的患者可选择低乳糖或无乳糖的奶制品，或通过补充乳糖酶来帮助消化乳糖。

Q 为什么要做斑贴试验

A 特应性皮炎患者做斑贴试验，可以明确变应原以指导生活方式调整、辅助诊断以排除其他类似疾病，从而帮助医生进行病情控制与精准治疗。

明确变应原以指导生活方式调整

特应性皮炎与过敏密切相关，许多患者的病情会因接触特定的物质而加重。通过斑贴试验，医生可以帮助患者精准地找出那些诱发或加重特应性皮炎的接触性变应原。一旦明确了变应原，患者就可以在生活中有针对性地避免接触这些物质，这对于控制特应性皮炎的发作和缓解症状非常重要。

辅助诊断以排除其他疾病

对于特应性皮炎，医生在诊断时，斑贴试验可用于鉴别特应性皮炎与变应性接触性皮炎。另外，斑贴试验提供的关于接触性过敏的信息可以为医生提供更多线索，与其他检查方法（如血清总 IgE 检测、外周血嗜酸性粒细胞计数）结合，使诊断更加全面、准确。

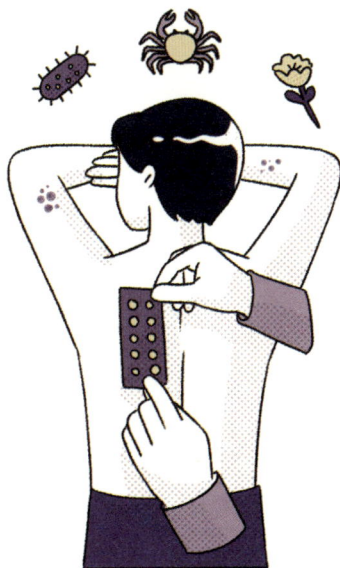

你可能还想知道

- 如何知道自己对哪些物质过敏 ⟶ 跳转至**114**页了解真相

Q 什么是皮肤点刺试验

A 　　皮肤点刺试验（skin prick test，SPT）是将少量高度纯化的变应原液体滴于患者前臂，再用点刺针轻轻刺入皮肤表层。通常在患者前臂的屈侧皮肤进行，距离肘窝至少 2cm。对于婴幼儿来说，也可在背部进行皮肤点刺试验。

　　如患者对该变应原敏感，则会于 15 分钟左右在点刺部位出现类似蚊虫叮咬的红肿块，出现痒感，或者颜色上有改变。出现以上情况，基本上就能够确定变态反应性疾病的存在。该方法的优点为安全性及灵敏度均高，患者容易接受。

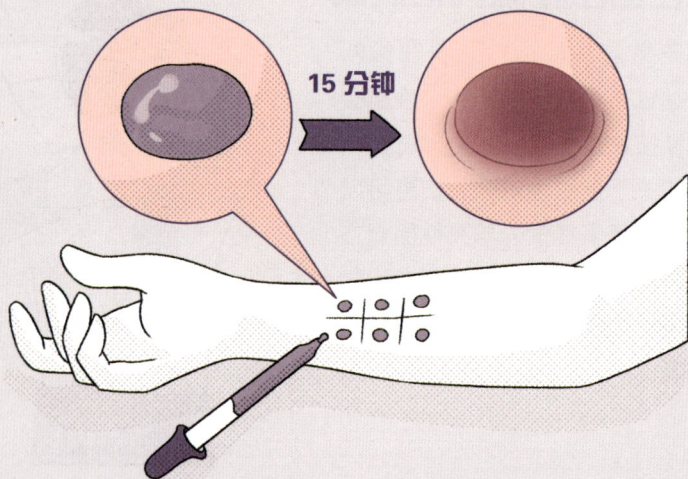

15 分钟

第四节

如何居家
自我评估病情

Q 如何判断自己的病情是好转还是加重

A 患者可以通过观察皮损和瘙痒程度的变化来判断病情。

比如，皮肤红斑和丘疹变淡或消退，渗出和结痂减少或消失，瘙痒程度减轻或缓解，这些都是疾病好转或趋于稳定的表现。

反之，皮疹增多、面积增大、红肿加重，皮损出现渗出、水疱、结痂，瘙痒程度加重等，可能意味着病情加重或复发，必要时可采用记日记的方法简单记录病情。

患者也可借助工具来判断，如特应性皮炎控制工具（ADCT）、患者湿疹自我检查评分量表（POEM）、皮肤病生活质量指数（DLQI）。

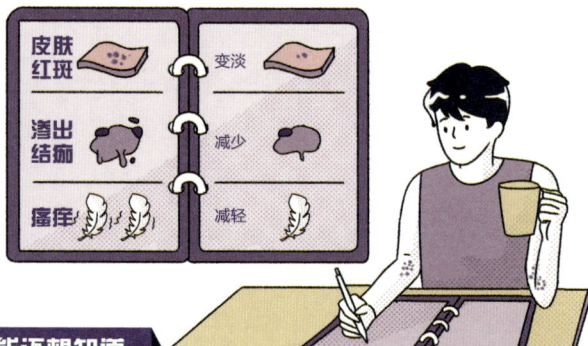

你可能还想知道

- 为什么患者要进行 ADCT 或者其他量表评估 ⟶ 跳转至 **126** 页了解真相

Q 有什么适合患者进行自我 评估的工具或量表

A 适合特应性皮炎患者的自我评估工具或量表种类繁多，可以根据医生推荐或自身需求来选择简单易用且合理的评估工具。

比较常用的是**特应性皮炎控制工具（ADCT）**，可以评估过去 1 周内特应性皮炎的 6 种症状，包括总体症状严重度评分、剧烈瘙痒发作天数、烦躁程度、睡眠障碍、对日常生活及对情绪的影响程度。适用于 12 岁及以上青少年和成人特应性皮炎患者，评分简单，可快速完成。

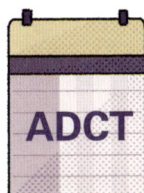

此外，还可以配合使用以下工具 / 量表。

- **特应性皮炎评分（SCORAD）：** 评估分为三部分，客观体征部分包括皮损面积（A）和皮损严重程度（B），主观症状包括瘙痒和睡眠影响程度（C），同时包含了医生评估和患者自身评估，是目前最为全面的评估方法。此外，国外研究者制定了一份患者版 SCORAD 评分工具（PO-SCORAD），患者可进行自我评估。

- **瘙痒峰值数值评定量表（PP-NRS）：** 评估过去 24 小时的瘙痒状况。瘙痒强度是确定特应性皮炎严重程度和评估疗效的重要指标。

- **患者湿疹自我检查评分量表（POEM）：** 包括 7 个问题，分别对既往 1 周内瘙痒、睡眠障碍、流血、渗出、开裂、鳞屑和干燥粗糙 7 种症状的发生频率、严重程度进行评估。大多数患者可在短时间内完成，在应用时应与客观评估指标结合使用，如血清总 IgE 水平。

- **皮肤病生活质量指数（DLQI）：** 评估患者在过去 1 周内由于皮肤病对日常生活的影响程度，是特应性皮炎患者最常用的生活质量评估方法。

Q 为什么患者要进行 ADCT 或者其他量表评估

A 特应性皮炎患者进行 ADCT 或其他量表评估，可精准反映疾病严重程度、监测病情变化，帮助医生进行治疗方案的制订与调整，也可为研究和临床试验提供标准化衡量依据以推动医学研究的进展。

精准评估疾病的严重程度

特应性皮炎作为慢性病，需要长期管理。ADCT 等量表可以对这些症状进行量化评估，精准地判断疾病的严重程度，医生可据此为患者量身制订治疗方案。这就好比用一把精准的尺子来衡量病情，而不是仅依靠患者或医生的主观感受来判断。

动态监测病情变化

随着时间的推移，患者的病情可能因治疗、环境因素或者自身免疫状态的变化而改变。定期使用量表评估可以及时发现这些变化。以 ADCT 为例，如果在治疗过程中各项评分逐渐降低，说明治疗有效；反之，则提示病情可能加重或者出现了新的诱发因素，需要调整治疗方案。

另外，在特应性皮炎的研究中，ADCT 等量表的广泛应用可保证研究的准确性，确保不同研究中心及研究者对患者病情评估一致，利于保障多中心临床试验结果可靠，便于比较、交流；同时能助力建立大型数据库，经数据分析挖掘发病规律、不同疗法长期疗效等信息，推动该领域医学研究的进展。

Q 患者如何自我评估特应性皮炎的严重程度

A 特应性皮炎患者的病情严重程度，除自我观察皮损情况和瘙痒症状外，还可以通过自我评估工具/量表的得分来评估。

特应性皮炎控制工具 (ADCT)

总分为 24 分，得分越高，说明特应性皮炎控制越差。

患者湿疹自我检查评分量表 (POEM)

总分为 28 分，得分越高，说明特应性皮炎疾病活动越严重。

皮肤病生活质量指数 (DLQI)

总分为 30 分，得分越高，说明特应性皮炎对生活质量影响越大。

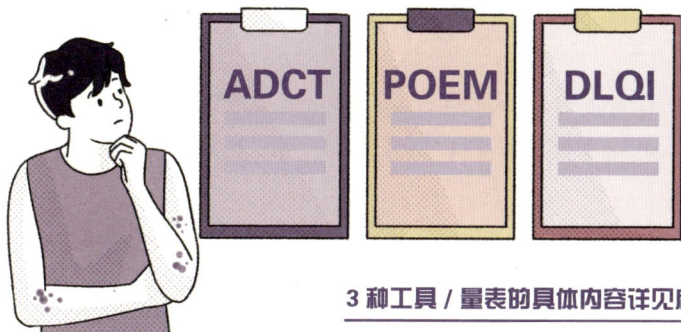

ADCT   POEM   DLQI

3 种工具 / 量表的具体内容详见后页。

你可能还想知道

- 有什么适合患者进行自我评估的工具或量表

→ 跳转至 125 页了解真相

特应性皮炎控制工具 (ADCT)

在过去 1 周内症状情况	评分				
	0 分	1 分	2 分	3 分	4 分
您如何评价您的湿疹相关症状	无	轻度	中度	重度	极重度
由于湿疹，您有多少天出现了剧烈的瘙痒发作	完全没有	1~2 天	3~4 天	5~6 天	每天
湿疹让您有多大程度的不适感	完全没有	有一点儿	中等	非常	极大
由于湿疹，您有多少个晚上无法入睡或睡不安稳	没有	1~2 个晚上	3~4 个晚上	5~6 个晚上	每个晚上
湿疹对您的日常活动有多大影响	完全没有	有一点儿	中等	非常	极大
湿疹对您的心情或情绪有多大影响	完全没有	有一点儿	中等	非常	极大

注：总分为 24 分，得分越高，说明特应性皮炎控制越差。

总分 ≥ 7 分，或任意一项得分 ≥ 2 分，或第 4 项得分 ≥ 1 分，说明患者特应性皮炎控制不佳。患者的得分会随着时间变化而变化，与上一次总分相比，减少 5 分及以上提示特应性皮炎控制改善，增加 5 分及以上提示特应性皮炎恶化。

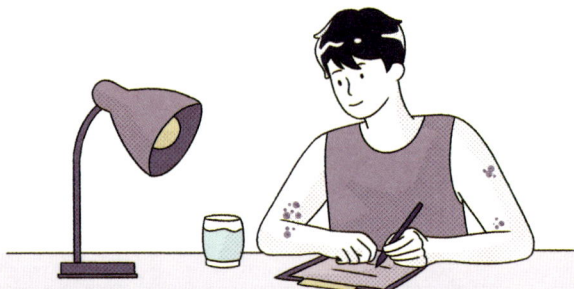

患者湿疹自我检查评分量表 (POEM)

在过去 1 周内症状情况	评分				
	0 分	1 分	2 分	3 分	4 分
有多少天您的皮肤因特应性皮炎 / 湿疹而瘙痒	无	1~2 天	3~4 天	5~6 天	每天
有多少个夜晚您的皮肤因特应性皮炎 / 湿疹而受到影响	无	1~2 天	3~4 天	5~6 天	每天
有多少天您的皮肤因特应性皮炎 / 湿疹而出血	无	1~2 天	3~4 天	5~6 天	每天
有多少天您的皮肤因特应性皮炎 / 湿疹而流出或渗出透明液体	无	1~2 天	3~4 天	5~6 天	每天
有多少天您的皮肤因特应性皮炎 / 湿疹而出现破裂	无	1~2 天	3~4 天	5~6 天	每天
有多少天您的皮肤因特应性皮炎 / 湿疹而发生脱屑	无	1~2 天	3~4 天	5~6 天	每天
有多少天您的皮肤因特应性皮炎 / 湿疹而变得干燥、粗糙	无	1~2 天	3~4 天	5~6 天	每天

注：总分为 28 分，得分越高，说明特应性皮炎疾病活动越严重。总分 0 ~ 2 分，无或几乎无疾病活动；3 ~ 7 分，轻度；8 ~ 16 分，中度；17 ~ 24 分，重度；25 ~ 28 分，非常严重。

皮肤病生活质量指数 (DLQI)

在过去 1 周内症状情况	评分			
	0分	1分	2分	3分
您的皮肤瘙痒、刺痛、疼痛程度如何	无	轻微	中度	严重
您因为皮肤问题而产生尴尬或太注意自己的程度有多大	无	轻微	中度	严重
您的皮肤问题对您上街购物、做家务或整理庭院的影响有多大	无	轻微	中度	严重
您的皮肤问题对您选择衣服方面影响有多大	无	轻微	中度	严重
您的皮肤问题对您的社交或休闲生活影响有多大	无	轻微	中度	严重
您的皮肤问题对您做运动造成的困难有多大	无	轻微	中度	严重
您的皮肤问题是否让您无法工作或学习；如果是"没有"，在过去一周，您的皮肤问题对您的工作或读书方面造成的影响有多大	无	轻微	中度	严重
您的皮肤问题影响您和爱人、密友或亲戚之间的交往吗	无	轻微	中度	严重
您的皮肤问题对您的性生活造成了多大影响	无	轻微	中度	严重
您的皮肤问题给您造成了多大麻烦，如把家里弄得一团糟或占用了您很多时间	无	轻微	中度	严重

注：总分为 30 分，得分越高，说明特应性皮炎对生活质量影响越大。总分 0～1 分，毫无影响；2～5 分，轻度影响；6～10 分，中度影响；11～20 分，重度影响；21～30 分，极重度影响。

Q 患者如何自我评估瘙痒症状的严重程度

A 患者可以从发作频率、瘙痒程度来综合评估，并可结合一些评估量表进行科学记录。

发作频率

记录发作次数：如果一天内瘙痒发作次数较少，如 1 ~ 3 次，可能说明瘙痒症状相对较轻；如果发作频繁，提示瘙痒症状较为严重。

记录两次瘙痒发作的间隔时间：如果间隔时间较长，通常瘙痒症状可能不太严重。相反，若瘙痒几乎是接连不断，刚缓解一会儿就又开始发作，表明瘙痒症状比较严重。

瘙痒程度

患者主观感受：可以忍受的轻微瘙痒感，一般是轻度瘙痒。瘙痒剧烈，像针扎、火烤一样，忍不住要搔抓，通常提示瘙痒症状很严重。

采用专业的单维度瘙痒强度量表评估：可在医生的指导下选择合适的量表进行评估。

对生活的影响

观察对睡眠的影响：轻度瘙痒不影响入睡，或睡眠中仅醒来一两次。重度瘙痒使患者几乎无法入睡，或夜间频繁醒来，且每次醒后需要很久才能再次入睡。

观察对日常活动的影响：轻度瘙痒时，仅会在工作、学习、做家务或娱乐时，患者偶尔因瘙痒分心，搔抓后可继续。重度瘙痒会致患者无法集中精力，如因搔抓中断工作、学习，或因瘙痒放弃外出等日常活动。

你可能还想知道

- 有什么适合患者进行自我评估的工具或量表 ⟶ 跳转至 **125** 页了解真相

Q 患者需要定期进行病情评估和指标监测吗

A 在特应性皮炎治疗期间，患者需要定期进行病情评估和指标监测，这样做可以帮助医生判断患者是否需要调整治疗方案。

评估病情比较常用的是特应性皮炎控制工具（ADCT），可以评估过去 1 周内特应性皮炎的 6 种症状，包括总体症状严重度评分、剧烈瘙痒发作天数、烦躁程度、睡眠障碍、对日常生活及对情绪的影响程度。

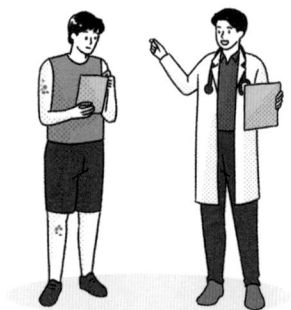

部分系统用药患者在治疗过程中需要定期监测不良反应。

系统用药	定期监测指标
糖皮质激素	血压、血糖、血脂、电解质检查，眼科检查，骨质疏松相关检查等
免疫抑制剂	全血细胞计数，肝功能、肾功能、血脂和血压等检查
生物制剂（如度普利尤单抗）	无须特别监测某些指标
口服 JAK 抑制剂	在治疗后 1 个月及之后的每 3 个月，复查血常规、凝血功能、肝功能、肾功能、血脂、肌酸激酶（CK）等检查

第五节

复诊有哪些注意事项

Q 特应性皮炎患者应该间隔多久复诊

A 特应性皮炎患者复诊的时间间隔与疾病严重程度、治疗方案、疾病变化等因素相关。

治疗初期

无论病情轻重，均建议患者在用药后第 2 周、第 4 周、第 8 周、第 12 周、第 6 个月和第 12 个月进行常规复诊。

治疗稳定期

患者症状明显改善（如瘙痒减轻、皮疹减少）后，复诊间隔时间依病情在 1 ～ 6 个月不等，需要遵医嘱。

调整治疗方案后

在调整治疗方案后患者应于 1 ～ 2 周内复诊，参照治疗初期复诊频率，观察新方案的疗效及患者对新药的耐受性。

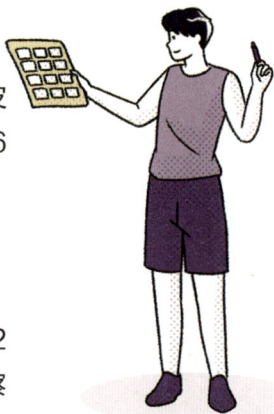

中、重度患者因长期治疗目标应持续监测 6 ～ 12 个月，病情消退后仍需要复诊。特别注意要按时开具处方，复诊时间应随处方而定。

此外，如果在治疗过程中出现了新的症状，如皮肤出现新的皮疹类型，或原有皮损突然加重等，应立即复诊，请医生及时处理。

Q 患者复诊时要带哪些资料或检查结果

A 建议患者复诊时携带以下资料。

- **既往诊疗记录：**包括近期由于特应性皮炎或其他疾病在其他医院 / 其他医生处就诊的病历，以便复诊医生能够准确把握患者的病情变化、治疗反应和不良反应，以及患者的整体健康状况。
- **正在使用的药物（带药物的外包装或药盒）：**可以帮助医生准确地了解患者当前的治疗方案和药品消耗量。
- **实验室检查报告：**尤其是近期在其他医院 / 其他医生处所做的检查，不仅可供复诊医生参考，还可避免不必要的重复检查。
- **病情日记和近期皮损照片：**特别在病情变化较大或出现新类型皮损时，拍摄照片可帮助医生更直观地了解这些变化。

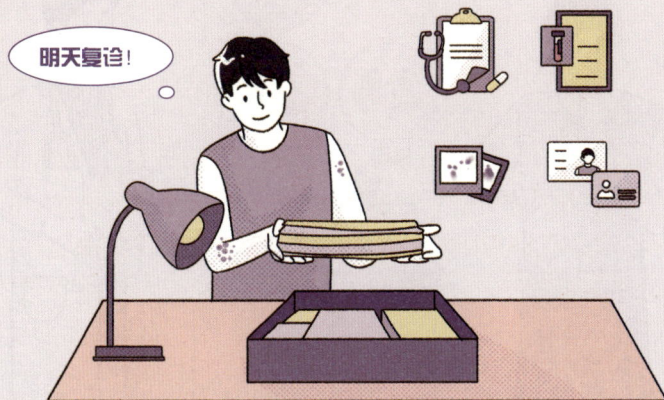

  最后，记得携带医保卡。

明天复诊！

Q 用药后患者如何描述当前的皮肤状态

A 特应性皮炎患者可以从以下角度向医生准确描述病情变化，以便医生做出更合理的治疗决策。

- **皮损和瘙痒的变化：** 皮损面积减小，红斑颜色变浅，肿胀程度减轻，渗出减少或消失，提示病情改善；反之，皮损面积增大或出现新发皮疹，红斑、肿胀和渗出加重，提示病情加重。瘙痒加重往往提示病情加重。皮损疼痛，特别是同时有红、肿、渗出等情况，提示可能继发细菌感染。

- **皮肤干燥情况：** 皮肤干燥明显、脱屑增加，提示保湿润肤剂使用不足。

- **涂药后出现皮肤刺激：** 如瘙痒、刺痛、红肿加重，提示出现药物不良反应，需要告知医生加以调整。

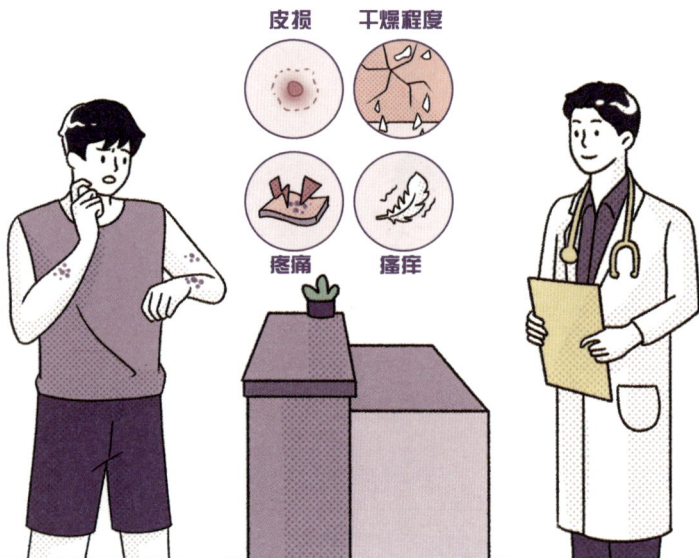

皮损　干燥程度

疼痛　瘙痒

Q 定期复诊期间，患者可以更换皮肤科医生吗

A 如果疾病控制尚不稳定，需要随时评估病情变化和调整治疗方案，建议患者找相对固定的医生，以确保治疗的连续性。

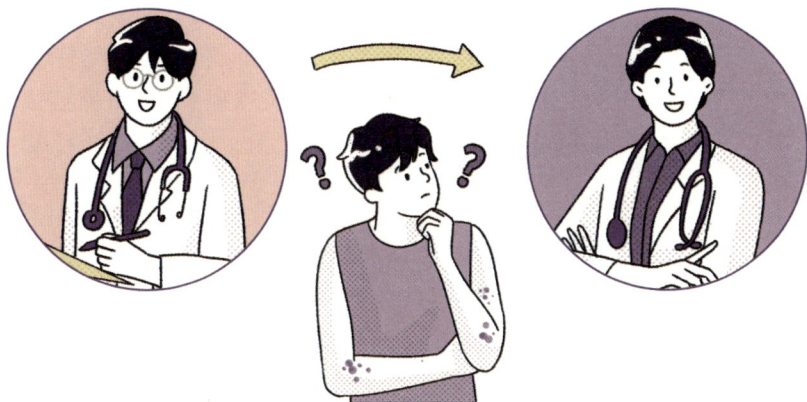

特应性皮炎是慢性病，需要医生长期跟进和调整治疗方案，如果患者更换医生，可能影响治疗的连续性。新的医生需要花时间了解患者的病史和之前的治疗方案，才能确保接下来的治疗不会出现断层或不必要的调整。

如果病情已经处于稳定期，仅需要长期维持治疗、定期复诊、按处方治疗即可，这种情况下患者可以在复诊期间更换医生。

你可能还想知道
- 如何选择一位合适的皮肤科医生 ⟶ 跳转至 **095** 页了解真相

Q 复发时的复诊，和日常复诊有哪些不同

A 特应性皮炎是一种慢性、复发性疾病，患者除了需要定期复诊，在病情复发时还需要额外复诊。但复发时的复诊与日常复诊的侧重点有所不同。

复诊重点不同

复发复诊时，医生会着重关注病情复发 / 加重的原因，病情严重程度的变化，以及是否出现其他并发症；日常复诊，医生主要评估现有治疗方案的效果及患者是否出现新症状。

检查项目可能不同

复发复诊时，患者可能需要进行一些额外的检查，如血常规、变应原检查、真菌镜、细菌培养等。日常复诊，医生主要对患者的皮肤进行简单检查，对于长期使用某些药物的患者，可能会检查肝功能、肾功能等指标，以确保用药的安全性。日常复诊通常无须像复发复诊那样频繁进行变应原检查等特殊检查。

治疗调整策略不同

复发复诊时，医生可能根据患者的复发原因考虑治疗方案，如使用抗微生物药治疗感染等；日常复诊，医生通常会维持患者原有的治疗方案或根据病情改善情况采取降阶梯治疗。

健康教育重点不同

复发复诊时，医生会指导患者纠正或回避加重因素，积极应对病情变化；日常复诊时，医生主要帮助巩固患者在特应性皮炎长期管理方面的知识，强调日常护理和治疗依从性的重要性。

Q 特应性皮炎复发后，患者还能采用之前的治疗方案吗

A 需要请医生来判断患者是否可以沿用之前的治疗方案。

特应性皮炎是一种慢性、复发性、炎症性皮肤病，病情反复十分常见，应在医生的评估和判断下按患者病情严重程度进行阶梯治疗。如果患者病情复发，可在医生的指导下进行升阶梯治疗，之前的治疗方案可能仍然有效。

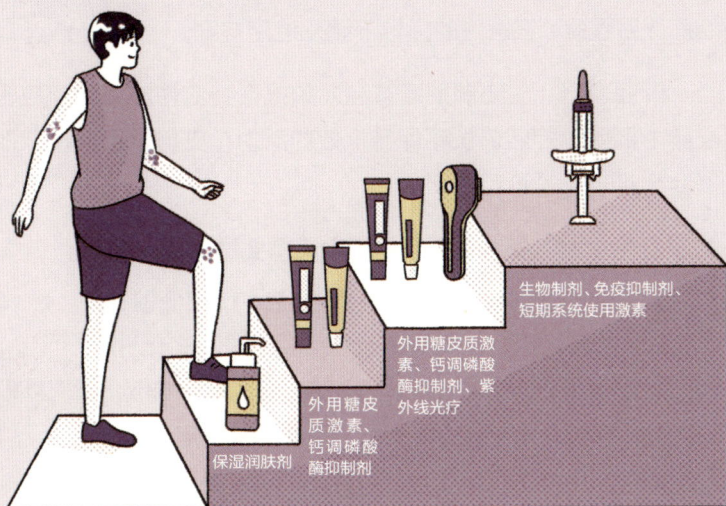

保湿润肤剂

外用糖皮质激素、钙调磷酸酶抑制剂

外用糖皮质激素、钙调磷酸酶抑制剂、紫外线光疗

生物制剂、免疫抑制剂、短期系统使用激素

你可能还想知道

- 在什么情况下患者需要调整治疗方案 → 跳转至 152 页了解真相

Q 患者停药后复发了应该怎么办

A

主动维持治疗可以尽可能长期控制症状，减少复发。建议患者不要随意停药，皮损有好转时也应在医生的评估下调整治疗方案，坚持长期维持治疗，从而降低复发率。如果患者停药后复发，及时就诊遵医嘱治疗是关键。

患者应与医生共同确定复发原因，例如是否出现了诱发 / 加重因素，是否存在停药过早、润肤不够充分等情况，及时让医生评估当前的疾病严重程度，在医生的指导下调整治疗方案。

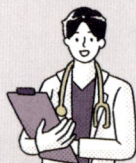

研究表明，生物制剂度普利尤单抗在特应性皮炎治疗应答维持中具有停药后仍长期保持疗效的潜力，支持更低频率，即每 3 个月一次的给药方案。

为了避免复发，患者在日常生活中还需要做到以下两点。

- **加强皮肤的日常基础护理：** 合理洗浴，使用低敏、无刺激的洁肤用品，其 pH 最好接近正常表皮 (pH 约为 6)，洗浴频率以每日或隔日 1 次为宜。避免坐浴、泡澡，尽量淋浴；沐浴后应立即使用保湿润肤剂，儿童每周用量至少 100g，成人每周用量 250 ~ 500g，有助于恢复皮肤屏障功能。
- **规避饮食、环境中的变应原：** 控制环境中的致敏物，如尘螨、动物皮屑、花粉，避食确诊为变应原的食物，尽可能避免接触镍、新霉素、香料、甲醛、防腐剂、羊毛脂和橡胶等物质。

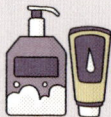

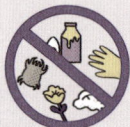

Q 有什么办法可以降低特应性皮炎的复发频率

A 特应性皮炎容易复发，以下方法有助于降低复发频率，实现长期控制。

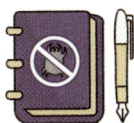

避免致敏因素

患者应养成写日记的习惯，记录每天接触的食物和环境，积极寻找并避免接触变应原。

注意皮肤护理

在日常生活中，患者要坚持使用保湿润肤剂，避免过度搔抓皮肤。洗澡不能反复用力揉搓；不要使用碱性过强的肥皂及洁肤用品；贴身衣物尽量选择纯棉、真丝以及亚麻材质，避免贴身穿着羊毛织品等。

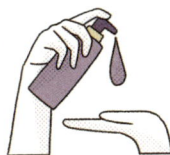

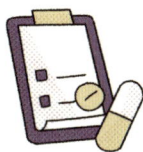

合理用药

患者不要随意停药，不要自行决定如何用药，在症状缓解期也应按时复诊。患者应按照医生的建议调整用药方案，并坚持落实到位。

坚持治疗

当病情得到控制后，患者应在医生的指导下过渡到长期的主动维持治疗（大约持续 12 个月），减少特应性皮炎复发的可能性。

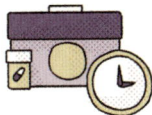

参考文献

[1] 中华医学会，中华医学杂志社，中华医学会皮肤性病学分会，等．特应性皮炎基层诊疗指南（2022 年）[J]．中华全科医师杂志，2022，21（7）：609-619.

[2] 张建中．特应性皮炎百问百答 [M]．北京：科学技术文献出版社，2022.

[3] 姚煦．常用特应性皮炎严重度评估方法 [J]．中华皮肤科杂志，2021，54（6）：539-541.

[4] 中华医学会皮肤性病学分会免疫学组，特应性皮炎协作研究中心．中国特应性皮炎诊疗指南（2020）[J]．中华皮肤科杂志，2020，53（2）：81-88.

[5] 中华医学会皮肤性病学分会免疫学组．特应性皮炎的全程管理共识 [J]．中华皮肤科杂志，2023，56（1）：5-14.

[6] 中华医学会皮肤性病学分会免疫学组．老年特应性皮炎诊疗专家共识（2023）[J]．中华皮肤科杂志，2023，56（11）：991-999.

[7] 中华医学会，中华医学杂志社，中华医学会皮肤性病学分会，等．儿童特应性皮炎基层诊疗指南（2023 年）[J]．中华全科医师杂志，2023，22（1）：8-18.

[8] 李校荣，王文娟，李承新．外周血嗜酸性粒细胞计数对嗜酸性粒细胞增多综合征与特应性皮炎的鉴别诊断及疗效评估研究 [J]．解放军医学院学报，2024，45（7）：753-757，769.

[9] 中华医学会皮肤性病学分会，中国康复医学会皮肤性病学分会，中国医师协会皮肤科医师分会．过敏原特异性 IgE 检测在特应性皮炎中的临床应用专家共识（2024版）[J]．中华皮肤科杂志，2024，57（6）：493-502.

[10] 李丽娟，彭承悦，李志艳，等．2017—2021 年北京市某医院变态反应性皮肤病患者过敏原流行特征分析 [J]．中华预防医学杂志，2023，57（12）：2188-2195.

[11] 张坤桦，陈漂漂，刘嘉琪，等．尘螨过敏性哮喘儿童居室环境防控的研究进展 [J]．中华现代护理杂志，2016，22（16）：2345.

[12] CHEN H, LI J, CHENG L, et al. China consensus document on allergy diagnostics[J]. Allergy Asthma Immunol Res, 2021, 13（2）：177-205.

[13] 王艳沛，赵琳，莫秀梅，等．特应性皮炎复发定义方式的文献分析 [J]．中华临床免疫和变态反应杂志，2023，17（6）：545-549.

[14] 许小平，谢玉娟，顾青．儿童特应性皮炎的居家护理 [J]．中国实用护理杂志，2006，22（2）：42-43.

[15] 赵作涛，高兴华．中重度特应性皮炎系统药物达标治疗专家指导建议 [J]．中国皮肤性病学杂志，2022，36（8）：855-864.

[16] VOURC'H-JOURDAIN M, BARBAROT S, TAIEB A, et al. Patient-oriented SCORAD：a self-assessment score in atopic dermatitis. a preliminary feasibility study[J]. Dermatology, 2009, 218（3）：246-251.

[17] 中国医师协会皮肤科医师分会过敏性疾病专业委员会，中华医学会皮肤性病学分会特应性皮炎研究中心，中国医疗保健国际交流促进会皮肤科分会. 特应性皮炎瘙痒管理专家共识 [J]. 中华皮肤科杂志，2021，54（5）：391-396.

[18] GIROLOMONI G，BUSA V M. Flare management in atopic dermatitis：from definition to treatment[J]. Ther Adv Chronic Dis，2022，13：20406223211066728.

03

特应性皮炎治疗方式盘点

本章负责专家

陶娟

华中科技大学同济医学院附属协和医院

第一节

特应性皮炎的治疗目标和方法

Q 特应性皮炎的治疗目标是什么

A 特应性皮炎的短期治疗目标是快速诱导缓解，长期治疗目标是维持缓解和预防复发。

3 个月 • **可接受的短期治疗目标**
瘙痒缓解、皮损改善、生活质量提高。

6 个月 • **优化的短期治疗目标**
瘙痒持续控制、皮损持续改善、生活质量显著提高。

6~12 个月 • **长期治疗目标**
瘙痒持续控制、皮损持续改善、生活质量显著提高、疾病长期控制。

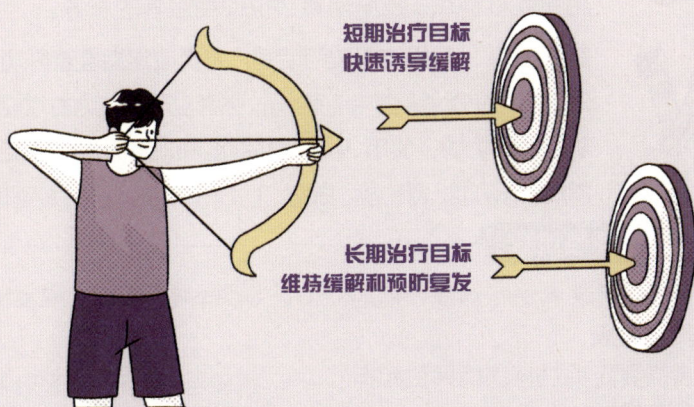

短期治疗目标
快速诱导缓解

长期治疗目标
维持缓解和预防复发

Q 特应性皮炎患者在治疗过程中如何进行跟踪评估

A 特应性皮炎需要长期规范化管理以实现疾病控制，治疗过程中患者需要定期复诊，配合医生做好疗效和安全性评估。

疗效评估

使用同一评估工具进行前后对比：不同患者对治疗的反应存在差异。在治疗过程中患者应观察、评估皮疹和瘙痒改善情况，可通过使用同一个工具对治疗前后的效果进行对比。如皮疹和瘙痒得到了控制，医生会建议患者维持治疗、缓慢停药；如控制效果不佳，医生可能建议患者加大用药剂量或更换其他药物。

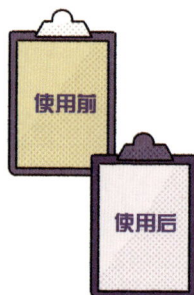

使用前

使用后

安全性评估

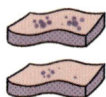

皮肤状态评估：使用外用糖皮质激素、外用钙调磷酸酶抑制剂等的患者均应定期评估皮肤状态，尤其是长期使用强效激素或在皮肤薄嫩部位使用激素的患者。

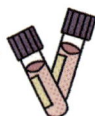

血液检查：服用抗组胺药期间，患者应定期复查肝功能、肾功能；使用免疫抑制剂期间，患者应严密监测血常规、肝功能、肾功能；使用 JAK 抑制剂期间，患者应严密监测血常规、肝功能、肾功能、血脂、T-SPOT 或乙肝病毒等指标。

你可能还想知道

- 有什么适合患者进行自我评估的工具或量表 ⟶ 跳转至 **125** 页了解真相
- 患者需要定期进行病情评估和指标监测吗 ⟶ 跳转至 **132** 页了解真相

Q 特应性皮炎有哪些治疗方法

A 特应性皮炎的治疗方法很多，临床上根据患者的疾病情况，医生会制订不同的治疗方案。

根据指南，以下几种治疗方案可供选择。

基础护理

合理的洗浴、外用保湿润肤剂、改善环境、食物干预、避免接触变应原等。

外用药治疗

包括外用糖皮质激素（TCS）、钙调磷酸酶抑制剂（TCI）（如他克莫司软膏）、4 型磷酸二酯酶（PDE4）抑制剂（如克立硼罗软膏）、JAK 抑制剂（如芦可替尼乳膏）等。

系统治疗

包括抗组胺药、免疫抑制剂（如环孢素）、系统应用激素、生物制剂（如度普利尤单抗）、JAK 抑制剂（如阿布昔替尼、乌帕替尼），以及其他传统治疗药物（如雷公藤多苷、复方甘草酸苷、白芍总苷）等。

此外，还有紫外线光疗、调节微生物治疗等。以上治疗方法应根据患者具体情况进行选择，切勿盲目使用。

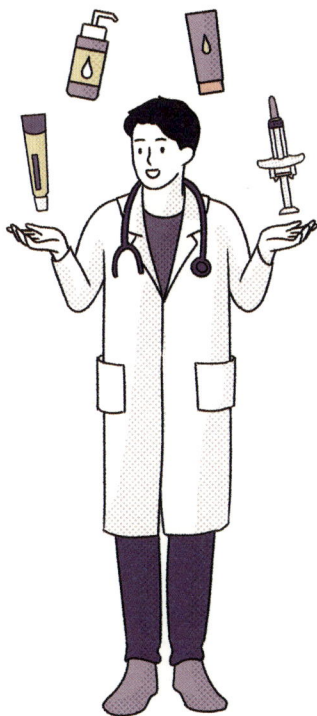

Q 如何控制特应性皮炎的瘙痒

A 想要有效控制特应性皮炎的瘙痒，患者需要了解自己是哪种类型以及哪种程度的瘙痒，且要在医生的指导下进行治疗，切勿盲目用药。

局部瘙痒

可通过外用疗法有效缓解。

- **非药物治疗**：如以合适的水温（32 ~ 37℃）洁肤、使用无皂基的温和洁肤用品和外涂保湿润肤剂。
- **外用药**：如糖皮质激素、钙调磷酸酶抑制剂、JAK 抑制剂、4 型磷酸二酯酶抑制剂、局部麻醉剂、辣椒碱。

全身多处瘙痒

外用疗法的疗效往往有限，对于此类患者以及对外用疗法无反应的患者，通常需要采用系统疗法。

- 使用抗组胺药。
- 使用生物制剂，如度普利尤单抗。
- 使用 JAK 抑制剂等小分子药，如阿布昔替尼、乌帕替尼等。
- 使用免疫抑制剂，如环孢素。
- 短时间系统使用糖皮质激素等。

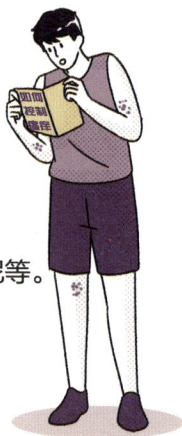

夜间剧烈瘙痒

可辅助使用神经精神类药物帮助睡眠，缓解焦虑。

你可能还想知道

- 孩子突然瘙痒发作，有哪些快速止痒的办法 　　→ 跳转至 **299** 页了解真相

Q 如何治疗特应性皮炎的顽固性瘙痒

A 　　瘙痒是特应性皮炎最主要的症状，可引起睡眠障碍甚至身心问题，影响患者的生活质量，同时"瘙痒 – 搔抓"的恶性循环可能诱发或加重特应性皮炎，控制瘙痒症状是特应性皮炎的主要治疗目标之一。保湿润肤剂、抗组胺药、外用抗炎药、系统性抗炎药、生物制剂、紫外线光疗等对于控制瘙痒都有良好疗效。

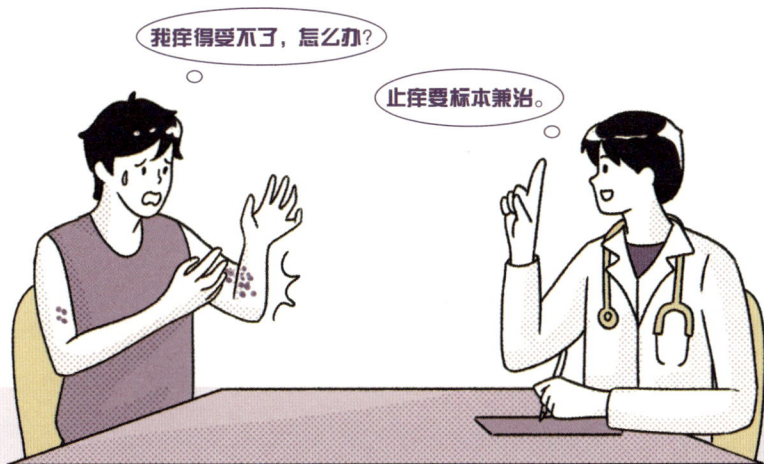

我痒得受不了，怎么办？

止痒要标本兼治。

　　对于慢性顽固性瘙痒（尤其是夜间剧烈瘙痒），如经过上述治疗控制效果欠佳者，可尝试米氮平、普瑞巴林、帕罗西汀、纳曲酮等系统止痒药治疗，但要注意其不良反应。心理治疗对伴有焦虑、抑郁状态的瘙痒患者有帮助。

Q 在什么情况下患者需要调整治疗方案

A 特应性皮炎的治疗需要严格遵医嘱，如果观察到以下几种情况，建议患者及时到医院就诊，由医生判断是否需要调整治疗方案。

- **观察到病情出现好转或恶化：** 在治疗过程中，医生会根据患者疾病严重程度的变化，采取升阶梯或降阶梯治疗。中、重度或易复发的特应性皮炎患者在皮损控制后，应过渡到主动维持治疗，逐渐调整治疗药物的剂量和间隔。患者在治疗期间或缓解期间出现复发时，需要重新启动诱导缓解治疗。

- **观察到治疗期间出现明显不良反应：** 如外用糖皮质激素可能引起患者皮肤萎缩，口服免疫抑制剂可能导致系统性不良反应，如严重的恶心、呕吐、腹泻等胃肠道反应。医生会根据患者的具体情况调整药物剂量、停用相关药物或改用其他药物。

- **出现感染征象：** 特应性皮炎患者的皮肤容易继发细菌、病毒、真菌等感染，在出现明显感染征象（如红肿、流脓）时，应进行相应的抗感染治疗。

- **自身治疗需求有变化：** 特应性皮炎患者随着生活方式、环境或年龄变化，治疗需求也可能发生变化，此时应及时与医生沟通自身需求，共同调整治疗方案。

医生，突然又红又肿，怎么办？

你可能还想知道

- 同样的治疗方案效果时好时坏，是耐药了吗 ⟶ 跳转至**154**页了解真相

Q 某种治疗方法对其他人有效，我可以尝试吗

A 不建议这样做。特应性皮炎的临床表现和严重程度因人而异，不可盲目效仿其他人的治疗方法。

特应性皮炎患者在使用任何药物之前，均应咨询医生，医生会根据患者的具体情况提供最合适的治疗建议，确保治疗的安全性、有效性。

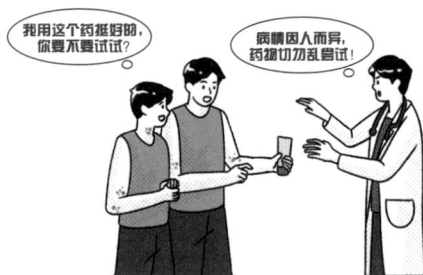

从有效性方面考虑

特应性皮炎的治疗应遵循阶梯治疗的原则，医生会根据患者病情选择适当的起始治疗，在治疗过程中根据控制情况采取升阶梯或降阶梯治疗策略。虽然同为特应性皮炎患者，但疾病严重程度并不一定相同，同一个患者在病程的不同阶段用药也有所不同，因此不宜照搬其他人的治疗方案。

从安全性方面考虑

特应性皮炎患者的基础情况，包括共病情况以及合并用药情况可能不同，疾病与药物、药物与药物之间的相互作用有可能对患者不利，影响患者的安全，如合并活动性结核的患者不宜使用 JAK 抑制剂，合并肝、肾功能不全的患者不宜使用环孢素。

以下几点建议是所有特应性皮炎患者都应当重视的，如主动学习特应性皮炎相关知识、坚持使用保湿润肤剂、生活中注意查找和总结自身疾病加重或复发的诱发因素。

Q 同样的治疗方案效果时好时坏，是耐药了吗

A 部分患者在接受同样的治疗方案时会出现效果时好时坏的情况，这并非耐药的表现，可能原因如下。

病情出现变化

特应性皮炎是一种慢性、复发性疾病，影响因素较多，包括季节变化、环境因素、心理状态以及共病等，由此导致的症状波动并不少见。

出现诱发／加重因素

特应性皮炎患者的皮肤对环境温度、湿度、出汗、清洁产品、变应原以及刺激物等因素比较敏感，这些因素可能诱发或加重病情，影响治疗效果。

个人用药依从性

如果患者有时未能按照医嘱做好基础护理、规范用药，可能导致疗效不稳定。

因此，如果患者发现治疗效果波动明显，应在医生的指导下进行全面评估，必要时调整治疗策略。

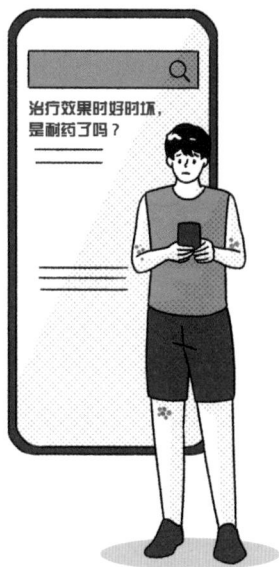

治疗效果时好时坏，是耐药了吗？

你可能还想知道

▪ 使用生物制剂后出现耐药应该
怎么办

——→ 跳转至 **234** 页了解真相

Q 特应性皮炎需要长期用药吗

A 特应性皮炎是一种慢性疾病，容易反复发作，因此需要长期治疗。治疗过程中需要遵医嘱定期复诊，适时调整治疗方案，即使病情缓解，也通常需要长期维持治疗以防止或减少疾病复发。

特应性皮炎需要长期用药吗？

要长期治疗，但不代表每天用药。

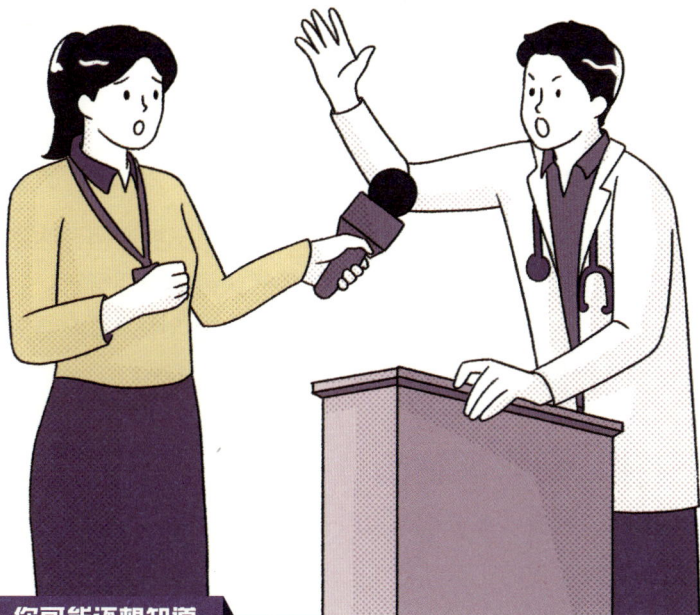

你可能还想知道

- 什么是主动维持治疗 ⟶ 跳转至 160 页了解真相
- 为什么医生反复强调特应性皮炎要进行主动维持治疗 ⟶ 跳转至 161 页了解真相

Q 在特应性皮炎的治疗过程中，哪些针对发病机制的药物可以长期使用

A 目前认为针对发病机制可长期使用的药物有两种，分别是生物制剂（如度普利尤单抗）和 4 型磷酸二酯酶抑制剂（如克立硼罗软膏）。

2 型免疫反应的过度激活被认为是特应性皮炎的主要发病机制。目前，针对 2 型炎症反应的靶向治疗已经取得了很大进展，如单克隆白介素 -4、白介素 -13 受体抗体、4 型磷酸二酯酶抑制剂和 JAK 抑制剂等。

生物制剂

如度普利尤单抗，与标准治疗方案联合使用已被证明可达到令人满意的疗效，使更多患者的皮疹和瘙痒等症状得到长期缓解。另有研究表明，在中国的临床实践中，度普利尤单抗治疗中、重度特应性皮炎的疗效和安全性良好，持续给药可使患者长期获益。

4 型磷酸二酯酶抑制剂

如克立硼罗软膏，患者长期应用无不良反应，可用于维持治疗。

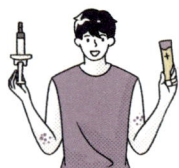

你可能还想知道

- 特应性皮炎需要长期用药，这样做是否会对身体产生负面影响 → 跳转至 **159** 页了解真相

Q 在特应性皮炎的治疗过程中，哪些直接针对瘙痒症状的药物可以长期使用

A 特应性皮炎是一种慢性、复发性、炎症性疾病，主要表现为皮肤屏障功能受损和剧烈瘙痒，涉及多年龄段，多数需要长期治疗。因此，患者在选择针对瘙痒症状的药物时需要重点考虑长期使用的安全性。

保湿润肤剂

不含蛋白质、香料和其他潜在致敏物质的保湿润肤剂通常是安全的，可以尝试多种保湿润肤剂，以舒适、肤感既不干燥又不油腻为准，可长期使用。

外用钙调磷酸酶抑制剂 (TCI)

如他克莫司软膏和吡美莫司乳膏，通过抑制 T 淋巴细胞和肥大细胞发挥抗炎、止痒作用。长期使用安全性良好，不会引起皮肤屏障破坏、萎缩等不良反应，可用于患者长期主动维持治疗。

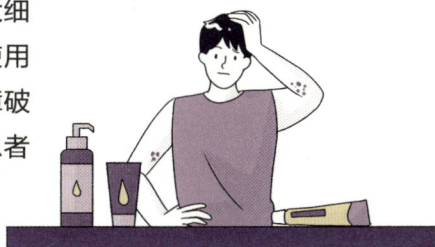

你可能还想知道

- 特应性皮炎需要长期用药，这样做是否会对身体产生负面影响 ⟶ 跳转至 **159** 页了解真相

Q 治疗特应性皮炎的药物有不良反应吗

A 不良反应与具体药物和个人体质有关，不能一概而论。

每种药物在上市前都要经过大量临床研究，在上市后还会持续进行药物不良反应监测及管理，因此，药物的不良反应一般在医生的考虑和控制范围内。医生会根据患者的实际情况选择合适的药物、合适的疗程，制订科学、合理的治疗方案。

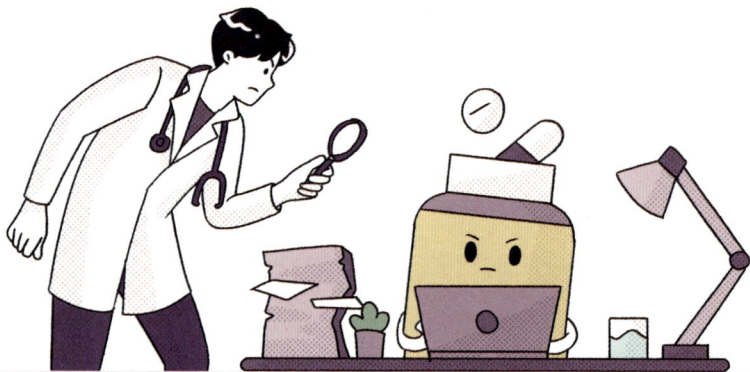

另外，不同患者生理状态不同，对药物的反应也有差异。如老年患者身体功能减退且可能伴有多种基础疾病，在用药时出现不良反应的风险相对较高，需要重点关注其安全性。因此，作为患者，在遵医嘱用药的同时，还需要密切关注个人用药反应，如果在使用过程中出现任何不良反应，应立即联系医生处理，切勿自行减药或停药。

你可能还想知道

- "外用激素不良反应大，不能用"
  是真的吗 ⟶ 跳转至 179 页了解真相

Q 特应性皮炎需要长期用药，这样做是否会对身体产生负面影响

A 特应性皮炎是一种慢性、复发性疾病，长期治疗管理对于疾病控制非常重要。患者应该听从医生的专业指导，进行主动维持治疗，同时密切关注自身的用药反应，有异常及时就医。这样就可以保证长期用药的有效性和安全性。

《中国特应性皮炎诊疗指南（2020）》指出，长期主动维持治疗，即逐渐调整系统治疗药物的使用剂量和间隔，同时在易复发的原有皮损区间歇性使用外用药物，配合全身外用保湿润肤剂。主动维持治疗有助于维持缓解和预防复发，适合用于维持治疗的药物，一般在长期使用的情况下安全性良好，不会对患者身体产生负面影响。

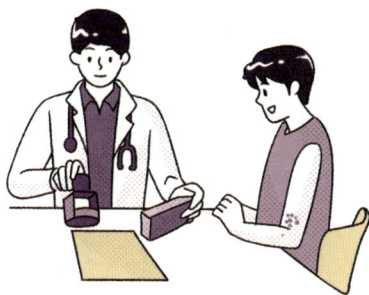

你可能还想知道

- 在特应性皮炎的治疗过程中，哪些针对发病机制的药物可以长期使用 → 跳转至 **156** 页了解真相
- 在特应性皮炎的治疗过程中，哪些直接针对瘙痒症状的药物可以长期使用 → 跳转至 **157** 页了解真相

Q 什么是主动维持治疗

A 　　特应性皮炎的主动维持治疗是一种长期的、有计划的治疗策略。它是在症状得到控制（皮疹消退、瘙痒减轻）后，为了预防疾病复发或者减轻复发时的严重程度，持续使用一定强度的药物进行治疗的方法。

　　这种理念就像是在火灾（疾病发作）被扑灭后，仍然安排人员（药物）进行巡逻，以防新的火灾发生（复发）。

　　具体方法，就是在一开始集中外用强效抗炎治疗至皮损全部或大部分消退后，在原皮损部位长期、小剂量、间歇性外用抗炎治疗，联合外用保湿润肤剂，以控制和减少特应性皮炎发作，长期保持临床缓解状态。

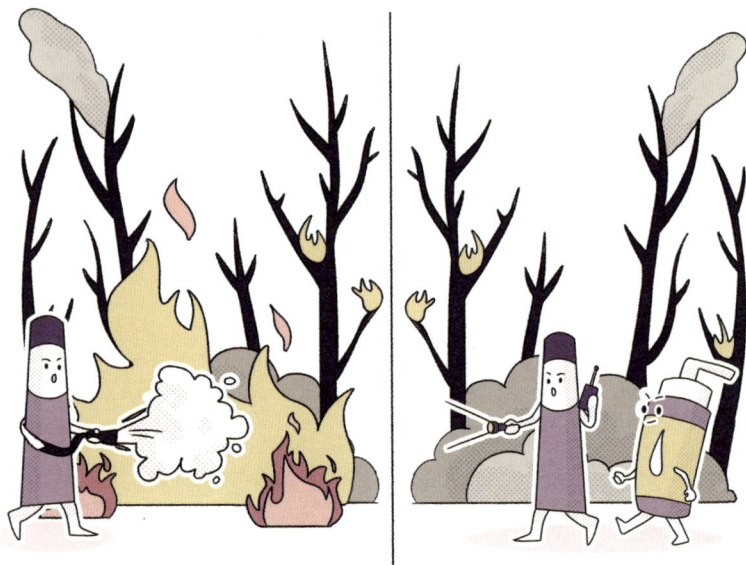

Q 为什么医生反复强调特应性皮炎要进行主动维持治疗

A 主动维持治疗的目的是通过在皮损部位使用最少量药物和具有修复皮肤屏障功能作用的保湿润肤剂，控制残留的亚临床炎症，从而阻止、推迟和减少特应性皮炎发作，长期保持临床缓解状态。

对于特应性皮炎患者来说，表面正常没有出现过皮损的皮肤，也有可能在皮肤结构、屏障功能以及免疫功能上出现异常。有皮损的皮肤待症状消退后，貌似正常的皮肤也存在"看不见的炎症反应"，会使皮肤屏障功能出现异常。这些情况都容易导致特应性皮炎复发。

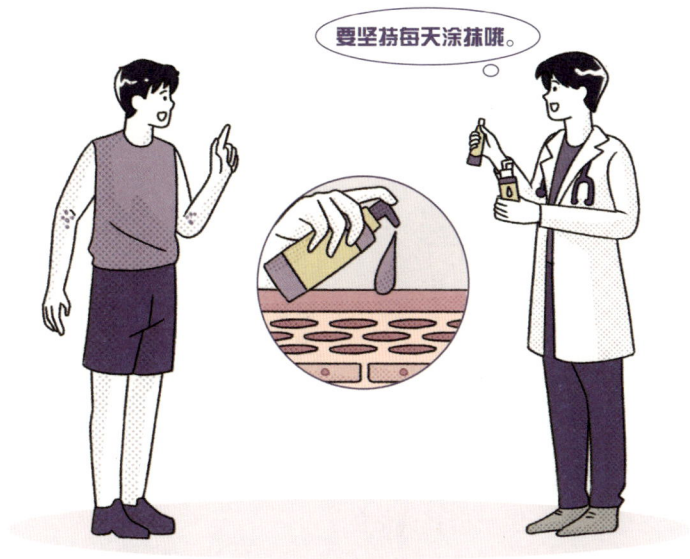

要坚持每天涂抹哦。

Q 如何评估特应性皮炎的治疗效果

A 特应性皮炎是一种慢性、复发性疾病，需要长期治疗和管理。在治疗过程中，可采用以下方法评估治疗效果。

- 在治疗过程中患者可以定期拍摄皮损状态照片，对比皮损变化。
- 通过定期使用自我评估量表（建议使用同一种量表）进行记录，对比治疗前后的分值变化。
- 保留每次复诊时的检查单，对比治疗前后的检查结果变化。

建议患者将以上评估行为转变为日常习惯，无论是在治疗中，还是在停药后，都应以日记或周记的方式进行记录，复诊时可以带给医生，帮助医生更好地评估病情。

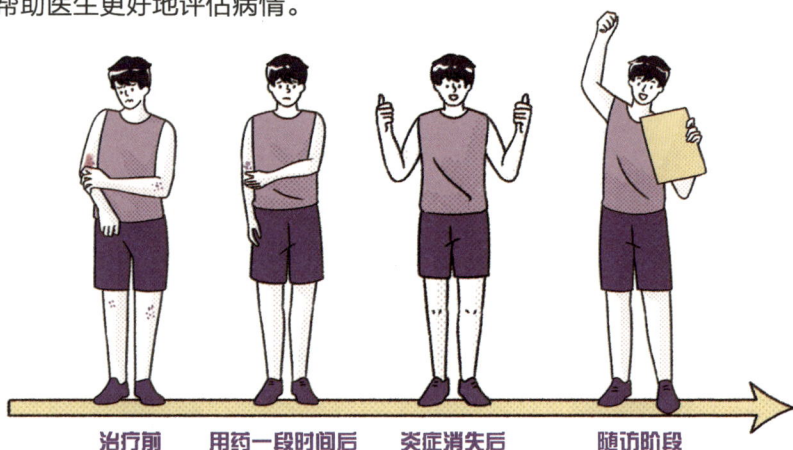

治疗前　　用药一段时间后　　炎症消失后　　随访阶段

你可能还想知道

- 有什么适合患者进行自我评估的工具或量表　　　——→ 跳转至 **125** 页了解真相

Q 皮疹消失了，也不痒了，患者可以直接停药吗

A 无论病情轻重，即便皮疹和瘙痒消失，也不建议患者自行直接停药。

在特应性皮炎的治疗中主动维持治疗很重要。需要注意的是，减药或停药都需要在医生评估后做出判断，患者千万不可随意停药。

对于轻度特应性皮炎患者

在皮损缓解后，建议在易复发部位使用非激素外用药（钙调磷酸酶抑制剂、4 型磷酸二酯酶抑制剂）进行主动维持治疗。

对于中、重度特应性皮炎患者

在皮损缓解后，建议患者使用钙调磷酸酶抑制剂或中、弱效外用糖皮质激素进行主动维持治疗。一般中度特应性皮炎主动维持治疗时间为 3~6 个月，重度特应性皮炎主动维持治疗时间可长达 1 年。生物制剂（度普利尤单抗）配合外用药及保湿润肤剂可用于长期主动维持治疗。

> 皮疹消失了，又不痒，不如停药吧。

> 不要轻易停药啊！

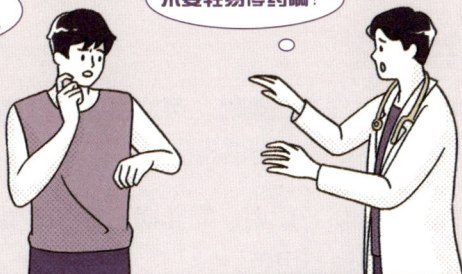

Q 在什么情况下建议患者换药或停药

A 　　换药和停药是非常专业且严肃的事情，需要由医生来判断并做出决定，患者切勿擅自换药、减药或停药，以免病情反复或加重。

　　在临床上，医生会根据患者的病情、治疗反应及不良反应等情况做出调整用药方案或停药的决定。有可能的换药或停药情形如下。

病情缓解

　　可按照阶梯治疗原则进行降阶梯治疗，逐步停药。如系统免疫抑制剂停药后，可将外用强效激素改为弱效激素或非激素性抗炎药，甚至可仅使用保湿润肤剂进行基础治疗。生物制剂（度普利尤单抗）在特应性皮炎治疗应答维持中具有停药后仍长期保持疗效的潜力。

出现不良反应

　　如使用外用强效激素引起皮肤萎缩、毛细血管扩张，使用环孢素出现肝、肾功能不全时，医生会考虑停用该药。

出现并发症

　　如皮损继发细菌感染时，可能需要暂时停用激素等外用抗炎药直至感染得到控制。

　　特殊时期，如妊娠期、哺乳期，患者需要在医生的指导下调整用药。

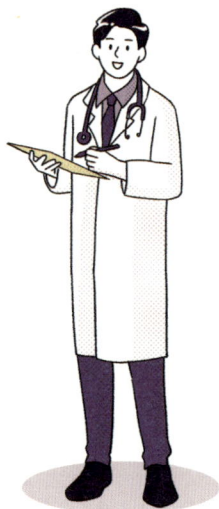

第二节

外用药治疗

Q 特应性皮炎患者的外用药使用原则是什么

A 特应性皮炎患者需要在医生的指导下使用外用药，切勿盲目用药。总体来说，可以参考以下两个使用原则。

根据皮损性质选择不同性能的外用药。

- **干燥性皮损：** 使用保湿润肤剂。
- **单纯瘙痒：** 可选择止痒剂，伴干燥性皮损者可加用保湿润肤剂。
- **感染性皮损：** 使用相应抗微生物制剂。
- **炎症性皮损：** 根据不同严重程度选择不同强度的抗炎制剂等。

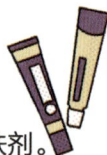

需要注意的是，同一患者每处皮损的性质及严重程度不一定相同，所以要根据医生的指导，了解每一处皮损或某一类皮损应该使用的外用药及具体用量。

医生会根据患者的皮损状态选择不同的剂型。如粉剂、洗剂、霜剂、乳膏或凝胶等适合没有渗出的皮损；溶液湿敷则适合有渗出的皮损等。具体如何选择、如何使用这些外用药，还是要听医生的建议。

你可能还想知道

- 如何确定外用药的使用剂量 → 跳转至 **167** 页了解真相
- 使用外用糖皮质激素治疗特应性皮炎时需要注意什么 → 跳转至 **175** 页了解真相

Q 如何确定外用药的使用剂量

A 涂抹外用药时要保证适当的剂量，剂量不足会导致疗效不足，简单的用药指导往往并不能让患者或家属正确理解每次涂药时所需剂量，故推荐采用指尖单位法（FTU）。

5mm 管径的药膏，挤出成人一个指尖单位（第一个指节长度，finger tip unit，FTU）的量，大约为 0.5g，可以涂抹成人两个手掌面积的皮疹。

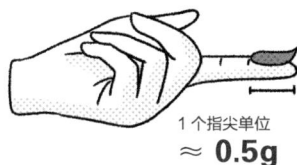

1 个指尖单位
≈ **0.5g**

在给儿童涂药时，可以用成人手掌丈量。然而，实际操作时会出现体表部位无法丈量的情况。为了便于家长操作，经过换算，特制订出儿童不同部位所需的指尖单位量。

举例：3~6 月龄的孩子，涂满头、面、颈所有部位，只需 1 个 FTU。

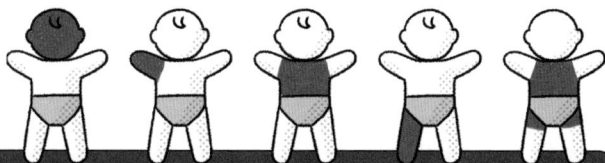

年龄	头、面、颈	单侧上肢	胸 + 腹	单侧下肢	背 + 臀 （单位：FTU）
3~6 月龄	1	1	1	1.5	1.5
1~2 岁	1.5	1.4	2	2	2
3~5 岁	1.5	2	3	3	3.5
6~10 岁	2	2.5	3.5	4.5	5

Q 外用药需要使用多久

A 应根据外用药的类别以及特应性皮炎患者的具体情况来决定外用药的使用时间，但需要在医生的指导下使用，切勿盲目用药、停药。

可以长期使用

- 保湿润肤剂：能够阻止水分丢失，修复皮肤屏障，缓解瘙痒，降低复发频率，减轻复发后的病情。

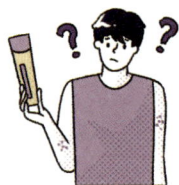

有特定使用时间

- 糖皮质激素：一般超强效和强效激素连续使用不超过 2~3 周，中效激素连续使用不超过 4~6 周，皮肤薄嫩部位酌情缩短使用时间。

  抗微生物药：仅在有明显感染征象时短期使用。

症状缓解或消退后即停用

- 外用止痒剂：如樟脑乳膏、薄荷脑软膏、多塞平乳膏，可用于对症止痒治疗，瘙痒缓解即应停药。

  生理盐水、硼酸溶液：湿敷用于急性渗出性皮损，无明显渗出时即可停止湿敷，以避免皮肤干燥。

  氧化锌软膏：用于急性非渗出性皮损，结痂消退后即可停用。

  炉甘石洗剂：用于急性非渗出性皮损的收敛治疗，避免反复外用加重皮肤干燥。

需要注意的是，为了减少复发，医生通常会建议中、重度特应性皮炎患者进行主动维持治疗，可能涉及的外用药包括中、弱效激素，钙调磷酸酶抑制剂，4 型磷酸二酯酶抑制剂等。维持治疗时间建议为 6~12 个月，患者遵医嘱用药即可。

Q 外用药能长期使用吗

A 治疗特应性皮炎的外用药，有的能长期使用，有的并不能。患者应在医生的指导下使用外用药。

可长期使用的外用药如下。

⊘ 外用钙调磷酸酶抑制剂 (TCI)

如他克莫司软膏、吡美莫司乳膏，长期使用患者安全性良好，不会引起皮肤屏障破坏、萎缩等不良反应，可用于长期主动维持治疗。

⊘ 外用 4 型磷酸二酯酶抑制剂

如克立硼罗软膏，长期使用无严重不良反应，可用于长期主动维持治疗。

⊘ 保湿润肤剂

为特应性皮炎的基础治疗，应足量、长期使用。

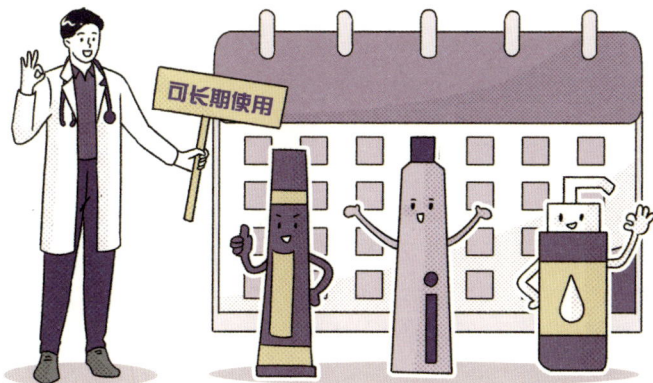

不宜长期使用的外用药如下。

⊗ 外用糖皮质激素

有皮肤萎缩、变薄，屏障功能破坏，皮肤感染加重等不良反应，不宜长期使用。一般超强效和强效激素连续使用不可超过 2 ～ 3 周，中效激素连续使用不可超过 4 ～ 6 周，皮肤薄嫩部位酌情缩短疗程。

⊗ 外用抗菌药

仅在继发感染时使用，以 1 ～ 2 周为宜，时间过长可能导致耐药和过敏。

⊗ 外用 JAK 抑制剂

对于外用糖皮质激素无效的患者，外用 JAK 抑制剂可以作为替代治疗。1.5% 芦可替尼乳膏被美国食品与药物管理局（FDA）批准用于轻、中度特应性皮炎患者的短期和非连续长期治疗。

⊗ 硼酸溶液等湿敷剂

仅用于急性渗出性皮损，皮损无明显渗出时即可停用，避免长期湿敷导致皮肤干燥，加重皮损。

不宜长期使用

⊗ 炉甘石洗剂

适用于急性非渗出性皮损，反复外用会引起或加重皮肤干燥，造成新的皮炎。

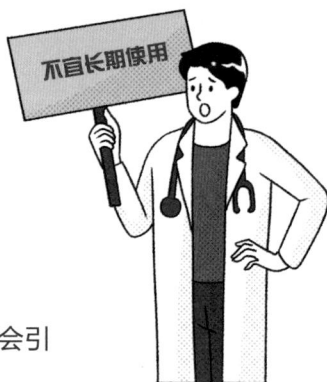

> **你可能还想知道**
> - 在特应性皮炎的治疗过程中，哪些针对发病机制的药物可以长期使用　　→ 跳转至 **156** 页了解真相
> - 在特应性皮炎的治疗过程中，哪些直接针对瘙痒症状的药物可以长期使用　　→ 跳转至 **157** 页了解真相

Q 外用药疗效不佳应该怎么办

A 　在严格遵医嘱用药的情况下，特应性皮炎患者如果出现瘙痒和 / 或皮损等症状无缓解甚至加重的情况，应请医生重新评估目前的病情。

　　如果疗效不佳是疾病严重程度增加所致，应按照阶梯治疗原则进行升阶梯治疗。

- 将外用非激素性抗炎药钙调磷酸酶抑制剂改为外用激素治疗。
- 将外用弱、中效激素改为强度更高的激素制剂。
- 调整激素给药方法，如采取湿包或封包治疗。
- 如果外用药使用 2~4 周效果不佳，即推荐启动系统治疗，如使用免疫抑制剂、短期系统激素治疗或使用生物制剂（如度普利尤单抗）、JAK 抑制剂治疗。

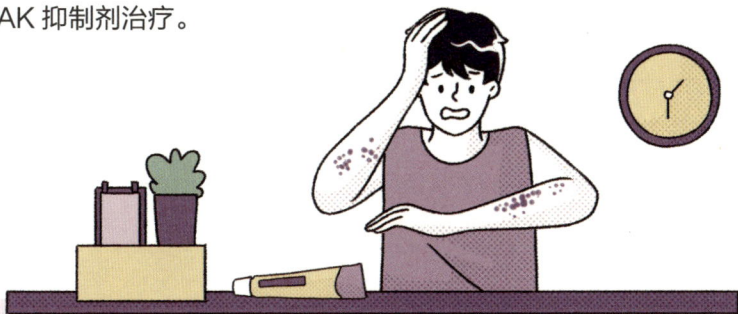

　　此外，医生还会分析患者是否存在影响外用药疗效的因素并进行相应处理：如合并感染，会酌情加用抗微生物药进行治疗；如存在对外用药和 / 或基质的潜在过敏，会通过病史和 / 或皮肤斑贴试验进行验证并进行合理更换。

Q 确诊特应性皮炎后，为什么医生建议患者首选外用糖皮质激素

A 外用糖皮质激素是治疗特应性皮炎的一线药物，迄今为止，它的使用已经有 70 多年的历史，是皮炎、湿疹类疾病治疗的里程碑式药物。

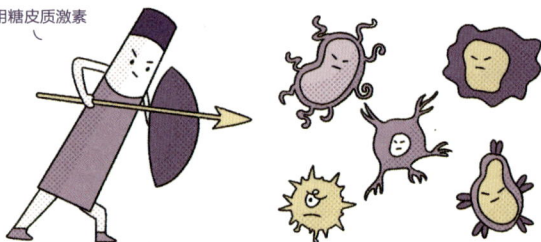

外用糖皮质激素

外用糖皮质激素可以作用于 T 淋巴细胞、单核细胞、巨噬细胞、树突状细胞等多种免疫细胞，干扰抗原加工并抑制促炎细胞因子的释放，从而发挥抗炎作用，涉及特应性皮炎发病机制的各个方面。

作为成人和儿童特应性皮炎抗炎治疗的主流方法，外用糖皮质激素已得到国内外特应性皮炎诊疗指南或共识的肯定，并得到了关于外用糖皮质激素剂型、强度共 110 余个随机对照试验研究的支撑。外用糖皮质激素治疗特应性皮炎具有充分的证据支持。

与其他非激素性抗炎药相比，外用糖皮质激素治疗轻、中度特应性皮炎疗效更好，起效更快。因此，从疗效、短期安全性和治疗成本来看，外用糖皮质激素很适合作为特应性皮炎的首选药物。

Q 外用糖皮质激素有哪些

A 外用糖皮质激素按照强度可分为 4 级，即超强效、强效、中效和弱效。

常用外用糖皮质激素及其分级

超强效	0.05% 丙酸氯倍他索乳膏 / 软膏 / 凝胶 0.1% 氟轻松乳膏等
强效	0.05% 卤米松乳膏 0.1% 哈西奈德乳膏 / 软膏 / 溶液 0.05% 醋酸氟轻松乳膏 / 软膏 / 凝胶 0.05% 丙酸氯倍他索溶液 0.025% 丙酸倍氯米松软膏 0.05% 丙酸倍他米松乳膏等
中效	0.05% 丙酸氟替卡松乳膏 0.1% 糠酸莫米松乳膏 / 洗剂 0.1% 丁酸氢化可的松乳膏 / 软膏 / 洗剂 0.1% 曲安奈德乳膏 / 软膏 / 洗剂 0.025% 氟轻松乳膏 / 软膏 0.05% 丁酸氯倍他松乳膏
弱效	0.05% 地奈德乳膏 / 软膏 / 凝胶 / 洗剂 1% 氢化可的松乳膏 0.05% 醋酸地塞米松软膏 / 乳膏 0.025% 醋酸氟氢可的松软膏等

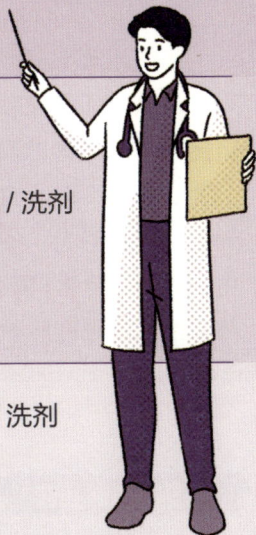

Q 应该如何选择和使用外用糖皮质激素

A 外用糖皮质激素的选择和使用，属于专业医疗行为，需要医生的专业判断和指导。

通常医生会根据患者的年龄、皮损部位及病情严重程度选择不同强度的外用糖皮质激素。比如，婴幼儿和儿童患者，首选弱效激素；皮肤柔嫩部位（面颈部、眼周、腋窝、腹股沟、股内侧和阴部等）首选弱效或中效激素；手掌和足底部位首选强效或中效激素；轻度红斑、充血、细小丘疹皮损首选弱效激素；其他中度皮损可以使用中效激素；重度肥厚、角化、苔藓样皮损可考虑使用超强效或强效激素等。

在使用频率上，通常建议每天使用 2 次，急性发作期患者在炎症减轻后可考虑改为每天使用 1 次以减少不良反应。对于主动维持治疗的患者，使用频率上医生会有特殊考量，请遵医嘱使用，患者切勿自行盲目用药。

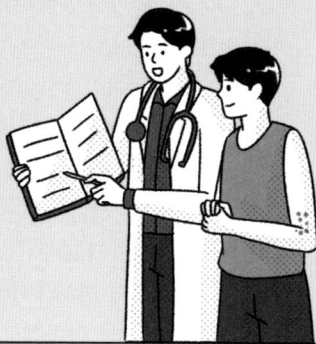

你可能还想知道

- 什么是主动维持治疗 ⟶ 跳转至 **160** 页了解真相
- 为什么医生反复强调特应性皮炎要进行主动维持治疗 ⟶ 跳转至 **161** 页了解真相

Q 使用外用糖皮质激素治疗特应性皮炎时需要注意什么

A 在医生的用药指导下，患者使用外用糖皮质激素治疗特应性皮炎时，需要遵循足强度、足剂量和正确使用这 3 个基本原则。

足强度

药物强度的选择要根据皮损的性质，即红斑、丘疹和肥厚的严重程度，以及年龄、部位、皮损分期和季节等因素综合考虑。重度肥厚、角化、苔藓样皮损应选用超强效或强效激素；轻度红斑、充血、细小丘疹皮损则选用弱效激素；其他中度皮损可以选用中效激素。

足剂量

药物剂量要合适，过少会疗效不足，成人每次使用的剂量可参考指尖单位（FTU）。儿童患者不同身体部位需要的剂量可按照成人指尖单位来计算，以保证足够的药物剂量。

正确使用

为避免激素被稀释或可能的药物相互作用而影响疗效，不推荐与保湿润肤剂混合使用。建议先使用保湿润肤剂，间隔 15 ~ 20 分钟后再使用激素。

你可能还想知道

- 如何确定外用药的使用剂量 ⟶ 跳转至 **167** 页了解真相

Q 停用外用糖皮质激素后，皮疹、瘙痒更严重了，应该怎么办

A 若停用外用糖皮质激素后，患者的皮疹、瘙痒变得更加严重，可先请医生进行评估以判断疾病的严重程度，按照特应性皮炎阶梯治疗原则，重新开始诱导缓解治疗，包括重新开始使用外用激素，必要时采用湿包治疗控制急性症状。

为避免皮疹及瘙痒再一次加重，建议特应性皮炎患者接受主动维持治疗，可选用外用弱效或中效糖皮质激素、钙调磷酸酶抑制剂或4型磷酸二酯酶抑制剂，通常主动维持治疗时间建议为6~12个月。

如果外用药控制不佳，则应采用升阶梯治疗，可考虑系统性使用免疫抑制剂、生物制剂（如度普利尤单抗）及JAK抑制剂等治疗。

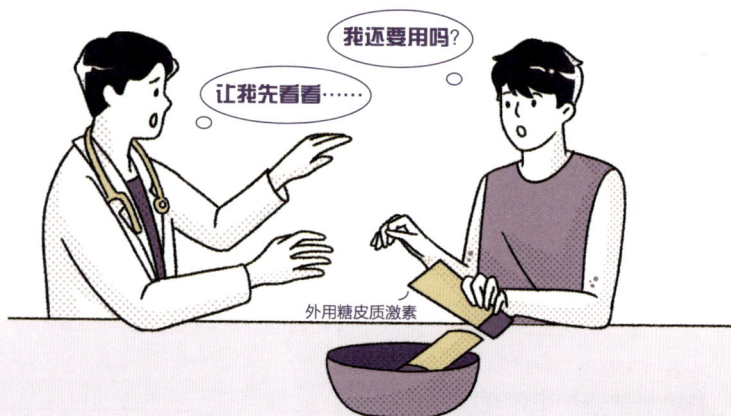

外用糖皮质激素

Q 皮肤柔嫩部位可以使用外用糖皮质激素吗

A 可以，但激素强度、用量、使用方法都需要医生的专业指导。

一般情况下，皮肤柔嫩部位（面颈部、眼周、腋窝、腹股沟、股内侧和阴部等）首选弱效或中效激素，慎用强效和超强效激素。不合理地长期使用强效或超强效激素，可能导致皮肤萎缩、毛细血管扩张（红血丝）、萎缩纹、紫癜、多毛、毛囊炎、色素沉着等。

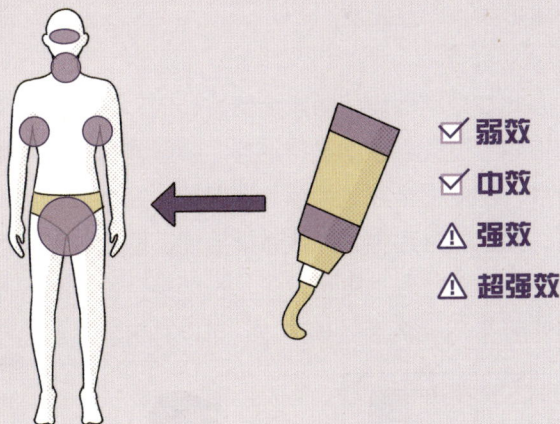

☑ **弱效**
☑ **中效**
⚠ **强效**
⚠ **超强效**

你可能还想知道

- 特殊部位发生特应性皮炎，可以使用生物制剂吗 ⟶ 跳转至 226 页了解真相

Q 外用糖皮质激素"一抹就好，一停就复发"，应该怎么办

A 这种情况可能是由于患者过早停药所致。外用糖皮质激素的用药频率和停药标准都应该由医生判断，切勿自行停药。

特应性皮炎患者外观正常的未受累皮肤也可能存在皮肤结构、屏障功能以及免疫功能的异常改变。活动期皮损消退后，貌似正常的皮肤也存在"看不见"的炎症，这时停药，炎症容易继续扩大，导致复发。

因此在外用糖皮质激素病情好转后，患者应遵医嘱，在医生的指导下过渡到主动维持治疗，即发作早期集中外用强效激素治疗，至皮损全部或大部分消退后，在原皮损部位长期、小剂量、间歇性外用中、弱效激素治疗，联合外用保湿润肤剂，以减少和控制特应性皮炎发作，长期保持临床缓解状态。如果使用外用药 2~4 周后效果不佳，可以升级到系统治疗。

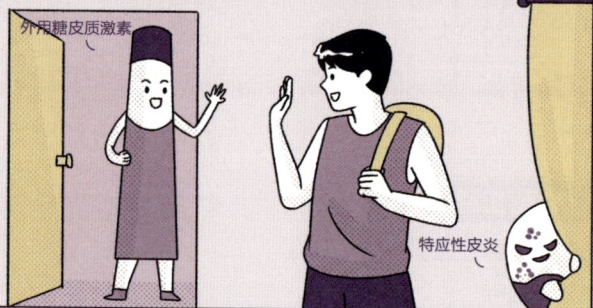

外用糖皮质激素

特应性皮炎

Q "外用激素不良反应大，不能用"是真的吗

A 并不是，短期、规范外用激素是安全的。

目前，外用激素是特应性皮炎治疗的一线药物，有抗炎、抑制免疫、止痒及抗增生的作用。

通常外用药的吸收量只有使用量的 1%~2%，主要作用于局部，对全身器官影响较小，因此没有必要担心外用激素的不良反应。医生会根据患者的病情选择合适的激素种类、疗程，科学、合理地进行药物调整。

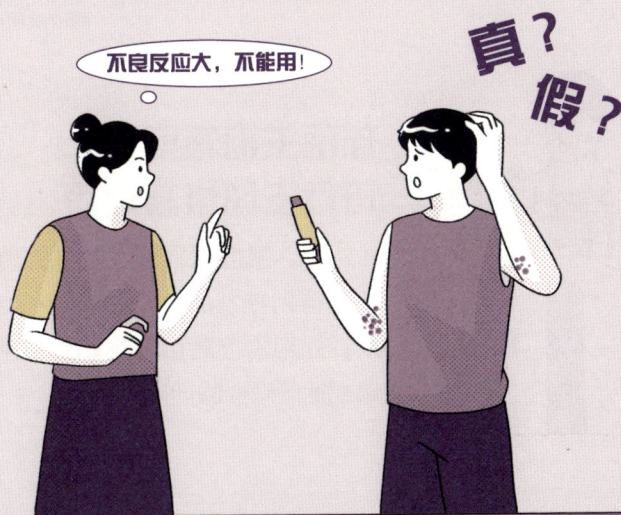

不良反应大，不能用！

真？
假？

Q 外用糖皮质激素有哪些注意事项

A 　　外用糖皮质激素的选择和用药频率，是专业医疗行为，不同部位、不同疾病程度可选用的激素强度不同。因此，外用激素需要医生的专业判断和指导，患者切勿盲目用药。

选择合适强度的激素

　　外用糖皮质激素强度一般可以分为 4 级（超强效、强效、中效、弱效）。初治应选用强度足够的外用激素，以求在数天内迅速控制炎症。炎症控制后，可逐渐过渡到弱效、中效激素或钙调磷酸酶抑制剂。

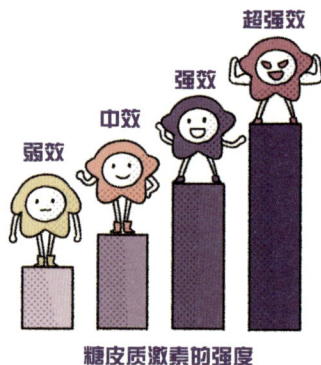

弱效　中效　强效　超强效

糖皮质激素的强度

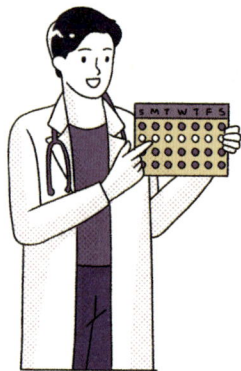

在医生的指导下进行主动维持治疗

　　中、重度或易复发的特应性皮炎患者当皮损得到控制后，应过渡到长期主动维持治疗，外用治疗药可选用弱效、中效糖皮质激素或钙调磷酸酶抑制剂。

Q 特应性皮炎患者皮肤有破损，还能用外用糖皮质激素吗

A 特应性皮炎患者皮肤有破损时，是否能继续使用外用糖皮质激素，需要根据皮损状态、药物剂型来综合考虑，患者应咨询医生后再决定。

对于糜烂、渗出较多的急性或亚急性期皮损，不宜外涂糖皮质激素软膏，但可以考虑以溶液剂型湿敷；如果皮肤破损且伴有感染，如真菌、细菌、病毒感染，属于外用糖皮质激素的相对禁忌证，需要由医生评估风险和效益比，在充分控制原发病的基础上方可考虑使用。

急性伴渗出的皮损
水肿性红斑伴有渗出和结痂。

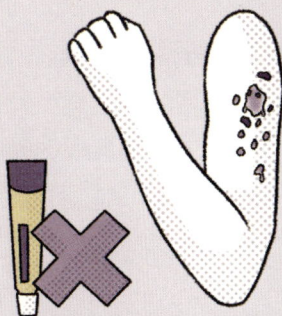

亚急性皮损
暗红色斑片，表面粗糙，覆有鳞屑。

慢性皮损
皮纹加深、增宽，有明显苔藓样变。

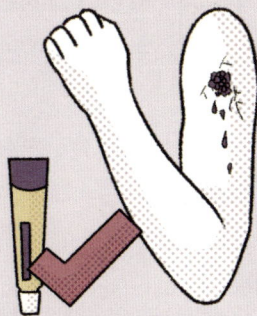

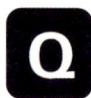

Q 有哪些非糖皮质激素类外用药

A 适合特应性皮炎的非激素类外用药主要包括抗炎药、抗微生物药、外用止痒剂、角质调节剂/松解剂等。

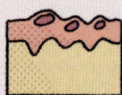

抗炎药

主要用于治疗炎症性皮损。

钙调磷酸酶抑制剂（TCI）

如 0.03% 或 0.1% 他克莫司软膏、1% 吡美莫司乳膏。

外用 4 型磷酸二酯酶抑制剂

如 2% 克立硼罗软膏、0.3% 地法米司特软膏。

外用 JAK 抑制剂

如托法替尼软膏、1.5% 芦可替尼乳膏、0.25% 迪高替尼软膏。

芳香烃受体激动剂

如 1% 本维莫德乳膏。

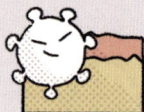

抗微生物药

主要作用于细菌、真菌、病毒等感染性皮损。

外用抗生素

如 2% 夫西地酸乳膏、2% 莫匹罗星软膏、复方多黏菌素 B 软膏。

抗真菌素

如酮康唑洗剂。

抗病毒药

如 1% 喷昔洛韦乳膏、3% 阿昔洛韦乳膏等。

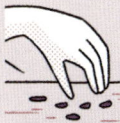

外用止痒剂

用于有瘙痒症状而炎症不明显的皮损。

如樟脑乳膏、薄荷脑软膏、5% 多塞平乳膏。

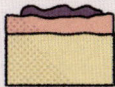

角质调节剂 / 松解剂

用于慢性角化性肥厚性皮损。

如 10%~40% 尿素乳膏、5%~40% 尿素乳膏；5%~10% 水杨酸乳膏；0.1% 维 A 酸乳膏；卡泊三醇软膏。

另外，还有一些外用药，如生理盐水、硼酸溶液、氧化锌软膏、炉甘石洗剂以及中成药，适用于对症治疗不同分期的特应性皮炎。医生会根据患者的疾病严重程度和皮损性质综合评估，选择不同的外用药，请患者遵医嘱用药。

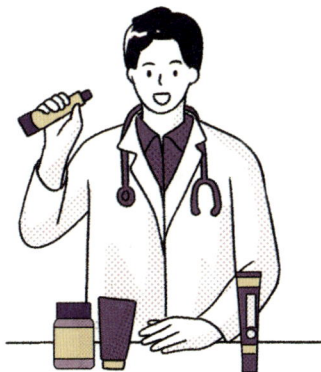

Q 如何使用外用抗炎药

A 目前特应性皮炎常用的外用抗炎药主要包括糖皮质激素（TCS）、钙调磷酸酶抑制剂（TCI）、外用4型磷酸二酯酶（PDE4）抑制剂、JAK抑制剂。

医生会根据患者的病情、年龄、皮损部位和季节等因素综合考虑、调整用药。患者应遵医嘱坚持用药，切勿盲目用药、减药、停药。

在皮损改善后，医生可能建议患者继续使用TCS、TCI、PDE4抑制剂、JAK抑制剂等作为主动维持治疗用药。研究显示，轻度儿童和成人患者外用激素主动维持治疗16～26周，能够有效降低复发风险，且无严重不良反应。因此即便不再瘙痒，患者也要遵医嘱坚持用药。

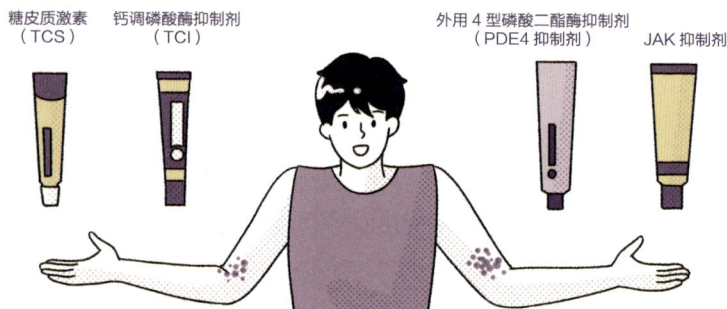

糖皮质激素 | 钙调磷酸酶抑制剂
（TCS） | （TCI）

外用4型磷酸二酯酶抑制剂
（PDE4抑制剂） | JAK抑制剂

部分药物，如他克莫司软膏和吡美莫司乳膏，使用初期有局部灼热感、瘙痒、刺痛或红斑等皮肤刺激反应，常在涂抹后5分钟内出现，连续使用数天后此症状可逐渐缓解。为了避免皮肤刺激反应，使用前建议患者将药物冷藏。

Q 如何使用外用抗菌药

A 继发细菌感染出现脓液、脓疱以及脓痂时，患者应先外用抗生素或其他抗菌药控制感染，之后再用抗炎药。

当皮肤出现糜烂、渗出、抓痕以及结痂时，需要警惕细菌感染的可能性，尤其是金黄色葡萄球菌感染。推荐患者联合使用外用抗菌药（如莫匹罗星软膏、夫西地酸乳膏、复方多黏菌素 B 软膏）7~14 天。

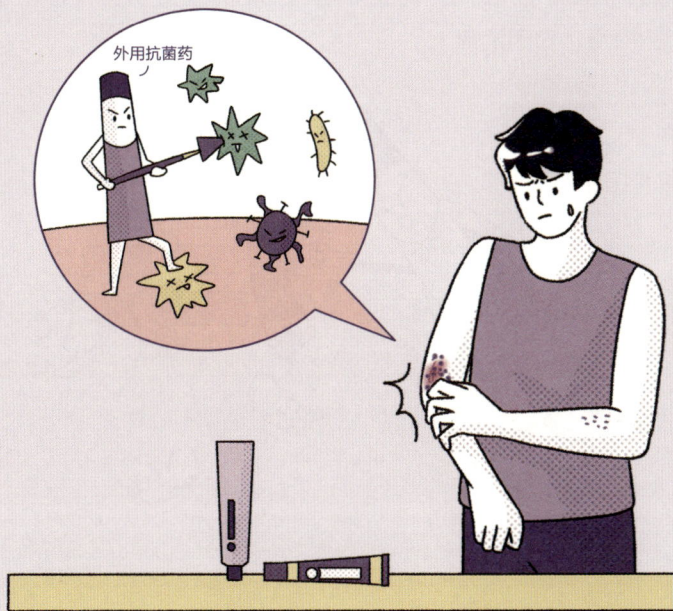

外用抗菌药

如何使用外用止痒剂

A 患者应遵循医生建议或者药品说明书上的用法、用量使用外用止痒剂。

在使用外用乳膏时，可采用"指尖单位"估算法。如有不适，患者应立即停药并及时就医。

虽然外用止痒剂能暂时缓解瘙痒，但并不能根治引起瘙痒的原因。因此，在使用外用止痒剂的同时，还应积极寻找引起瘙痒的根源，对因治疗。

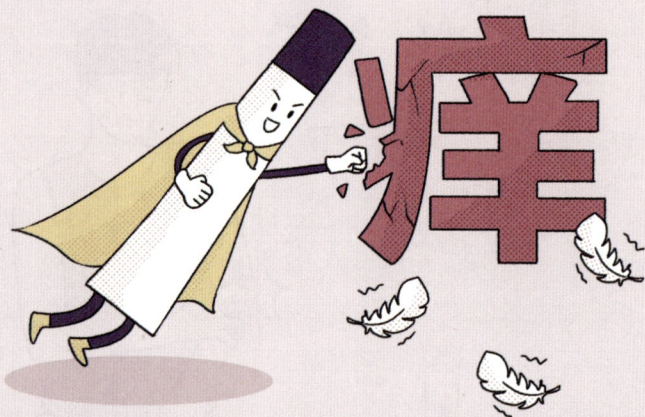

你可能还想知道

- 如何确定外用药的使用剂量 ⟶ 跳转至 **167** 页了解真相

Q 有哪些用于治疗特应性皮炎的钙调磷酸酶抑制剂

A 他克莫司、吡美莫司是在我国获批用于治疗特应性皮炎的钙调磷酸酶抑制剂（TCI）。能够抑制炎症细胞因子的合成，作为外用药常用于治疗特应性皮炎。

他克莫司软膏

他克莫司软膏的疗效相当于中效、强效激素，适用于中、重度皮损，可预防疾病发作并延长患者的无发作时间间隔。

中、重度皮损

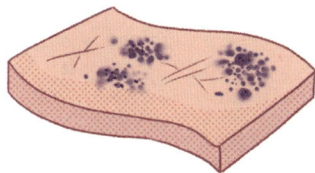

吡美莫司乳膏

1% 吡美莫司乳膏适用于轻、中度皮损，可长期间歇使用，以预防特应性皮炎的复发。

轻、中度皮损

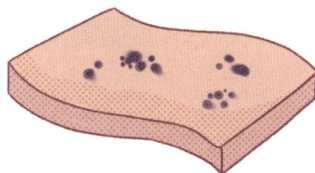

其中，0.1% 他克莫司软膏批准用于成人患者，0.03% 他克莫司软膏批准用于 2 岁及以上儿童和成人患者，1% 吡美莫司乳膏批准用于 3 个月及以上婴幼儿和成人患者。

由于没有皮肤萎缩、毛细血管扩张等不良反应，钙调磷酸酶抑制剂可作为一线制剂用于皮肤薄嫩部位或褶皱部位，如面颈部、肛周、外生殖器、腋窝和腹股沟；或作为二线制剂用于其他部位，与外用激素序贯使用，也可用于长期主动维持治疗。

在使用这两种药物时，需要注意以下 3 点。

日常冷藏药物以减轻烧灼感

　　他克莫司、吡美莫司最常见的不良反应是用药部位的烧灼感，多为轻度至中度，持续治疗后皮肤屏障功能得到改善，通常烧灼感在 1 周内逐渐减弱。为了避免烧灼感，可日常冷藏药物，先外用保湿润肤剂，间隔 15~20 分钟后再涂药。

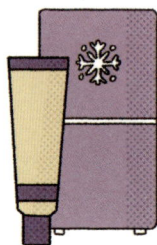

注意药物剂量，儿童按体重用药

　　为了避免增加血药浓度，影响代谢，建议药物剂量如下。

成人　每次外用 0.1% 他克莫司软膏的剂量不超过 5g。

儿童及青少年　外用 0.03% 他克莫司软膏时建议剂量如下。

- 2~5 岁（体重 <20kg），每次剂量不超过 1g。
- 6~12 岁（体重 20~50kg），每次剂量不超过 2~4g。
- 13 岁及以上（体重 ≥ 50kg），每次剂量不超过 5g。

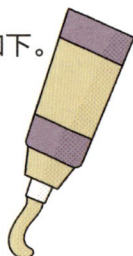

出现下列不良反应要及时告知医生

　　少数患者可能出现局部皮肤感染，如毛囊炎、卡波西水痘样疹、传染性软疣和体癣。患者要及时把异常情况告知医生，请医生判断。

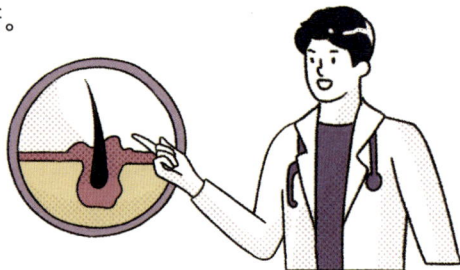

Q 有哪些用于治疗特应性皮炎的 4 型磷酸二酯酶抑制剂

A 常用于治疗特应性皮炎的 4 型磷酸二酯酶抑制剂有 2% 克立硼罗软膏、0.3% 地法米司特软膏等。

以克立硼罗软膏为例，国内批准其用于 3 月龄及以上轻度至中度特应性皮炎患者的局部外用治疗，每日 2 次，可用于包括皮肤薄嫩部位和褶皱部位的皮损，也可用于长期主动维持治疗。

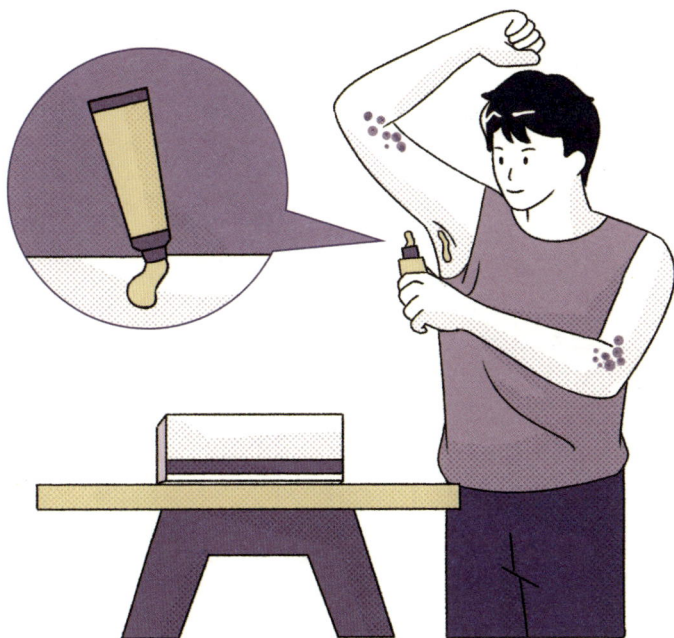

Q 有哪些用于治疗特应性皮炎的外用止痒剂

A 应视患者的具体情况选择合适的止痒剂。

对于轻度或局部特应性皮炎引发的瘙痒，可采用外用药或封包方式控制，如外用糖皮质激素等抑制炎症及止痒；外用非糖皮质激素，如钙调磷酸酶抑制剂、4 型磷酸二酯酶抑制剂及JAK 抑制剂等靶向神经、免疫双通道的药物来阻断瘙痒的关键信号转导通路，达到止痒的目的。

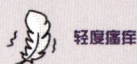 轻度瘙痒

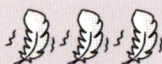 重度瘙痒

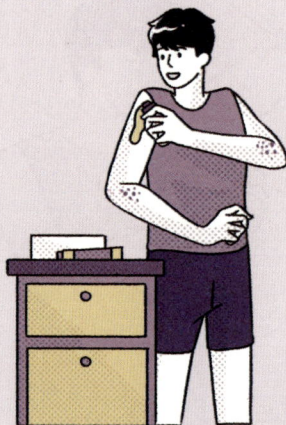

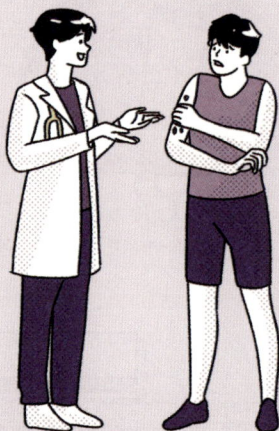

对于重度或泛发性瘙痒，外用药常不能控制症状，医生通常会考虑系统性治疗。

Q 涂抹保湿润肤剂属于特应性皮炎的治疗方式吗

A 是的，使用保湿润肤剂是特应性皮炎的基础治疗。

特应性皮炎发病的重要环节之一就是皮肤屏障功能受损，即皮肤中的天然保湿因子减少，导致皮肤干燥、脱屑，许多致敏物质容易穿越皮肤屏障，进而导致特应性皮炎。研究发现，皮肤水分丢失量越多，特应性皮炎病情越严重，变态反应越严重，皮肤也越容易瘙痒。

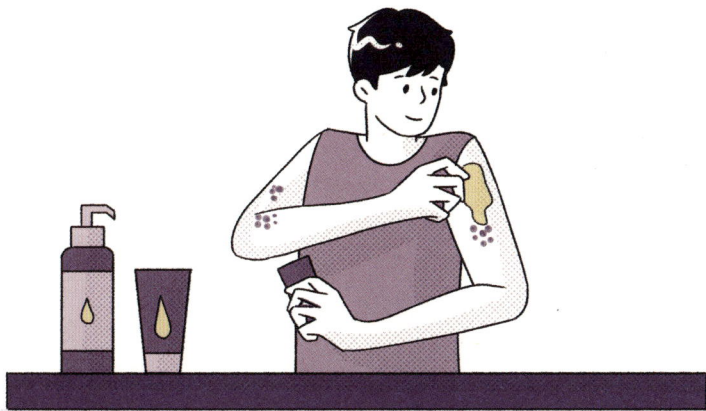

使用保湿润肤剂，即通过补充生理性或仿生类脂质成分，如神经酰胺、角鲨烷，可以帮助皮肤恢复完整的屏障，及时修复由环境因素造成的损伤，提高皮肤自身免疫屏障功能，维护皮肤微生态稳定，从而提高外用处方药的疗效，预防疾病复发。特别是轻度特应性皮炎患儿，规范使用保湿润肤剂能达到临床缓解。

如何涂抹保湿润肤剂

涂抹保湿润肤剂，有以下几个注意事项。

选择合适的保湿润肤剂并在涂抹前做过敏测试。

选择安全、有效的保湿润肤剂

理想的保湿润肤剂应该安全、有效，作用持久，不含蛋白质、香料和其他潜在致敏物质。可以尝试多种保湿润肤剂，以舒适、肤感既不干燥又不油腻为准。不推荐椰子油、橄榄油等，其可能增加经表皮水分丢失，导致皮肤干燥。尿素和丙二醇对薄嫩的婴儿皮肤有一定刺激性，因此婴儿不宜使用含有上述成分的保湿润肤剂。

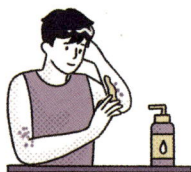

涂前做过敏测试

在使用前选择一小片皮肤（如前臂屈侧）试用 1~2 天，以观察有无刺激反应或变态反应。

日常涂抹方法

频率要足

每日至少使用 2 次保湿润肤剂。面颈、手部等暴露部位受环境，如洗手、低温和风吹等因素影响，更容易出现皮肤干燥，可能需要增加使用次数。

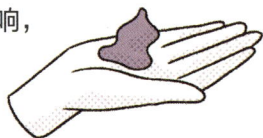

用量要足

儿童每周用量至少为 100g，成人每周用量为 250 ～ 500g。

涂抹方法

最好顺着毛发的生长方向涂抹保湿润肤剂并反复轻揉按摩，以利于其渗入皮肤。全身皮肤，包括非皮损区域，均需要规律使用保湿润肤剂。

Q 先涂保湿润肤剂还是先涂外用药

A 涂药和润肤，是两件独立的事情，两者没有内在联系。无论是先涂药还是先润肤，都建议间隔半小时左右。

有专家共识提出，先用保湿润肤剂可以增加初期药物的吸收速率。因此，在多数情况下，建议先润肤，约半小时后再涂药。对于颜色鲜红的皮疹（炎症反应明显），可以先涂药，约半小时后再润肤。

间隔约半小时

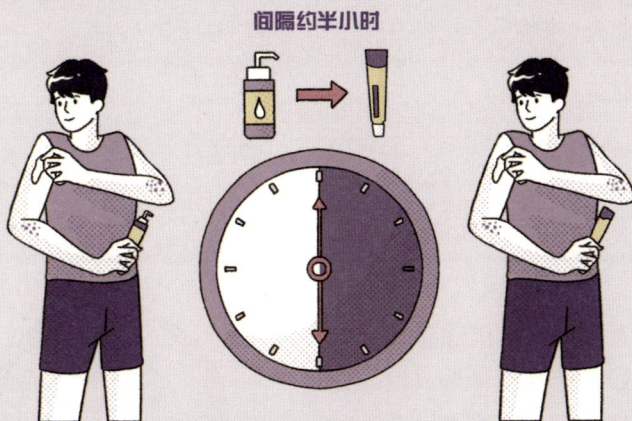

需要注意的是，治疗特应性皮炎的他克莫司和克立硼罗软膏，剂型较为油腻，推荐润肤 2 小时后再使用。

Q 外用药开封后多久会失效

A 外用药开封后的使用期限主要受药物品种、贮藏条件等因素影响，没有统一标准。

建议在外用药开封前仔细查看药品保质期，避免使用临期药物。在开封后记录当下开封时间，对于没有明确注明开封后使用期限的药物，在符合药品说明书要求的贮藏条件下，可以参考下表来判断。

外用药	失效时间
乳膏（瓶装）	开启后 1 个月
乳膏（管装）	开启后 3 个月
软膏（瓶装）	开启后 3 个月
软膏（管装）	开启后 6 个月
水剂 / 乳液	开启后 6 个月
沐浴露	开启后 6 个月

患者应在使用前注意观察外用药，如果药品的外观、气味、颜色、性状发生了改变，则不能再使用。若使用过期或变质药品，非但不能起到治疗作用，还可能给患者身体带来危害。

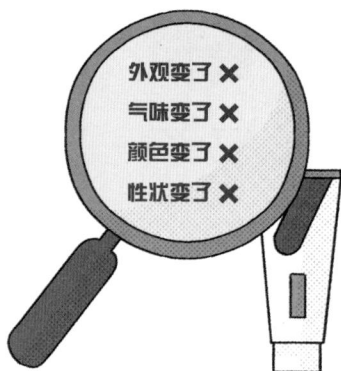

外观变了 ✗
气味变了 ✗
颜色变了 ✗
性状变了 ✗

Q 棉签涂药和手指涂药，哪种方式更好

A 多数情况下，推荐手指涂药。

很多患者认为棉签涂药更卫生。然而，棉签可能吸附药物有效成分，导致药物实际用量不足而影响疗效。

罐装或瓶装药物

对于罐装或瓶装药物，可以用医用棉签取药后再用手指涂药，避免直接用手指取药而污染剩余药物。

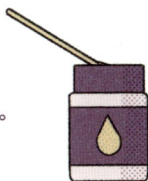

第 1 步
用医用棉签取药。

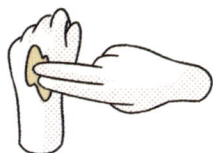

第 2 步
用手指涂药。

药膏

涂药前患者应洗手，然后用手指（示指）轻柔、均匀地涂抹药膏。一方面，手指可以更好地感知药物用量，避免浪费；另一方面，手指按摩的过程可以起到吸收增效的作用。

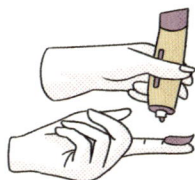

药水 / 洗剂

如果涂抹的药物是药水或者洗剂（如炉甘石洗剂），则适合用棉签涂药。

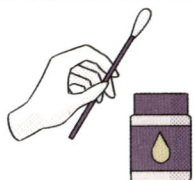

Q 可以将多种药物混合在一起涂抹吗

A 不建议将多种药物混合在一起涂抹。

如要在同一部位依次涂抹多种外用药，应考虑到不同药物在皮肤表面或皮肤内部混合后可能发生的药物相互作用，建议间隔时间至少为 30 分钟。

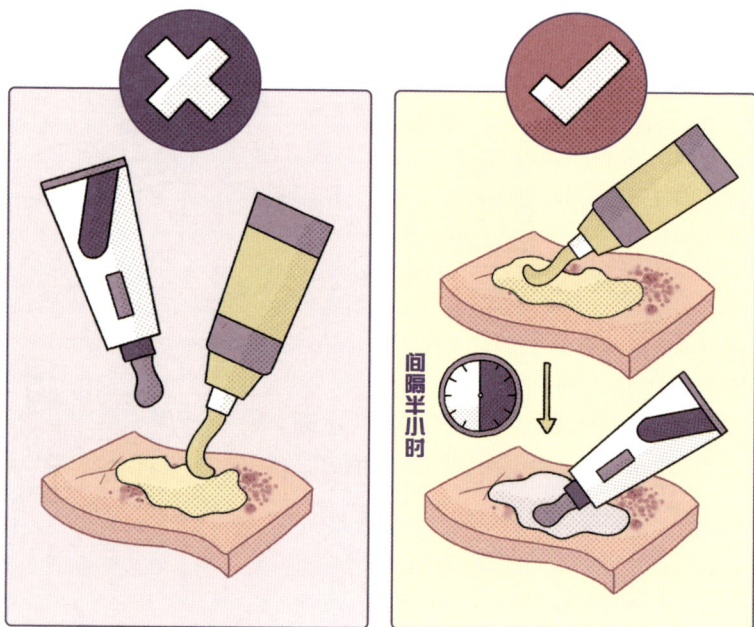

间隔半小时

你可能还想知道

▪ 先涂保湿润肤剂还是先涂外用药 ⟶ 跳转至 **193** 页了解真相

Q 涂抹多种药物时，是否需要将前一种药物清洗掉后再涂抹下一种药物

A 多数情况下，不需要清洗掉前一种药物后再涂抹下一种药物。

软膏、乳膏

这两种剂型相对稀薄，通常不会影响后续药膏的吸收。因此，先后涂药时不需要清洗皮肤，但建议两次涂药至少间隔 30 分钟。

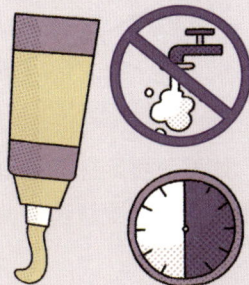

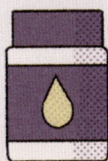

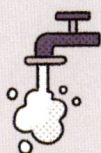

洗剂、酊剂或粉剂

应先用温水冲洗皮肤，然后再涂抹下一种药物。

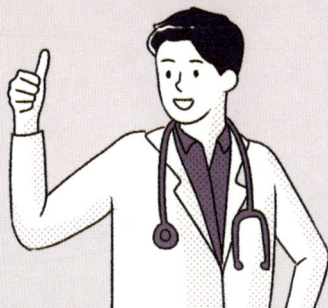

Q 应该如何点涂药物

A 点涂就是仅涂抹皮疹部位，尽量不涂抹皮疹周围的正常皮肤。

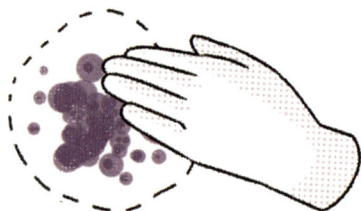

如果需要涂抹的面积相对较大，点涂时可以直接用手涂抹，注意避免涂抹到正常皮肤。

如果需要涂抹的面积很小，可以借助竹签、牙签、棉签或火柴杆等工具，蘸取少量药膏，更精确地涂抹在皮损处。

实际操作中，或多或少会有部分药物被涂抹在周围正常皮肤，超出皮疹边缘 2mm 左右（竹签头大小）是没有问题的。如果药物涂抹范围超出皮疹边缘 1cm（成人 1 个手指宽度），则是不合适的。

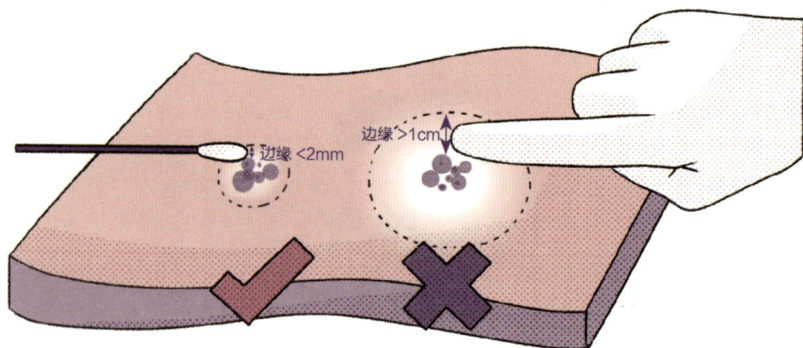

边缘 <2mm

边缘 >1cm

Q 什么是湿包治疗

A 　　湿包治疗，是指在使用外用药及保湿润肤剂的基础上，使用敷料进行特殊封包的一种治疗方式或手段。

　　敷料共有两层，内层湿润，外层干燥。当出现重度急性发作或顽固性重度慢性特应性皮炎时，湿包治疗可快速减轻皮损、缓解瘙痒。

　　常用的湿包药物有中效、弱效糖皮质激素，如丁酸氢化可的松乳膏、糠酸莫米松乳膏。常用的敷料为绷带、纱布等。

具体操作

　　在使用外用药及保湿润肤剂的基础上，使用一层湿润的管状绷带、纱布或棉质衣物包裹皮肤，外侧再包裹一层干燥的管状绷带、纱布或棉质衣物进行封包治疗，每日2次，每次2～12小时，连用2～14天。

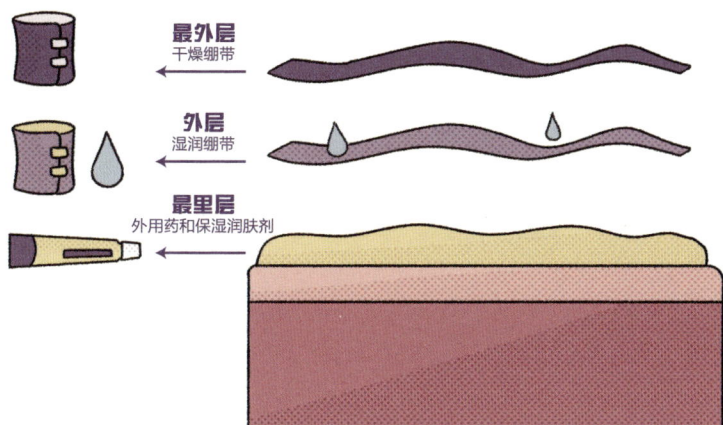

最外层
干燥绷带

外层
湿润绷带

最里层
外用药和保湿润肤剂

Q 湿包治疗与涂抹治疗的药物选择有什么不同

A 因药物渗透增强，湿包治疗需要谨慎选择药物，而涂抹治疗药物选择更广泛。

湿包治疗 外用药通常为外用糖皮质激素、经稀释的保湿润肤剂或原浓度的保湿润肤剂。在外用糖皮质激素的选择上，湿包治疗常用中效、弱效激素，如丁酸氢化可的松乳膏、糠酸莫米松乳膏，使用时会用保湿润肤剂对激素进行一定比例的稀释。

涂抹治疗 会根据皮损的性质、患者的年龄、皮损部位、皮损分期和季节等因素综合考虑选择药物，选择范围更大。

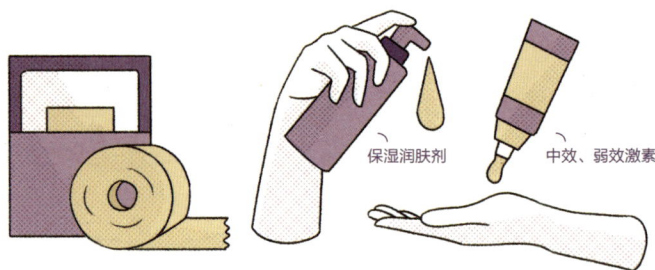

保湿润肤剂

中效、弱效激素

第三节

传统系统药物治疗

Q 什么是特应性皮炎的系统治疗

A 系统治疗就是指药物通过口服或注射等途径进入人体，发挥全身性治疗作用，控制皮肤炎症、减轻症状、预防发作和改善生活质量。

系统治疗药物选择如下。

糖皮质激素

仅用于病情严重、其他药物难以控制的急性发作期特应性皮炎的治疗，应短期使用。

免疫抑制剂

适用于常规疗法不易控制的重度特应性皮炎，常用药物包括环孢素、硫唑嘌呤、甲氨蝶呤、吗替麦考酚酯等。

生物制剂

如度普利尤单抗，适用于外用药控制不佳或不建议使用外用药的6个月及以上儿童和成人中、重度特应性皮炎。

JAK 抑制剂

如阿布昔替尼，获批用于对其他系统治疗，如激素或生物制剂应答不佳或不适宜上述治疗的难治性中、重度成人特应性皮炎等。

抗组胺药

常用于特应性皮炎瘙痒的辅助治疗，尤其是合并变应性鼻炎、变应性结膜炎、荨麻疹的患者。

其他药物

如抗微生物药、雷公藤多苷、复方甘草酸苷、白芍总苷。

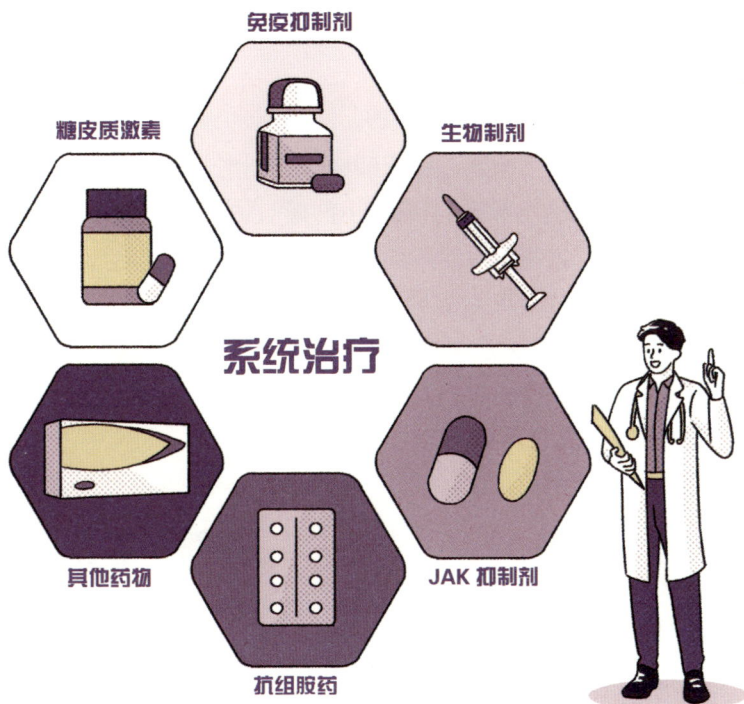

免疫抑制剂

糖皮质激素

生物制剂

系统治疗

其他药物

抗组胺药

JAK 抑制剂

Q 患者在什么情况下需要进行系统治疗

A 中、重度特应性皮炎患者需要在外用药的基础上尽早启动系统治疗。病情严重程度的判定和系统治疗的启动需要医生的专业判断。

作为患者，可积极运用特应性皮炎的疾病评估工具进行自我评估，为医生提供更全面的病情信息，帮助诊断。

经医生评估为中度特应性皮炎的患者

可使用外用糖皮质激素、钙调磷酸酶抑制剂、4 型磷酸二酯酶抑制剂等抗炎药，或使用窄谱 UVB、小剂量 UVA1 光疗。如果这些方法治疗效果不佳或者患者治疗不耐受，应考虑进行系统治疗，如生物制剂、JAK 抑制剂或传统免疫抑制剂。

经医生评估为重度特应性皮炎的患者

推荐尽早启动系统治疗。

病情反复复发的特应性皮炎患者

可升级到系统治疗。

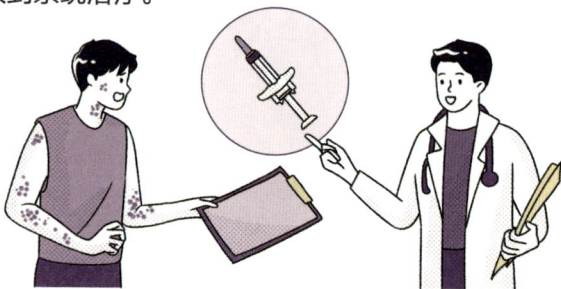

Q 患者应如何选择系统治疗方案

A 在系统治疗时，不建议自行停用外用药，实际用药方案应遵医嘱。

特应性皮炎的系统治疗

重度 SCORAD>50 分 或持续性湿疹	• 住院 • 生物制剂：如度普利尤单抗 • 系统免疫抑制剂：环孢素、甲氨蝶呤、硫唑嘌呤、吗替麦考酚酯 • JAK 抑制剂 • 短期糖皮质激素
中度 SCORAD 25~50 分 或复发性湿疹	• 外用糖皮质激素、钙调磷酸酶抑制剂和 4 型磷酸二酯酶抑制剂控制症状并进行主动维持治疗、湿包治疗 • NB-UVB/UVA1 光疗 • 上述治疗不耐受或不适宜，可启动系统治疗（如生物制剂）
轻度 SCORAD < 25 分 或一过性湿疹	• 以外用糖皮质激素、钙调磷酸酶抑制剂和 4 型磷酸二酯酶抑制剂对症治疗为主 • 必要时口服抗组胺药治疗合并的变态反应性疾病或尝试辅助止痒
基线 基础疗法	• 健康教育 • 合理洗浴和润肤 • 寻找并避免或回避诱发 / 加重因素（非特异性因素、变应原回避等）

注：SCORAD，AD 积分指数；NB-UVB，窄谱中波紫外线；UVA1，长波紫外线 1。

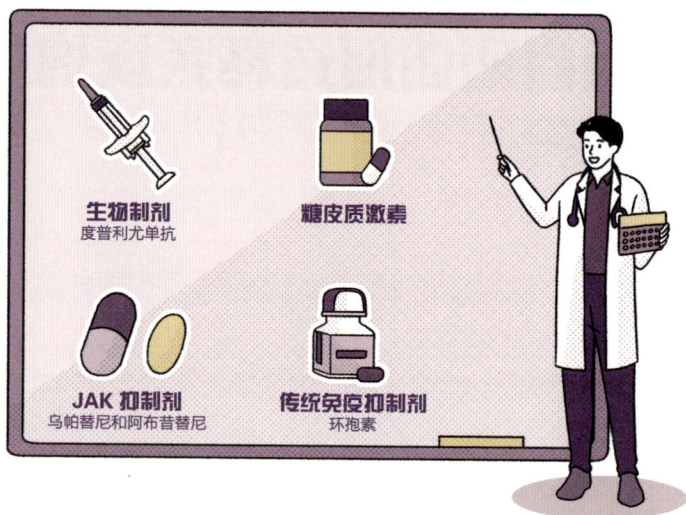

系统治疗药物主要为生物制剂（如度普利尤单抗）、JAK 抑制剂（如乌帕替尼和阿布昔替尼）、传统免疫抑制剂（环孢素等）和糖皮质激素（仅用于短期控制急性症状），目前推荐 JAK 抑制剂用于系统治疗或生物制剂治疗失效后。

除了疾病严重程度，患者年龄也是医生在制订系统治疗方案时会一并考虑的因素。

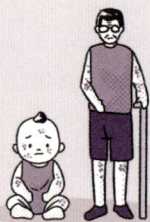

对于儿童患者，更需要关注用药的安全性，度普利尤单抗可用于 6 个月及以上儿童。对于老年患者，因常合并多种疾病，系统治疗时需要考虑与患者正在服用的其他药物之间的相互作用及对基础疾病的影响。

你可能还想知道

- 什么是特应性皮炎的系统治疗 ⟶ 跳转至 202 页了解真相

Q 进行系统治疗时，患者可以停用外用药吗

A 不建议患者在进行系统治疗时直接自行停用外用药，用药方案需要谨遵医嘱。

特应性皮炎的治疗主要依据疾病严重程度进行阶梯治疗，大部分轻、中度特应性皮炎患者合理应用外用药就可以控制症状，而中、重度特应性皮炎患者则需要在外用药的基础上尽早启动系统治疗。

轻度特应性皮炎患者

以外用糖皮质激素、钙调磷酸酶抑制剂和 4 型磷酸二酯酶抑制剂等治疗为主，可联合抗组胺药等。

中、重度特应性皮炎患者

在使用外用药的同时，可联合系统免疫抑制剂、短期糖皮质激素、紫外线光疗或生物制剂等；启用系统治疗后，可逐步或尽量降低外用糖皮质激素的强度或使用频次。国内专家共识指出，度普利尤单抗治疗特应性皮炎时，推荐联合治疗，包括联合基础治疗、局部外用和系统抗炎治疗以提高疗效。

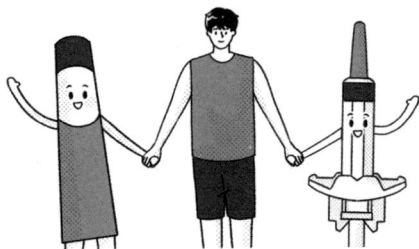

Q 系统治疗出现不良反应应该怎么办

A 　　特应性皮炎系统治疗涉及的药物众多，在规范用药的情况下，药物的不良反应大多可以避免或有效控制，患者不必过分担心。具体的药物不良反应以药品说明书为准。

　　在系统治疗期间，医生会根据治疗方案及时关注患者不良反应发生情况，并作为每次常规随访的必须记录项，综合评估治疗获益后调整治疗方案。作为患者，如果在系统治疗过程中出现任何不良反应，应立即联系医生处理。

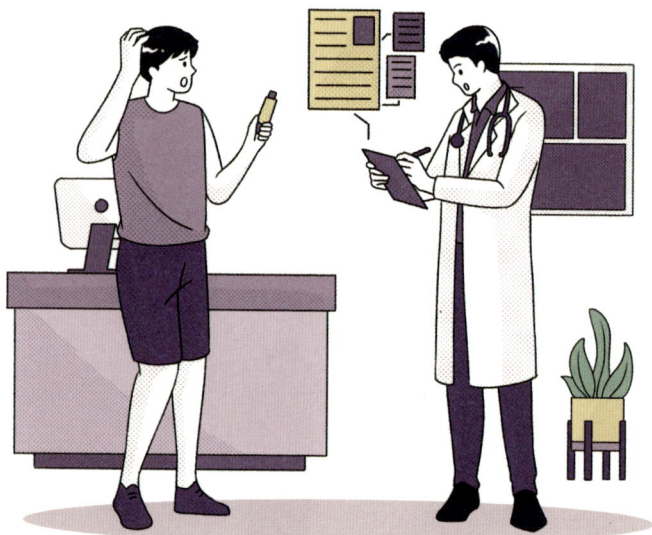

Q 什么是组胺、什么是抗组胺药

A 组胺是人体内的一种化学物质，抗阻胺药即大家常说的"抗过敏药"

　　在遇到花粉、宠物皮毛、食物等变应原时，免疫系统会误判它们为"敌人"，释放出组胺来攻击它们，组胺通过组胺 H_1 受体（H_1R）参与变态反应，引起瘙痒，血管扩张、通透性增加，皮肤潮红，心动过速，支气管收缩，刺激气道迷走传入神经等，从而出现多种过敏表现，如皮肤瘙痒、变应性鼻炎、变应性结膜炎、咳嗽。

　　在特应性皮炎的治疗过程中，抗组胺药是通过与组胺 H_1 受体结合而拮抗其相应病理作用，主要用于治疗变态反应性疾病。

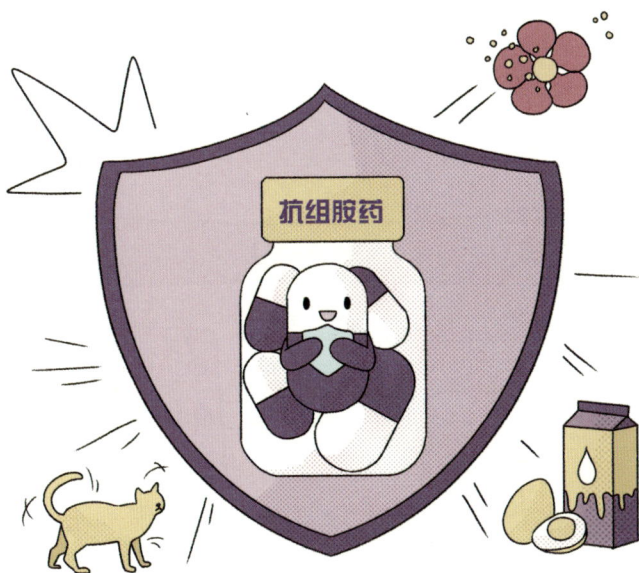

Q 口服抗组胺药有哪些种类

A 口服抗组胺药常被用于特应性皮炎瘙痒的辅助治疗，目前分为第一代和第二代抗阻胺药。

第一代抗组胺药

容易透过血脑屏障，产生中枢抑制，又称为镇静性抗组胺药，不建议长期使用。包括氯苯那敏、苯海拉明、赛庚啶、羟嗪、去氯羟嗪、曲普利啶、美喹他嗪、美吡拉敏、异丙嗪等。

第二代抗组胺药

不易透过血脑屏障，中枢抑制效应低，又称为非镇静性或低镇静性抗组胺药，可在控制症状的前提下小剂量用药，病情缓解后间歇给药维持，直至停用。包括氯雷他定、西替利嗪、左西替利嗪、地氯雷他定、枸地氯雷他定、非索非那定、阿伐斯汀、咪唑斯汀、依巴斯汀、奥洛他定、卢帕他定、苯磺贝他斯汀、比拉斯汀、依美斯汀等。

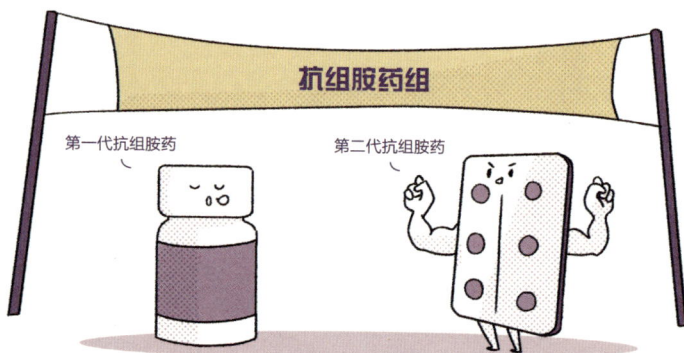

抗组胺药组

第一代抗组胺药　　　　第二代抗组胺药

Q 患者应在什么情况下使用抗组胺药

A 　　口服抗组胺药常被用于特应性皮炎瘙痒的辅助治疗，如果存在以下两种情况，医生可能会建议患者口服抗组胺药。

伴有荨麻疹、变应性鼻炎等过敏合并症

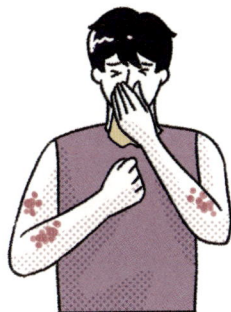

　　推荐使用第二代抗组胺药治疗，常用药物有氯雷他定、西替利嗪等，和由它们衍生的新一代抗组胺药，如地氯雷他定、枸地氯雷他定、卢帕他定、左西替利嗪等。

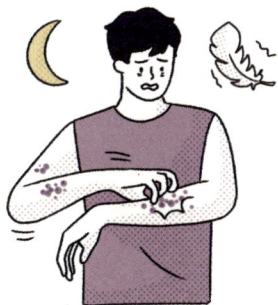

瘙痒明显或伴有睡眠障碍

　　可尝试选用第一代抗组胺药，以苯海拉明、氯苯那敏和异丙嗪为代表。

　　需要注意的是，由于第一代抗组胺药对睡眠质量（快速动眼相延迟并减少）及认知能力的影响，不建议长期使用，特别是儿童患者。

Q 如何选择抗组胺药

A 对于处方药，需要在医生的指导下使用，对于非处方药（OTC）。红色标识的药品需要在药店咨询药师并获得专业指导后按要求使用；绿色标识的药品安全性较高，但仍需要严格按照药品说明书使用。

具体使用时，医生会结合患者的症状、年龄（特殊时期）、基础疾病等情况来选择适宜的药物。

症状

- 治疗合并的荨麻疹、变应性鼻炎时：选用第二代抗组胺药。
- 治疗瘙痒和睡眠障碍时：选用第一代抗组胺药。

年龄（特殊时期）

- 妊娠期 / 哺乳期患者：不建议常规使用抗组胺药，尤其避免在妊娠期前 3 个月内使用。确实需要使用时，优先选择氯苯那敏、氯雷他定或西替利嗪。哺乳期患者在用药期间建议暂停哺乳。
- 儿童患者：建议选择无中枢抑制作用的第二代抗组胺药，避免选择第一代和某些有中枢抑制作用的第二代抗组胺药，以避免影响学习。
- 老年患者：应尽量避免选择第一代抗组胺药，以降低跌倒风险，避免加重青光眼、排尿困难、心律失常等不良反应。

基础疾病

- 肝功能不全者：优选第二代抗组胺药中的西替利嗪、左西替利嗪和非索非那定。
- 轻度肾功能不全者：首选第二代抗组胺药中的依巴斯汀、非索非那定。

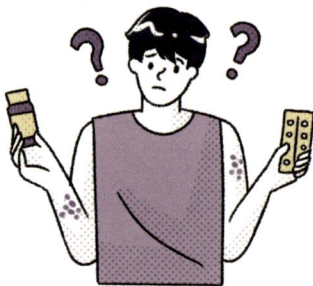

Q 抗组胺药可以长期使用吗

A 一般**不建议长期使用抗组胺药**。

特别是**第一代抗组胺药**，如苯海拉明、氯苯那敏，有较强的中枢抑制作用，容易引起嗜睡、眼压升高、视物模糊、口干、便秘、勃起功能障碍以及排尿困难等。有研究发现，第一代抗组胺药会降低儿童的学习能力和注意力，国外甚至建议停止将第一代抗组胺药用于成人及儿童患者。

第二代抗组胺药，如氯雷他定、西替利嗪，相对来说中枢抑制作用较弱，不良反应较小，但长期使用仍可能出现一些不良反应。

因此，在使用抗组胺药时，应严格遵循医生的建议，注意药物的不良反应，并积极查找变应原，采取综合治疗措施，以提高治疗效果，减少药物的使用时间，降低风险。

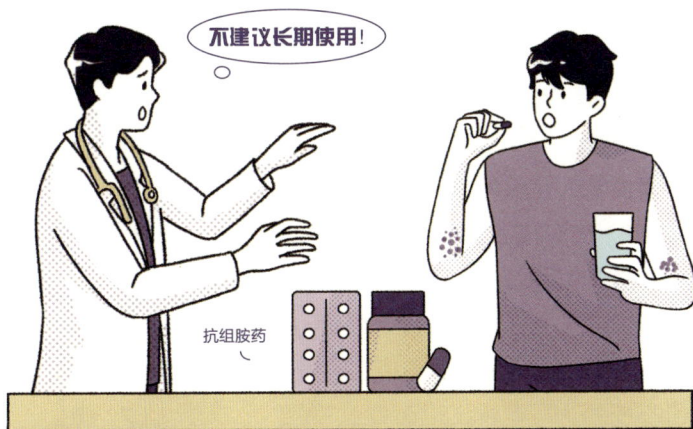

不建议长期使用！

抗组胺药

Q 什么是免疫抑制剂

A 免疫抑制剂是一类抑制机体异常免疫反应，从而减少组织损伤的药物。这类药物能抑制与免疫反应有关细胞（T 细胞和 B 细胞等巨噬细胞）的增殖和功能，从而降低抗体免疫反应。这里的"免疫反应"是指免疫系统识别和清除"异己"的过程，并不等于老百姓通常说的"免疫力"。

免疫抑制剂的类型

- **糖皮质激素**（如泼尼松）：快速抗炎，抑制多种免疫细胞。
- **钙调磷酸酶抑制剂**（如环孢素、他克莫司）：阻断 T 细胞活化。
- **抗增殖药物**（如硫唑嘌呤、吗替麦考酚酯）：抑制免疫细胞分裂。
- **生物制剂**（如抗 TNF-α 单抗）：靶向阻断特定炎症因子。
- **mTOR 抑制剂**（如西罗莫司）：阻断细胞生长信号。

免疫抑制剂的主要不良反应

感染风险升高（因免疫力下降）；肝、肾毒性；高血压、高血糖；骨质疏松（长期使用激素）；部分药物可能增加肿瘤风险。

在特应性皮炎的发病过程中，人体的免疫功能被过度激活，免疫系统紊乱，对人体正常的组织和细胞进行攻击，从而产生免疫炎症反应，对人体造成伤害，这时就需要用免疫抑制剂来控制过激的免疫反应。免疫抑制剂是一把"双刃剑"——能挽救生命（如移植患者）或控制严重的自身免疫性疾病，但过度抑制免疫力可能导致其他风险，需要在医生的指导下个体化使用。

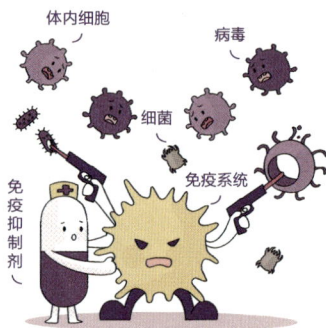

体内细胞

病毒

细菌

免疫系统

免疫抑制剂

Q 免疫抑制剂要用多久

A 特应性皮炎患者常用的免疫抑制剂有环孢素、硫唑嘌呤、甲氨蝶呤和吗替麦考酚酯等，目前仅环孢素获批特应性皮炎（中、重度）适应证，需要在医生的指导下使用。

环孢素，起效时间为 2 周，病情控制后逐渐减少至最小剂量维持，疗程建议不超过 1 ~ 2 年，疗程结束后可考虑间隔 3 ~ 6 个月后开始新疗程。对于老年特应性皮炎患者，环孢素疗程不应超过 12 周，如需要再次用药，应停药 2 周以上。

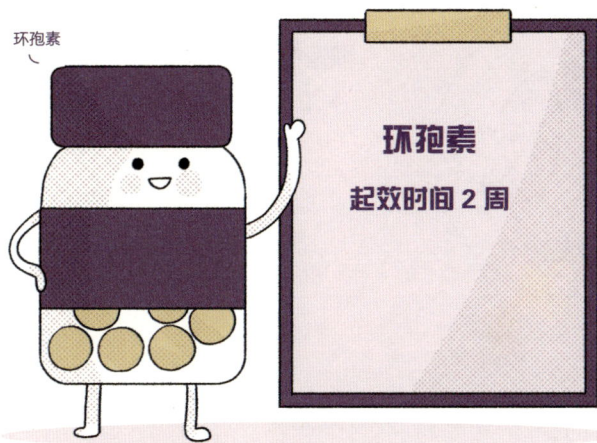

环孢素

环孢素
起效时间 2 周

其他临床常用的免疫抑制剂包括甲氨蝶呤、硫唑嘌呤和吗替麦考酚酯，在特应性皮炎的治疗中均缺乏长期可靠的数据。

Q 免疫抑制剂能长期使用吗

A 不建议长期使用免疫抑制剂来治疗特应性皮炎。

　　免疫抑制剂通常用于特应性皮炎的中、短期治疗，在使用过程中需要密切监测患者的血常规、肝功能、肾功能、免疫功能等指标，根据病情变化和不良反应情况及时调整治疗方案。

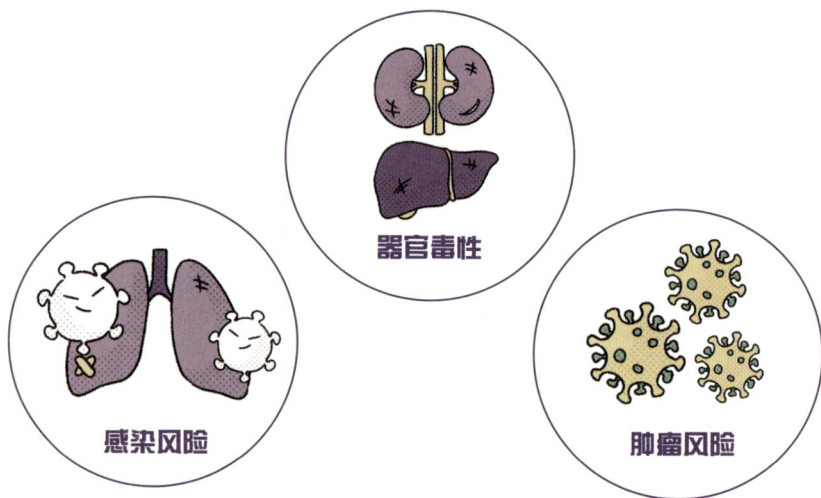

器官毒性

感染风险

肿瘤风险

本问负责编委： 田歆 广州市皮肤病医院

第四节

先进疗法

Q 什么是生物制剂

A 简单来说，生物制剂就是通过现代生物技术制造的新型药物，是药物中的"精准导弹"。

与传统药物相比，生物制剂可以实现对致病因子的"精准打击"，因此往往起效快、有效率高。

按照类型，生物制剂可以分为单克隆抗体类、细胞因子类、生长因子类、生物酶和生物免疫调节剂等。目前，用于治疗特应性皮炎的生物制剂度普利尤单抗属于单克隆抗体类。

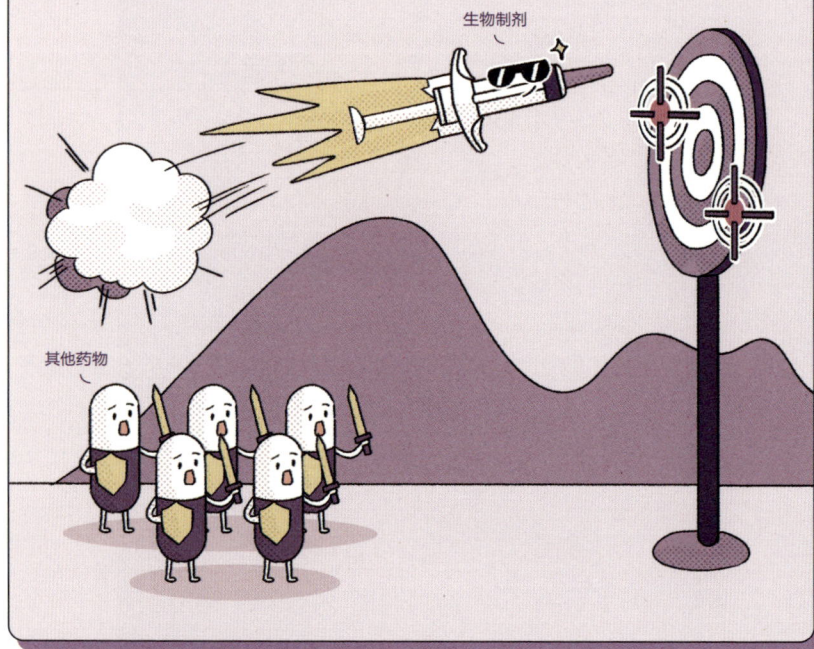

生物制剂

其他药物

Q 特应性皮炎有哪些可以使用的生物制剂

A 目前，全球共 5 款生物制剂获批用于治疗特应性皮炎，包括度普利尤单抗、曲罗芦单抗、奈莫利珠单抗、来金珠单抗和司普奇拜单抗。其中仅度普利尤单抗有 6 个月及以上的儿童适应证；曲罗芦单抗、奈莫利珠单抗、来金珠单抗在部分国家和地区获批青少年适应证。

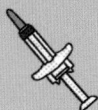

度普利尤单抗 白介素 -4/13 抑制剂	上市时间最长（2017 年 3 月获 FDA 批准上市，2020 年 6 月在我国首次获批上市），目前已在我国获批用于治疗外用药控制不佳或不建议使用外用药的 6 个月及以上儿童和成人中、重度特应性皮炎
曲罗芦单抗 选择性白介素 -13 抑制剂	选择性 IL-13 抑制剂，2021 年 12 月获 FDA 批准用于成人中、重度特应性皮炎，尚未在我国获批
奈莫利珠单抗 白介素 -31Rα 抗体	2022 年在日本获批上市，用于治疗难治性特应性皮炎相关瘙痒，尚未在我国获批
来金珠单抗 白介素 -13 抑制剂	2024 年 9 月获 FDA 批准上市，用于治疗成人和 12 岁及以上、体重至少 40kg 的中、重度特应性皮炎，尚未在我国获批
司普奇拜单抗 国内自主研发的 白介素 -4/13 抑制剂	2024 年 9 月在我国获批用于治疗外用药控制不佳或不适合外用药治疗的成人中、重度特应性皮炎

Q 生物制剂是如何起作用的

A 生物制剂通过精准地靶向特定分子、调节免疫系统或直接作用于病变细胞等方式，发挥疾病治疗作用。

不同类型的生物制剂作用机制有所不同，但都具有高度的特异性和有效性。

以治疗特应性皮炎的生物制剂——度普利尤单抗为例，它能够特异性结合白介素 –4Rα 亚基，从而抑制白介素 –4 和白介素 –13 的信号转导，阻断由白介素 –4 和白介素 –13 介导的 2 型炎症反应，发挥治疗作用。

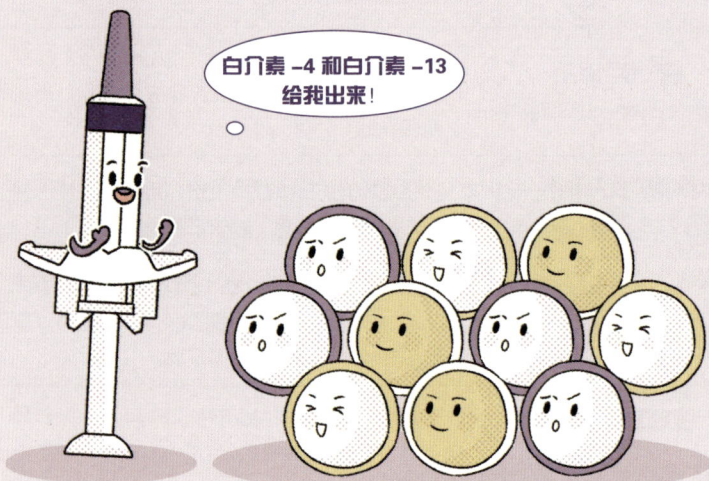

白介素 –4 和白介素 –13 给我出来！

Q 能否在确诊特应性皮炎后直接选择生物制剂作为首次治疗用药

A 不能一概而论，需要医生根据患者的疾病严重程度来判断。

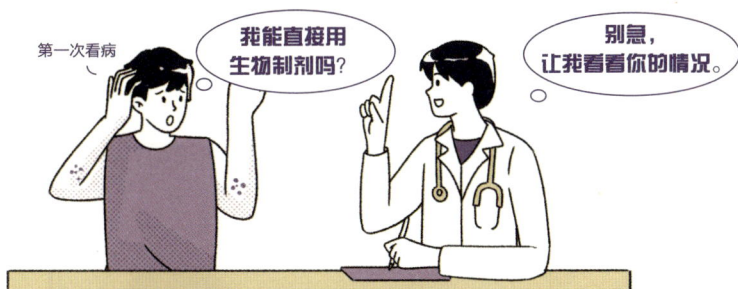

我国《特应性皮炎的全程管理共识》建议如下。

对于轻度特应性皮炎患者

在基础治疗（合理洗浴和润肤，寻找并避免或回避诱发及加重因素）的前提下，根据皮损状态及部位选择合适强度的外用糖皮质激素（TCS）、钙调磷酸酶抑制剂（TCI）、4型磷酸二酯酶（PDE4）抑制剂；必要时口服抗组胺药治疗合并的变态反应性疾病并辅助止痒。

对于中度特应性皮炎患者

建议先用合适强度的 TCS、TCI 和 PDE4 抑制剂快速控制症状并进行主动维持治疗，减少复发。对上述治疗不耐受或不适宜者，可启动系统治疗（如生物制剂）。

对于重度特应性皮炎患者

应尽早启动系统治疗，如生物制剂。

Q 生物制剂有哪些用药方式

A 目前，在中国获批上市用于治疗特应性皮炎的生物制剂有度普利尤单抗和司普奇拜单抗，用药方式均为皮下注射。

注射部位可选择上臂外侧、大腿前侧、腹部等，不可注射在皮肤敏感、损伤以及血管、神经丰富的部位。

虽然皮下注射通常需要由医护人员操作，但在使用度普利尤单抗治疗特应性皮炎时，其预充式注射装置经过精心设计，操作相对简便，患者在掌握正确的使用方法后，能更加便捷地进行居家治疗，在一定程度上提高了治疗的依从性和便利性。

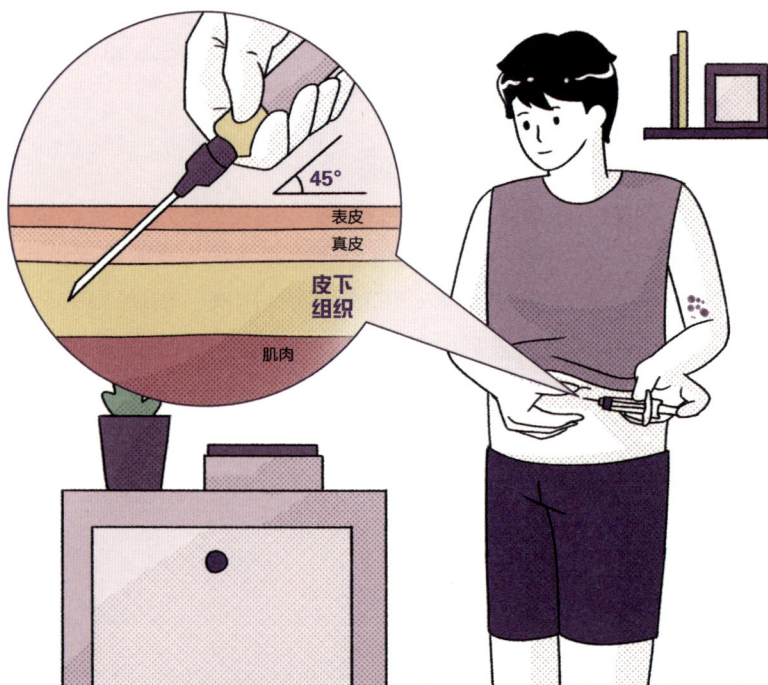

45°
表皮
真皮
皮下组织
肌肉

Q 为什么生物制剂不能口服

A 治疗特应性皮炎的生物制剂，均属于单克隆抗体类，本质是蛋白质分子，如果口服，进入胃中就会被消化降解为小肽和单个氨基酸分子，从而失去药物活性。因此，生物制剂仅适合注射给药。

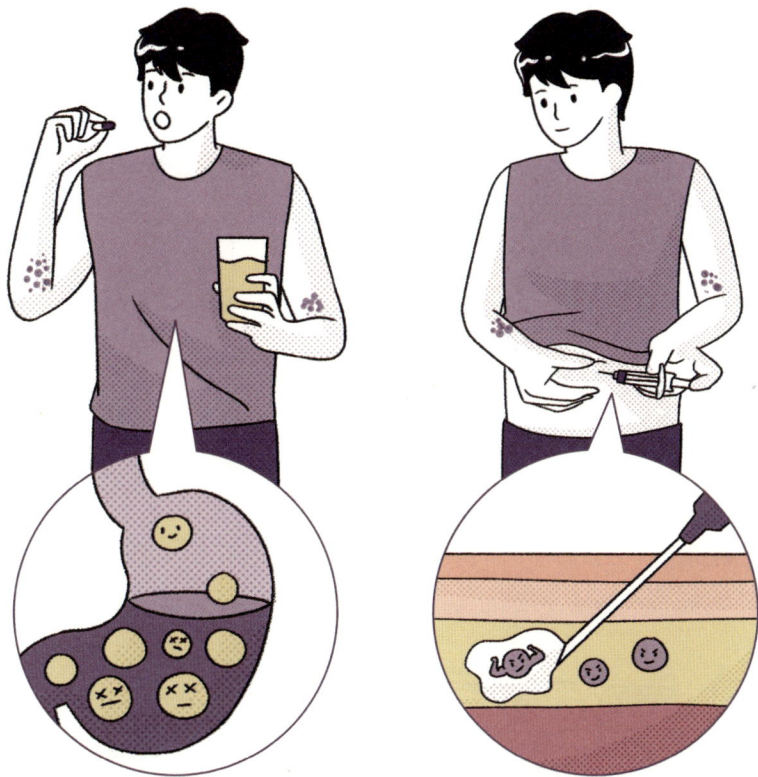

注：小肽是由 2 ~ 20 个氨基酸通过肽键连接而成的短链化合物，分子量较小，结构简单，能被人体直接吸收，在免疫调节、细胞信号传导等生理过程中发挥作用。

Q 国内不同的生物制剂装置有什么区别

A 目前，国内用于治疗特应性皮炎的生物制剂有两种。

度普利尤单抗

国内上市

200mg 预充式注射器

300mg 预充式注射器

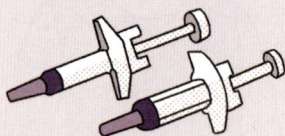

可居家自行注射

司普奇拜单抗

国内上市

300mg 西林瓶

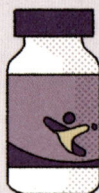

度普利尤单抗 300mg（2.0mL）/ 支（预充式自动注射笔）已于 2024 年底获批上市，预计 2025 年下半年患者可以购买、使用，该剂型的使用体验感更好。

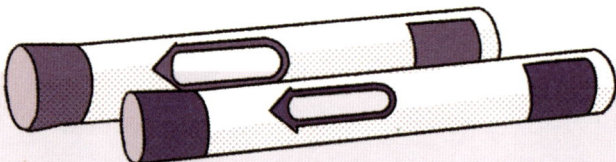

Q 患者在使用生物制剂期间有哪些注意事项

A 总体来说，生物制剂的安全性比较好，在遵医嘱用药的情况下患者多能获得良好疗效，不良反应多在可控范围内，无须特别处理。

特应性皮炎的生物制剂，以度普利尤单抗为例，较常见的不良反应是结膜炎、注射部位反应和头痛，大多为轻、中度，一般情况下无须特殊处理，也无须特别监测患者的血常规、尿常规、血清生化等实验室指标。

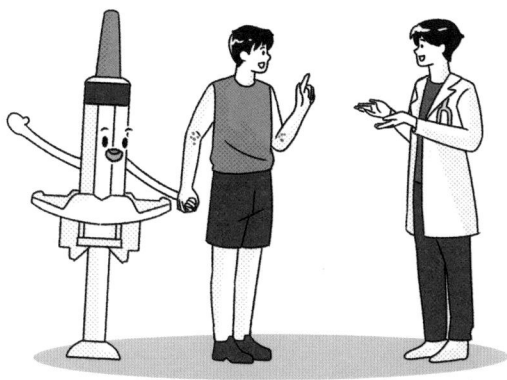

轻度结膜炎可用热敷、人工泪液、透明质酸钠、抗组胺滴眼剂等治疗；中、重度结膜炎可用糖皮质激素、他克莫司或环孢素等抗炎滴眼剂或眼膏治疗，以上药物最好在医生的指导下使用。

在生物制剂使用过程中不影响灭活疫苗接种，但应避免接种减毒活疫苗。另外，如发现蠕虫感染，且抗蠕虫药物治疗效果不佳，应停用度普利尤单抗。

你可能还想知道

- 使用生物制剂期间可以接种狂犬病疫苗吗 → 跳转至 235 页了解真相
- 治疗期间能否接种流感疫苗、带状疱疹疫苗、HPV 疫苗等 → 跳转至 347 页了解真相

Q 特殊部位发生特应性皮炎，可以使用生物制剂吗

A 可以。生物制剂的使用不受发病部位的限制。

特应性皮炎的临床表现具有高度异质性，不同年龄、不同种族、不同疾病严重度以及不同病期的患者在皮疹形态、发病部位和炎症模式方面常有较大差别。

■ **特殊部位**

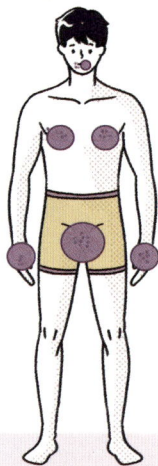

临床上常见的阴囊湿疹、手湿疹、乳房湿疹和剥脱性唇炎等大多可以诊断为特殊部位特应性皮炎。特殊部位特应性皮炎的发生与局部皮肤的微环境关系密切。

这些特殊部位特应性皮炎的治疗，基本原则和方法与特应性皮炎一致。对于症状较为严重或皮损全身泛发的情况，仍然可以使用生物制剂（如度普利尤单抗）。

你可能还想知道

- 乳头湿疹反反复复总不好，有可能是特应性皮炎吗 —— 跳转至 **037** 页了解真相
- 阴囊湿疹反反复复总不好，有可能是特应性皮炎吗 —— 跳转至 **038** 页了解真相

Q 每次注射生物制剂需要更换注射部位吗

A 考虑到在同一部位重复注射可能加重注射部位反应，也可能增加皮肤损伤和感染风险，建议每次注射时更换注射部位。

以度普利尤单抗为例，选择注射部位时，可皮下注射至大腿或腹部（肚子）（肚脐周围5cm以内的区域除外）。每次注射均应更换注射部位，同时应避免注射到脆弱、损伤或有瘀伤、瘢痕的皮肤上。

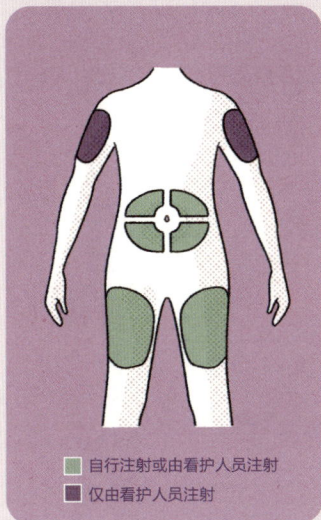

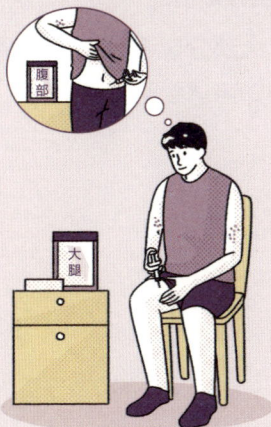

腹部

大腿

自行注射或由看护人员注射
仅由看护人员注射

Q 使用生物制剂多久能见效

A 生物制剂一般起效迅速，但具体起效时间因个体差异、疾病严重程度等因素而有所不同。

缓解瘙痒

以度普利尤单抗为例，缓解瘙痒的疗效因人而异，但总体来说，瘙痒比皮损缓解得更快。部分成人患者用药第 2 天瘙痒即可获得明显改善，用药三四个月后，平均瘙痒程度可降至用药前的一半甚至更多。青少年和儿童患者使用度普利尤单抗同样可以快速、明显缓解瘙痒。长期坚持治疗可以持续提高疗效，甚至可使瘙痒消失。

改善皮损

大部分患者治疗 4~6 周，皮损即可得到明显改善。

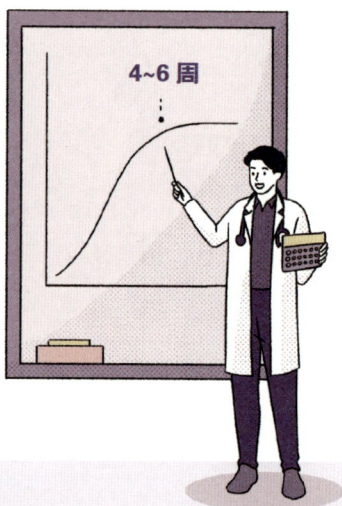

4~6 周

Q 生物制剂使用期间可以换药吗

A 生物制剂使用期间一般不建议随意换药。如果必须换药，则需要充分考虑多种因素，并在医生的专业指导和密切监测下谨慎进行。

一般在出现生物制剂治疗失败或疗效衰减时，医生会考虑调整治疗策略，包括联合免疫抑制剂、增加生物制剂的药物剂量或缩短用药间隔、转换为其他生物制剂或小分子药物、转换为传统治疗方法等。

以特应性皮炎的治疗为例，如司普奇拜单抗治疗特应性皮炎16周无效的患者应考虑停止治疗。对于部分缓解或缓解后又加重者，建议联合外用糖皮质激素、钙调磷酸酶抑制剂、紫外线光疗或系统免疫抑制剂，或换用其他生物制剂（如度普利尤单抗），同时寻找可能的诱因并进行针对性治疗。

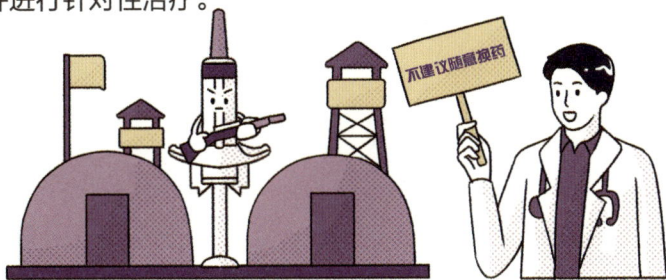

关于生物制剂的转换，要遵循慎重、科学、合理的原则，充分考虑患者的需求、药物的疗效和安全性、生活质量及其他因素。总之，生物制剂的转换必须在医生的指导下进行，切不可随意换药。

你可能还想知道

- 可以合并使用不同的生物制剂吗 —→ 跳转至 232 页了解真相

Q 患者可以自己在家使用生物制剂吗

A 这由生物制剂的装置特点决定，经过专业人员培训后，患者可以自己在家使用预充式注射器。

如度普利尤单抗，注射方法简单，大多数患者经专业人员培训后，可以掌握注射技术，自己在家用药。

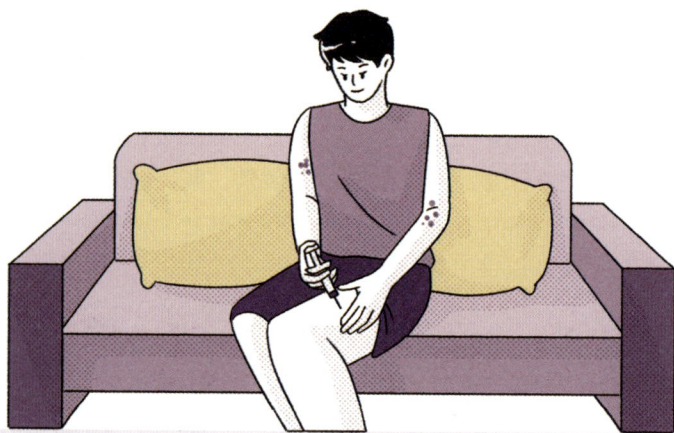

在度普利尤单抗的药品说明书中提到，在医疗卫生专业人员认可的情况下，患者可以自行注射，但需要医疗卫生专业人员在首次注射前向患者展示正确使用注射器的方法。

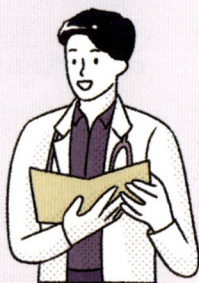

Q 生物制剂可以长期使用吗

A 建议长期使用治疗特应性皮炎的生物制剂。

以度普利尤单抗为例，当治疗开始后，若疗效较好，医生会根据实际情况来调整用药方案。我国《度普利尤单抗治疗特应性皮炎专家共识》建议如下。

推荐使用度普利尤单抗进行足够疗程的标准治疗，达到优化的短期目标，并尽可能长期维持（每 2 周给药 1 次）达到疾病的长期治疗目标；BioDay 真实世界研究表明，成人患者使用度普利尤单抗时，建议至少进行 1 年的标准治疗。经 1 年每 2 周给药 1 次治疗且病情得到较长时间控制者，再考虑缓慢减量至每 3 周给药 1 次或每 4 周给药 1 次，减量需要循序渐进，并密切监测疗效变化。儿童患者则需要由医生进行个体化评估，但同样建议在足够疗程且病情稳定的基础上谨慎调整剂量并持续监测。

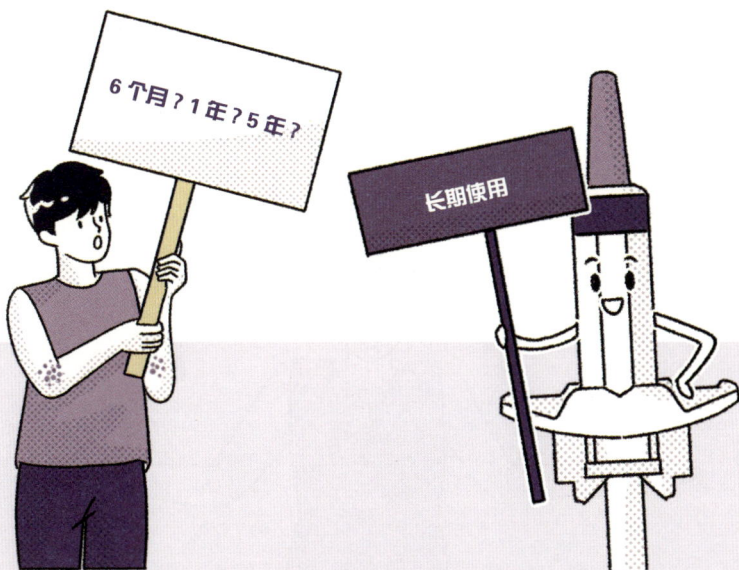

Q 可以合并使用不同的生物制剂吗

A 一般不建议联合使用两种生物制剂。一方面，性价比不高，生物制剂目前费用较高，两种联用效果并不是 1+1>2。另一方面，联用两种生物制剂，发生不良反应的风险可能是 1+1>2。部分患者病情实在难以控制，医生正在积极探索两种生物制剂联用的可能性。

部分案例研究显示如下。

- 合并特应性皮炎、银屑病和大疱性类天疱疮的患者，使用度普利尤单抗和古赛奇尤单抗联合治疗后，皮损面积与严重程度显著改善。
- 重度特应性皮炎合并克罗恩病的患者，接受度普利尤单抗和乌司奴单抗联合治疗后成功，随访 7 个月未发现药物互相干扰。

不过，不同生物制剂的联合疗法还需要进一步探讨，若特应性皮炎患者有合并症，需要医生评估后选择适合的治疗方案。

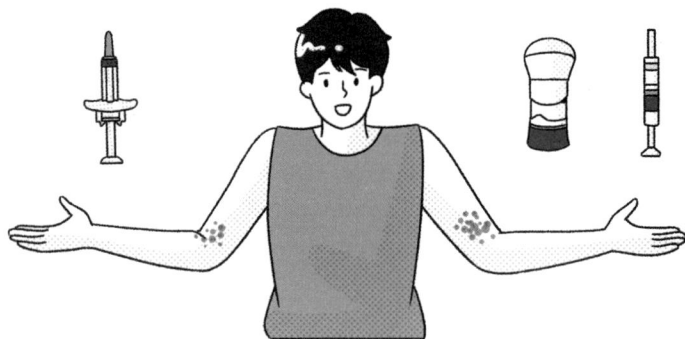

Q 使用生物制剂会影响患者常用药的服用吗

A 对于常用药，由于成分不同，故与生物制剂能否合用不能一概而论，患者应参照药品说明书使用或咨询医生。

如果因治疗其他慢性病而需要长期用药，建议向医生详细说明病史和用药情况，由医生综合评估后再用药。

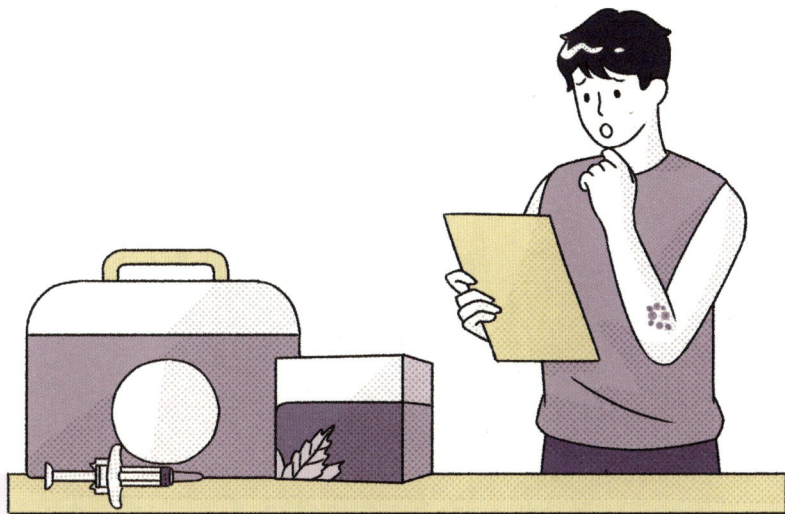

Q 使用生物制剂后出现耐药应该怎么办

A 如果使用生物制剂后出现耐药，建议患者在医生的指导下调整治疗策略。

部分患者在使用生物制剂的过程中可能出现刚开始疗效好，后期疗效欠佳的情况，这就是所谓的"耐药"。

如果出现耐药，建议在医生的指导下调整治疗策略，如联合免疫抑制剂以提高疗效并降低药物抗体的产生、增加生物制剂的药物剂量或缩短用药间隔、转换为其他生物制剂或小分子药物、转换为传统治疗方法等。

这是药物失效了吗？

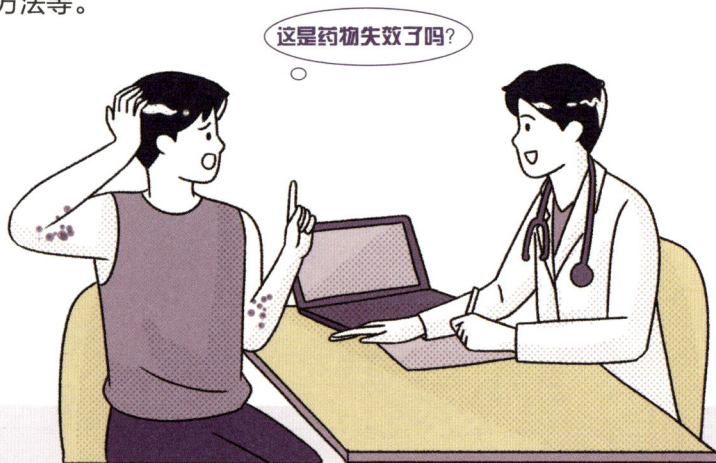

你可能还想知道

- 同样的治疗方案效果时好时坏，是耐药了吗 ———→ 跳转至 154 页了解真相

Q 使用生物制剂期间可以接种狂犬病疫苗吗

A 可以。

目前人用狂犬病疫苗的有效成分为灭活的狂犬病毒固定毒，属于灭活疫苗，可以正常接种。

国内相关专家共识指出，使用度普利尤单抗不影响灭活疫苗接种后保护性抗体的生成。国外共识也表明，在接受度普利尤单抗治疗期间，接种疫苗不会增加特应性皮炎病情恶化的风险。

所以，使用生物制剂（如度普利尤单抗）治疗期间，可以接种狂犬病疫苗等灭活疫苗。

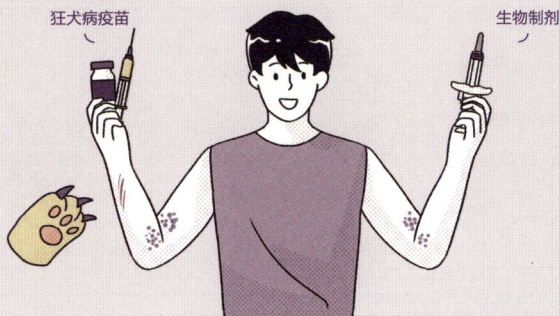

狂犬病疫苗　　　　　　　　　　　　　生物制剂

Q 治疗特应性皮炎的生物制剂能通过医保报销吗

A 截至 2024 年底，在我国获批用于治疗特应性皮炎的生物制剂包括度普利尤单抗和司普奇拜单抗。

度普利尤单抗能通过医保报销，其报销类别为医保乙类，限对传统治疗无效、有禁忌或不耐受的中、重度特应性皮炎患者，需要按药品说明书用药。

目前司普奇拜单抗暂未纳入医保。

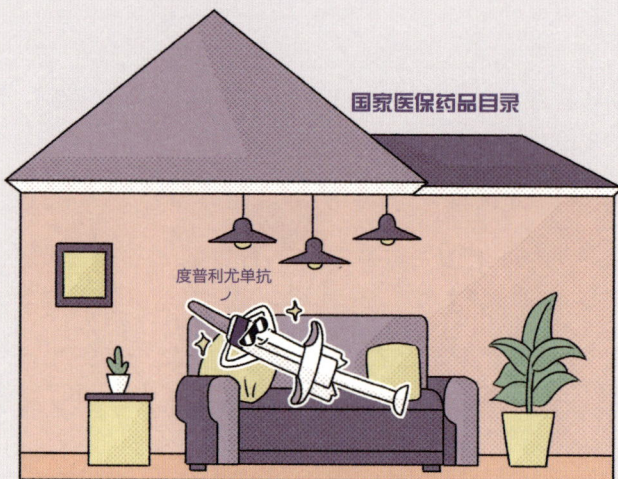

国家医保药品目录

度普利尤单抗

Q 什么是度普利尤单抗

A 度普利尤单抗是一种全人源单克隆抗体，可特异性结合白介素 -4Rα 亚基，从而抑制白介素 -4 和白介素 -13 的信号转导，阻断由白介素 -4 和白介素 -13 介导的 2 型炎症反应，是特应性皮炎系统治疗中用到的一种新型生物制剂。

"全人源单克隆抗体"是指不含其他物种成分，完全由人类抗体基因编码而成的抗体，相较于其他抗体形式，全人源单克隆抗体具备高特异性、高亲和力及高安全性的显著优势。

- 高特异性：就像"精准制导导弹"，能精准锁定异常免疫细胞，发动攻击，避免伤及正常免疫系统，这样不良反应风险就会大大降低。
- 高亲和力：则像"强力磁铁"，抗体和抗原结合得更牢固。这样一来，用药量可以更少，药效持续时间则更长。
- 高安全性：如同免疫系统的"隐形防护服"，因全人源单克隆抗体与人体高度同源，其"人类属性"难以被免疫系统识别为外来物质，从源头降低抗药物抗体产生的风险。

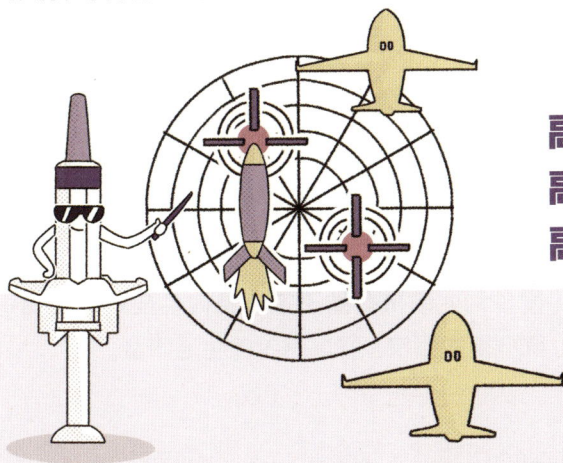

高特异性
高亲和力
高安全性

Q 度普利尤单抗疗效如何

A 度普利尤单抗缓解特应性皮炎的症状较快。

短期来看 患者通常在用药后 1～2 周能感受到瘙痒减轻、皮损改善。具体表现如下。

改善瘙痒

度普利尤单抗对瘙痒症状的改善作用较快且明显。对于成年患者，通常在用药 1～2 周瘙痒可以获得一定程度的改善；用药三四个月后，平均瘙痒程度会显著降低；部分患者在 1 周内就能感受到瘙痒缓解。对于儿童及青少年患者，度普利尤单抗改善瘙痒的作用同样明显。

改善皮损

大部分患者治疗 4～6 周皮损得到明显改善。

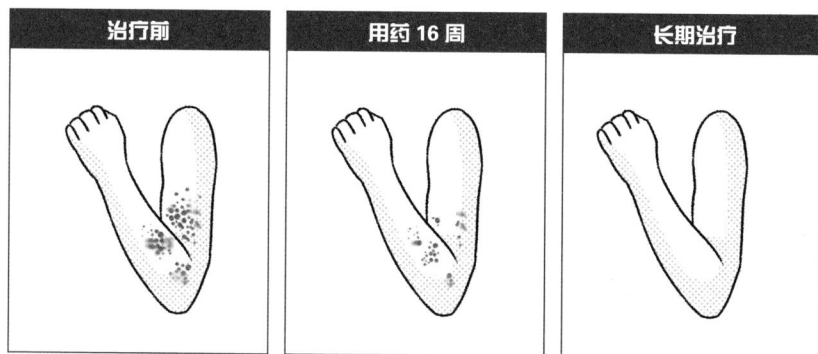

| 治疗前 | 用药 16 周 | 长期治疗 |

长期来看 度普利尤单抗有助于控制特应性皮炎的病情进展，降低复发频率，提高患者的生活质量。

Q 度普利尤单抗的作用机制是什么

A 从目前的研究来看，度普利尤单抗的作用机制就像"钥匙和锁"的关系。

度普利尤单抗这把"钥匙"只会对"形状符合"的细胞因子受体（白介素 -4 和白介素 -13 受体的共同亚基）产生作用，进而准确识别并"锁"住白介素 -4 和白介素 -13 的炎症信号，从而实现对特应性皮炎的治疗。

在这个过程中，度普利尤单抗只会精准影响它识别到的细胞因子，完全不会影响其他细胞因子的功能，所以，它具有精准、快速、安全和便捷的特点。

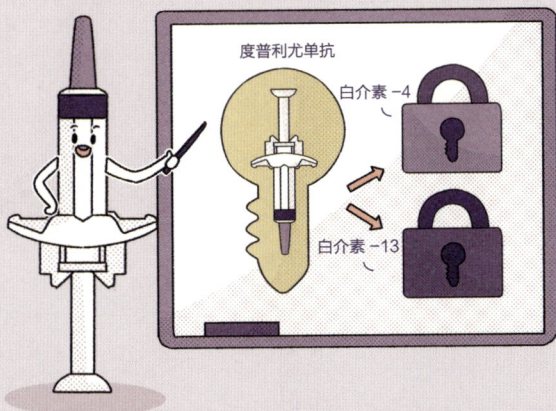

度普利尤单抗
白介素 -4
白介素 -13

Q 度普利尤单抗有哪些不良反应

A 　　度普利尤单抗在特应性皮炎适应证中，较常见的不良反应是注射部位反应（包括红斑、水肿、瘙痒、疼痛和肿胀）、结膜炎、关节痛、口腔疱疹和嗜酸性粒细胞增多。总体来说，生物制剂安全性较其他系统疗法更有保证，常见不良反应可控。

　　在慢性阻塞性肺疾病和其他适应证中报告的其他不良反应为注射部位瘀青。在慢性阻塞性肺疾病中报告的另外的不良反应为注射部位硬化、皮疹和皮炎。同时报告了血清病、血清病样反应、速发型变态反应和溃疡性角膜炎等罕见病例。

　　如果患者在使用度普利尤单抗过程中出现任何不良反应，应立即联系医生处理。

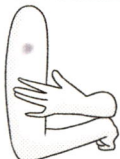
注射部位反应

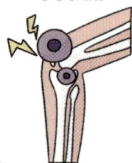
关节痛

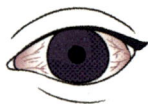
结膜炎

Q 如何使用度普利尤单抗

A 　　度普利尤单抗通过皮下注射至大腿或腹部（肚脐周围 5cm 以内的区域除外）。如果由他人注射，也可注射于上臂。每次注射时应轮换注射部位，避开脆弱、受伤或有瘀青、瘢痕的皮肤。预充式注射剂便于居家给药，可以提高患者的依从性。

给药剂量如下（剂量仅针对特应性皮炎）。

儿童患者 按重量分级给药方案

6 个月至 5 岁

5~15kg	**200mg** 1 支 200mg 预装笔	**每 4 周 1 次**		
15~30kg	**300mg** 1 支 300mg 预装笔	**每 4 周 1 次**		

6~17 岁

15~30kg	初始剂量 **600mg** 2 支 300mg 预装笔	**每 4 周 1 次**	随后剂量 **300mg** 1 支 300mg 预装笔
30~60kg	初始剂量 **400mg** 2 支 200mg 预装笔	**每 2 周 1 次**	随后剂量 **200mg** 1 支 200mg 预装笔
60kg 以上	初始剂量 **600mg** 2 支 300mg 预装笔	**每 2 周 1 次**	随后剂量 **300mg** 1 支 300mg 预装笔

成人患者 一种给药方案

18 岁 以上	初始剂量 **600mg** 2 支 300mg 预装笔	**每 2 周 1 次**	随后剂量 **300mg** 1 支 300mg 预装笔

Q # 度普利尤单抗用了 2 周症状还未缓解，应该怎么办

A 用药 2 周症状还未缓解，并不意味着药物无效。

对于大部分患者来说，在用药后可快速起效，一两天内瘙痒就会减轻，1 周内皮疹开始减轻。根据度普利尤单抗的药品说明书，应在用药 16 周后评估疗效，如果用药 16 周后无效，应考虑停药。

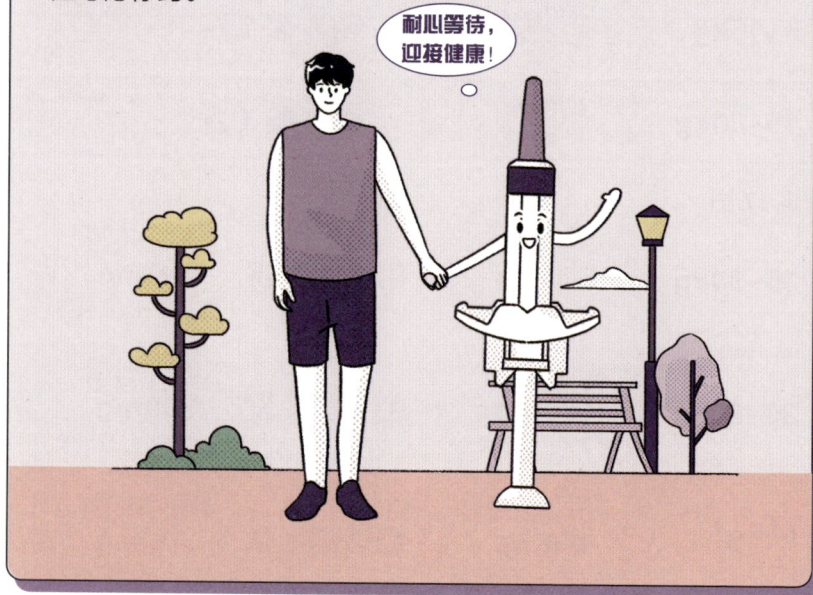

耐心等待，迎接健康！

你可能还想知道

- 使用生物制剂多久能见效 ⟶ 跳转至 **228** 页了解真相

Q 度普利尤单抗可以长期使用吗

A 在医生的指导下，患者可以长期使用度普利尤单抗。

推荐进行足够疗程的标准治疗

推荐使用度普利尤单抗进行 3 ~ 6 个月的标准治疗，达到优化的短期目标，并尽可能长期维持（每 2 周给药 1 次）达到疾病的长期治疗目标。BioDay 真实世界研究表明，成人患者使用度普利尤单抗时，建议至少进行 1 年的标准治疗。经 1 年每 2 周给药 1 次治疗且病情得到较长时间控制者，再考虑缓慢减量至每 3 周给药 1 次或每 4 周给药 1 次，减量需要循序渐进，并密切监测疗效变化。儿童患者则需要由医生进行个体化评估，但同样建议在足够疗程且病情稳定的基础上谨慎调整剂量并持续监测。

长期使用安全性良好

目前的研究证据显示，度普利尤单抗治疗中、重度特应性皮炎具有良好的疗效和安全性，发生的不良反应基本在可接受范围内。

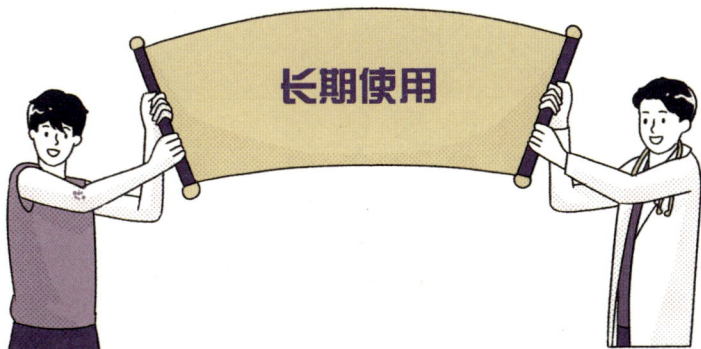

长期使用

Q 错过度普利尤单抗的注射时间，应该怎么办

A 如果错过一次给药，患者需要及时补打。不同的用药方案对应的补充给药方案有所不同，患者需要根据具体情况安排补充给药，同时密切观察自身症状变化，并严格遵循医嘱执行后续治疗方案。

具体补充给药方案如下。

每 2 周给药 1 次的患者

错过一次给药时，在计划给药日后 7 天内补充给药，然后恢复原先的给药计划。如未能在计划给药日后 7 天内完成补充给药，可等待至下一个计划给药时点给药。

每 4 周给药 1 次的患者

错过一次给药时，在计划给药日后 7 天内补充给药，然后恢复原先的给药计划。如未能在计划给药日后 7 天内完成补充给药，应在补充注射后重新建立新的给药计划。

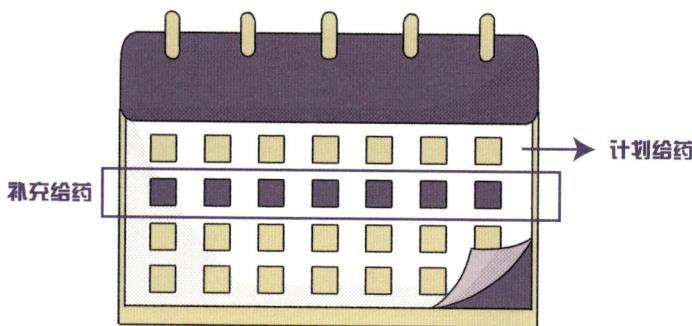

补充给药　　　　　　　　　　　　　　　　　　计划给药

Q 患者最近病情加重，但还没到生物制剂注射时间，可以提前注射吗

A 患者应严格按照医生的处方和药品说明书注射生物制剂（如度普利尤单抗）。

如果特应性皮炎患者病情加重，但未到规定的注射时间，不可自行决定提前注射。

药品的使用剂量和时间间隔是经过严格的临床研究确定的，随意更改可能增加不良反应的风险，也可能影响药物的疗效。

在这种情况下，患者应及时联系医生，向医生说明病情变化，由医生根据具体情况评估是否需要调整治疗方案。

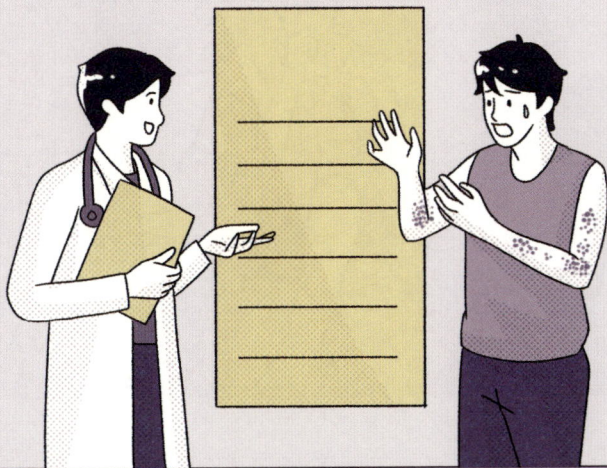

Q 感冒、发热可以使用度普利尤单抗吗

A 感冒、发热并不是使用度普利尤单抗的禁忌证。

发热通常是感染的征兆，国内相关专家共识指出，度普利尤单抗不会增加感染风险。

如果患者出现感冒、发热的情况，应咨询医生，由医生根据患者的症状和健康状况加以判断。

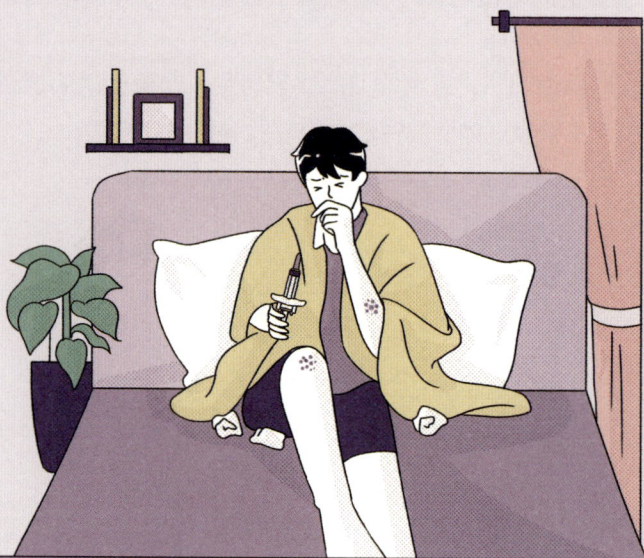

Q 特应性皮炎合并变应性鼻炎，还能使用度普利尤单抗吗

A 可以使用。

　　变应性鼻炎是特应性皮炎常见的合并症，它们的发病机制都与 2 型炎症有关。度普利尤单抗可以准确识别并阻断白介素 -4、白介素 -13 炎症信号，而白介素 -4 和白介素 -13 是 2 型炎症的关键驱动因素，因此变应性鼻炎也适合用度普利尤单抗治疗。

　　现在，度普利尤单抗在欧美国家已获批用于治疗其他 2 型炎症性疾病。

　　辛普森（Simpson）等在一项评估度普利尤单抗治疗青少年中、重度特应性皮炎有效性和安全性的 3 期临床试验中发现，合并变应性哮喘或变应性鼻炎的患者使用度普利尤单抗 16 周时，其变应性哮喘和变应性鼻炎症状改善明显。

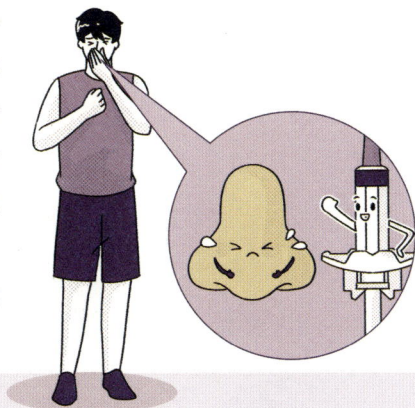

你可能还想知道

▪ 为什么特应性皮炎经常和其他 2 型炎症性疾病一起出现

⟶ 跳转至 083 页了解真相

Q 使用度普利尤单抗后出现结膜炎，还能继续使用吗

A 在度普利尤单抗治疗期间，出现结膜炎可能与度普利尤单抗的应用有关，也可能与治疗过程中接触易引起过敏的物质有关。

具体处理方法如下。

避开刺激物。如有明确的致敏物质接触史，应避开刺激物。

症状不严重的：可通过热敷，使用人工泪液、透明质酸钠滴眼剂、抗组胺滴眼剂等来缓解。

症状比较严重的：医生可能请眼科会诊，可能使用糖皮质激素、他克莫司或环孢素等抗炎滴眼剂或眼膏治疗。

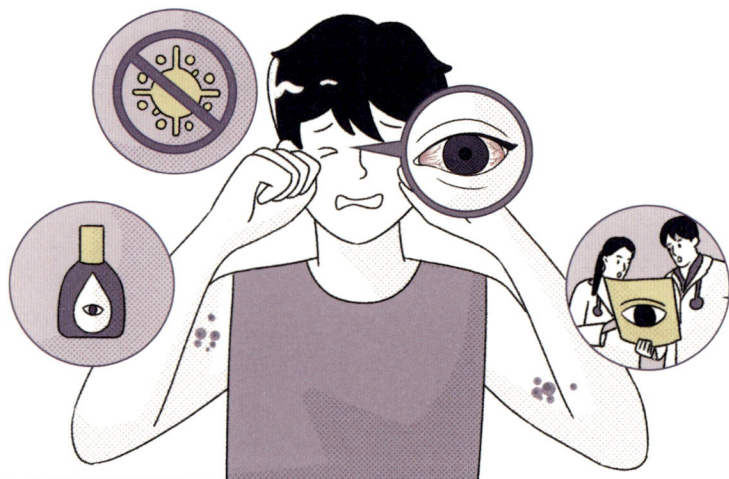

Q 已经多次注射度普利尤单抗，为什么还会瘙痒和起疹子

A 这种情况需要综合分析。在已经严格遵医嘱用药的情况下，患者如果还会瘙痒和起疹子，可能与如下情况有关。

病情急性加重

急性情况下医生会考虑增加外用抗炎药，甚至系统使用糖皮质激素。

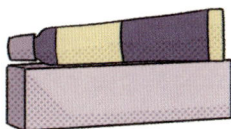

存在耐药

患者对药物的敏感性降低，这时医生会加用一些传统免疫抑制剂，如环孢素、吗替麦考酚酯、甲氨蝶呤。

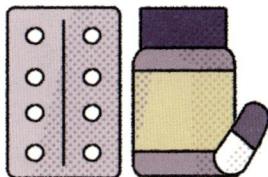

特殊原因

本身病情较重或体重过重等特殊原因导致疗效不佳，这时医生会加大剂量或提高注射频率，也可能联合上文所说的传统免疫抑制剂。

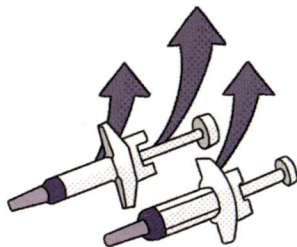

还有一种可能，是其他疾病导致的皮疹，和特应性皮炎无关。无论是哪种情况，患者都不要病急乱投"偏方"，应把自己的担忧告诉医生，请医生来甄别和用药。

Q 司普奇拜单抗是什么

A 司普奇拜单抗是采用中国仓鼠卵巢细胞表达制备的靶向白介素 -4Rα 亚基的人源化单克隆抗体，能够抑制白介素 -4/ 白介素 -13 信号转导。

2024 年 9 月，国家药品监督管理局批准其用于治疗外用药控制不佳或不适合外用药治疗的成人中、重度特应性皮炎。初始剂量为 600mg（300mg，注射 2 次），后续以每 2 周 1 次的频率给予 300mg，皮下注射。具体临床疗效因人而异，可咨询医生。

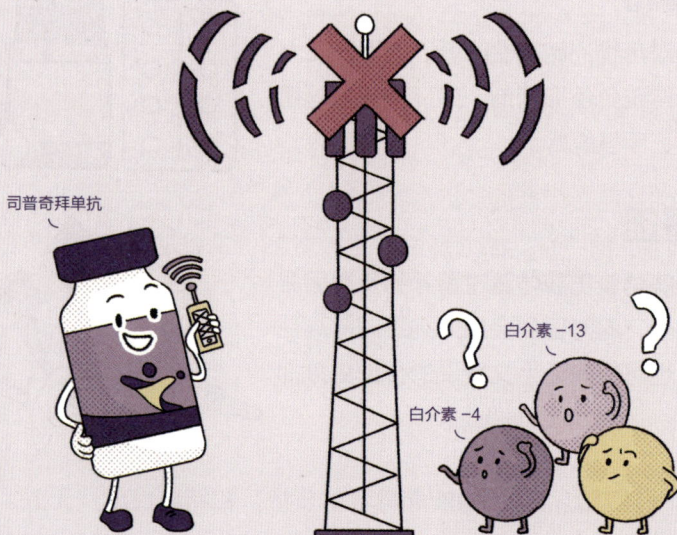

司普奇拜单抗

白介素 -13

白介素 -4

Q 什么是 JAK 抑制剂

A JAK 是人体内的一种酶，叫作非受体型酪氨酸激酶，与底物信号转导及转录激活蛋白（STAT）构成 JAK-STAT 信号通路，这条信号通路在多种疾病中发挥作用，影响细胞的增殖、分化、凋亡及免疫调节等功能。

特应性皮炎的发生与白介素 -4、白介素 -13、白介素 -31 等细胞因子的异常表达有关，这些细胞因子想要发挥作用，需要依赖 JAK-STAT 信号通路完成信号转导。

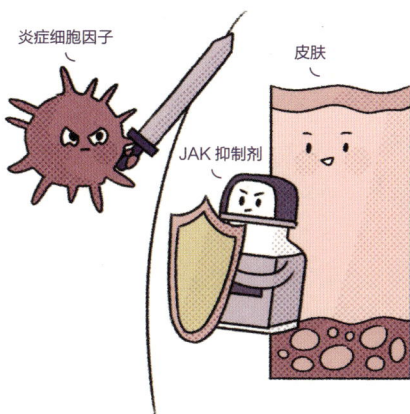

炎症细胞因子

皮肤

JAK 抑制剂

JAK 抑制剂通过抑制 JAK-STAT 信号通路，从而抑制多种细胞因子的级联反应，阻断特应性皮炎的发生、发展。

目前，全球共有 5 种获批用于特应性皮炎治疗的 JAK 抑制剂。在中国，乌帕替尼和阿布昔替尼是两种针对 JAK1 的口服小分子抑制剂，已获批用于治疗 12 岁以上难治性中、重度特应性皮炎患者，限难治性中、重度特应性皮炎的二线治疗。另外，国外上市的还有巴瑞替尼 *，为口服 JAK 抑制剂，而迪高替尼和芦可替尼则属于外用 JAK 抑制剂。

需要注意的是，口服 JAK 抑制剂存在一定的不良反应风险，如感染风险增加、血液系统异常，FDA 批准的大多数 JAK 抑制剂在标签中加有黑框警告。

注：巴瑞替尼的特应性皮炎适应证暂未在国内获批。

Q 新型生物制剂和口服 JAK 抑制剂，应该如何选择

A 生物制剂可作为中。重度特应性皮炎患者的一线系统治疗药物，起效迅速、安全性较高，通常会是医生的优选。

在有可用药物的情况下，如果外用药对中、重度特应性皮炎患者效果不好或者不适合，那么生物制剂可以作为一线系统治疗药物。其中，度普利尤单抗可以阻断白介素 −4 和白介素 −13 的炎症信号，具有精准靶向特点。与 JAK 抑制剂相比，度普利尤单抗的疗效维持时间相对较长，复发风险较低。

JAK 抑制剂是一种小分子靶向药，目前国内已批准乌帕替尼和阿布昔替尼用于成人和 12 岁及以上青少年的难治性中、重度特应性皮炎患者的治疗，尚未在 12 岁以下儿童患者中明确其安全性和有效性。

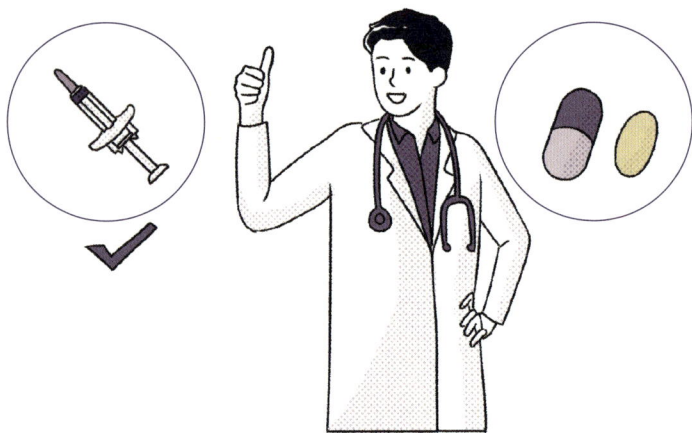

具体选择用药时需要考虑患者的年龄以及是否存在心血管或恶性肿瘤危险因素。如果存在以上危险因素，或者在不确定的情况下，医生可能更倾向于选择新型生物制剂。

　　对于年龄 < 65 岁且无上述危险因素的患者，在生物制剂治疗效果不佳的情况下可以尝试使用 JAK 抑制剂。

　　总之，特应性皮炎患者在选择新型生物制剂和 JAK 抑制剂时，应该与医生充分沟通，根据自己的具体病情、需求和身体状况做出最适合自己的选择。

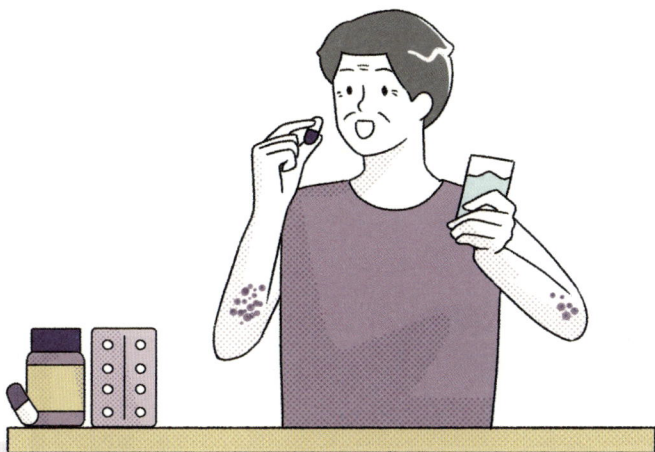

Q 换用口服 JAK 抑制剂前，患者需要做哪些检查

A 如其他系统治疗（如激素、生物制剂）无效或效果不好，可以考虑使用 JAK 抑制剂。在使用 JAK 抑制剂治疗前，患者应做血常规、肝功能、肾功能、血脂、肌酸激酶（CK）、结核、乙型 / 丙型病毒性肝炎筛查等检查。

在治疗后 1 个月及之后的每 3 个月，患者应复查血常规、肝功能、肾功能、血脂、肌酸激酶（CK）。

如有血栓风险因素（如老龄、肥胖、既往深静脉血栓 / 肺栓塞病史）、使用避孕药或激素替代治疗、大型外科手术、长期制动、长期口服激素者，治疗前需要同时筛查 D- 二聚体和凝血功能，必要时完善下肢静脉超声。

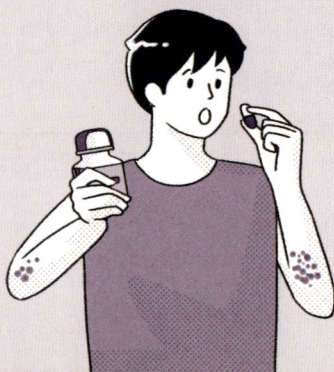

检查项目

血常规

肝功能、肾功能

血脂

肌酸激酶（CK）

结核

乙型 / 丙型病毒性肝炎

Q 口服 JAK 抑制剂需要和其他药物一起用吗

A 不一定，口服 JAK 抑制剂可与外用糖皮质激素联合使用，也可单独使用，具体情况应在医生的判断与指导下进行，患者切勿自行联合使用。

研究显示，一些口服 JAK 抑制剂，如巴瑞替尼或阿布昔替尼，联合外用糖皮质激素可提高疗效。但要注意的是，不建议 JAK 抑制剂与生物制剂、免疫抑制剂或其他口服 JAK 抑制剂联合使用。

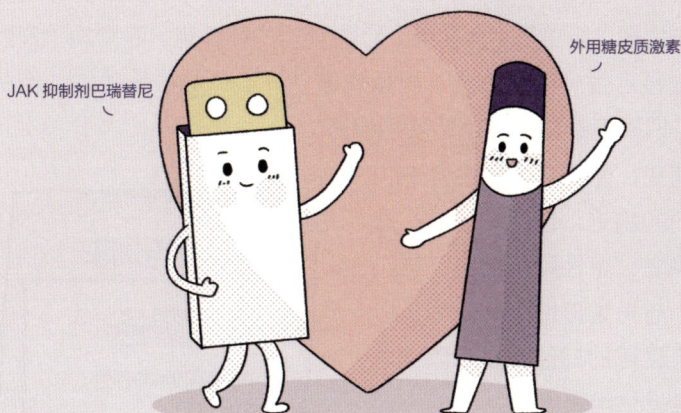

JAK 抑制剂巴瑞替尼

外用糖皮质激素

Q 服用 JAK 抑制剂有哪些注意事项

A 特应性皮炎患者在使用 JAK 抑制剂时，应密切关注自己的身体状况，严格遵医嘱用药，做好用药期间的监测和生活方式调整，以确保用药安全、有效。

2021 年，FDA 发表意见，要求 JAK 抑制剂在说明书中添加"增加严重心脏相关事件、癌症、血栓和死亡风险"的黑框警告。目前国内获批用于治疗特应性皮炎的 JAK 抑制剂乌帕替尼和阿布昔替尼均在"黑框警告"之列，具体说明如下。

用药前需要全面评估

- **全面体检：** 在使用 JAK 抑制剂之前，患者应进行全面的身体检查，包括血常规、肝功能、肾功能、心血管功能等检查。除常规检查外，还应进行乙型病毒性肝炎、丙型病毒性肝炎、结核等感染性疾病的筛查，以确定身体是否适合使用该药。
- **告知病史：** 患者应向医生详细告知自己的病史，包括是否有心血管疾病史、恶性肿瘤病史、感染病史、自身免疫性疾病史等，以及正在使用的其他药物，以便医生综合评估用药风险。

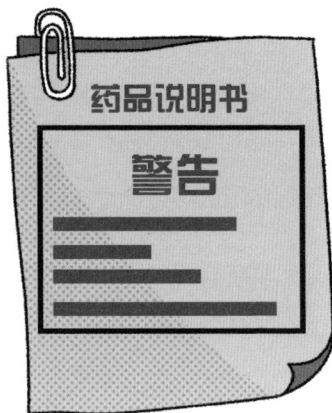

用药期间需要严密监测

- **定期复查**：在使用 JAK 抑制剂期间，患者应定期到医院复查，包括血常规、肝功能、肾功能、血脂等检查，及时发现可能出现的不良反应。一般建议患者在开始用药后的第 4 周、第 12 周检查一次，以后每 2~3 个月检查一次。

- **关注症状**：患者应密切关注自己的身体症状，如出现发热、咳嗽、乏力、皮疹、关节疼痛等症状，应及时告知医生，以确定是否与药物使用有关。

- **心血管监测**：由于 JAK 抑制剂可能增加患心血管疾病的风险，患者在用药期间应注意监测血压、心率等心血管指标，如有异常，应及时就医。

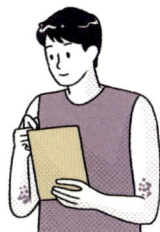

严格遵医嘱用药

- **按时服药**：患者应严格按照医嘱服药，不要自行增减药量或停药。如果忘记服药，应尽快补服，但如果接近下一次服药时间，则不必补服，以免药物过量。

- **注意药物相互作用**：JAK 抑制剂可能与其他药物发生相互作用，影响药物的疗效或增加不良反应的风险。因此，在使用 JAK 抑制剂期间，患者应避免同时使用其他可能有相互作用的药物，如抗凝药、免疫抑制剂。如果必须使用其他药物，应先咨询医生。

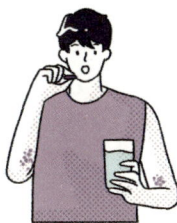

　　除此之外，使用 JAK 抑制剂期间还应注意生活方式的调整，包括避免感染、健康饮食和适度运动等。

第五节

其他药物和辅助治疗

Q 紫外线光疗对特应性皮炎患者的治疗有帮助吗

A 　　紫外线光疗对特应性皮炎有一定帮助，但需要医生的专业操作，紫外线光疗是一种治疗方式，不等同于晒太阳。

　　紫外线光疗是治疗特应性皮炎的有效方法，适用于中、重度成人特应性皮炎患者慢性期、苔藓化皮损，控制瘙痒症状及维持治疗。临床上可选用窄谱中波紫外线（NB-UVB）及中、大剂量长波紫外线1（UVA1）进行照射治疗，其中，长波紫外线1（UVA1）照射还可用于控制急性期症状，窄谱中波紫外线则不宜用于急性发作期的患者。

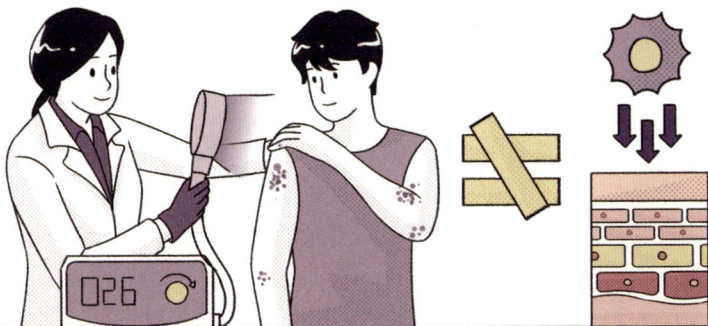

　　此外，接受紫外线光疗后患者应注意使用保湿润肤剂。12岁以下儿童患者应避免使用全身紫外线光疗；日光暴露会加重症状的特应性皮炎患者不建议进行紫外线光疗。

你可能还想知道

- 特应性皮炎患者要防晒吗　　　　→　　跳转至 **411** 页了解真相

Q 外用中药对特应性皮炎患者的治疗有帮助吗

A 可能有帮助。

目前有一些研究表明，合适的外用中药，如果联合西医疗法，可以帮助特应性皮炎患者有效改善病情、缓解瘙痒、缩短皮疹消退时间、降低复发率。但是中药的使用需要严格辨证，不是别人用了有效，自己用也一定有效，建议在专业中医医师的指导下使用相应疗法。

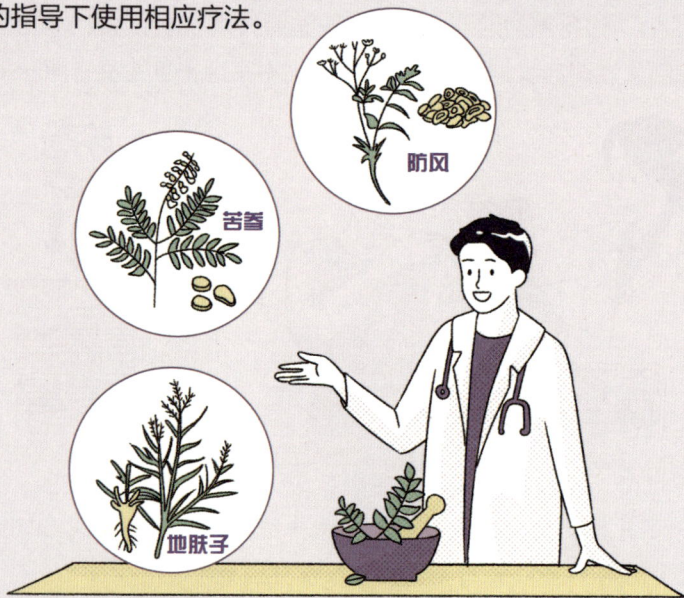

防风

苦参

地肤子

你可能还想知道

▪ 某种治疗方法对其他人有效，
我可以尝试吗

→ 跳转至 153 页了解真相

Q 内服中药对特应性皮炎患者的治疗有帮助吗

A 可能有帮助。

　　虽然已有研究的证据水平偏低，但采用辨证内服中药汤剂或中成药联合西医疗法，仍然有可能帮助患者改善病情、缓解瘙痒、提高生活质量、提高治疗的有效率、降低复发率。建议在专业中医师的指导下使用相应疗法。

　　目前有证据表明，氯雷他定联合参苓白术散加减、健脾润肤汤加减等可以帮助患者改善病情；西替利嗪联合消风止痒颗粒、抗组胺药联合润燥止痒胶囊等可以帮助患者缓解瘙痒。

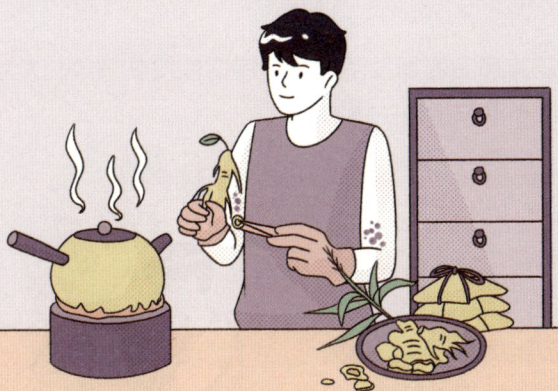

你可能还想知道

▪ 某种治疗方法对其他人有效，
我可以尝试吗　　　　　　　　⟶　跳转至 **153** 页了解真相

Q 抗微生物治疗对特应性 皮炎患者的治疗有帮助吗

A 患者只有出现明显的细菌或病毒感染症状，如皮损局部发红、肿痛甚至有脓液渗出时，才需要接受抗微生物治疗。

抗微生物治疗对特应性皮炎的作用主要体现在以下三个方面。

抗细菌

特应性皮炎患者急性发作期皮肤出现水疱、糜烂、渗出时，皮损部位易发生细菌感染，表现为局部皮肤红肿、脓液渗出等，此时需要短期接受抗微生物治疗。

抗病毒

特应性皮炎患者容易发生严重的病毒性皮肤感染，发生湿疹样疱疹时应积极给予系统抗微生物治疗。

抗真菌

对于头颈部特应性皮炎亚型患者或抗马拉色菌免疫球蛋白 E 阳性的特应性皮炎患者，马拉色菌可能参与其发病，外用或系统使用抗微生物药物，如唑类抗真菌药，可能有效。

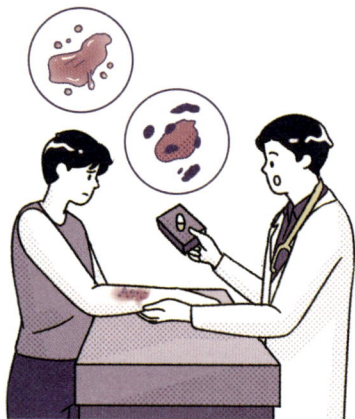

Q 益生菌对特应性皮炎患者的治疗有帮助吗

A 在规范治疗的前提下，益生菌对特应性皮炎患者的治疗有一定帮助。

益生菌是指促进菌群平衡的活性微生物，具有调节免疫、抗氧化及抗菌作用。

外用益生菌

外用益生菌可减少金黄色葡萄球菌等细菌的异常定植，恢复菌群多样性和皮肤屏障功能，减轻特应性皮炎患者的临床症状。

口服益生菌

1~18 岁人群使用口服益生菌有助于维持肠道微生物稳态和肠道上皮的完整性，诱导免疫耐受，可预防特应性皮炎。另有研究表明，哺乳期女性口服益生菌，或给婴儿口服益生菌，婴儿特应性皮炎症状可部分减轻。

需要注意的是，益生菌为活性微生物，应避免与抗微生物药同时使用，以免影响疗效。因此，在进行抗微生物治疗期间，如患者需要使用益生菌，应提前咨询医生。

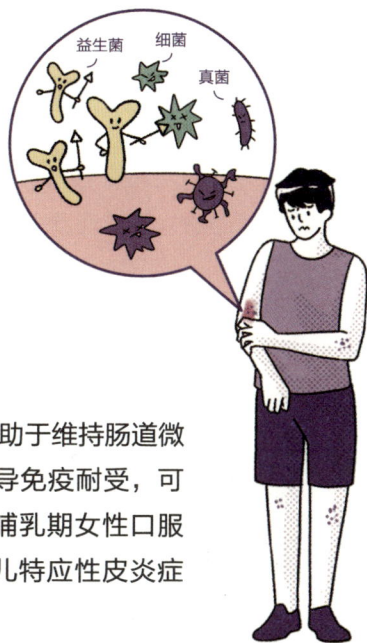

Q 脱敏治疗对特应性皮炎患者的治疗有帮助吗

A 可能有帮助。

脱敏治疗也称变应原特异性免疫治疗（ASIT），是针对有明确变应原的变态反应性疾病患者，通过较长时间接触剂量递增的变应原后，逐渐提高患者对变应原的耐受能力，使患者再次接触该变应原后，症状减轻甚至不出现症状。

很多研究证明，如查到明确变应原，脱敏治疗对特应性皮炎患者的治疗是有帮助的，尽管证据级别不高、研究的异质性较强。

有专家建议，在其他治疗方式效果欠佳时，患者可考虑采用脱敏治疗。

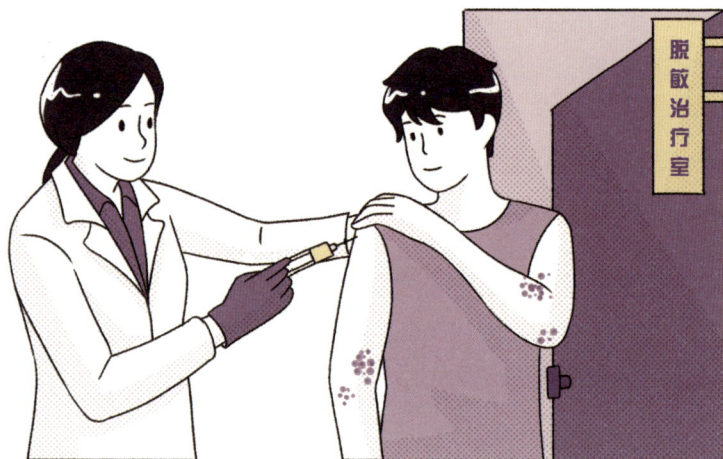

脱敏治疗室

 本问负责编委：彭世光 首都医科大学附属北京朝阳医院

第六节

合并症的防治

Q 特应性皮炎合并变应性鼻炎应该怎么办

A 变应性鼻炎是特应性皮炎的常见合并症，它们都与 2 型炎症有关。在特应性皮炎患者群体中，约 40.5% 有变应性鼻炎。如果特应性皮炎合并变应性鼻炎，可以进行如下处理。

明确变应原

进行变应原检查以明确变应原，然后进行针对性预防。

鼻腔清洗

进行鼻腔清洗，预防变应原对鼻黏膜的刺激。

对症治疗

针对变应性鼻炎，短期可考虑应用抗组胺药、鼻喷激素等治疗。

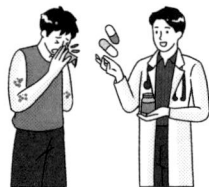

脱敏治疗

如患者的变应原明确且特应性皮炎控制良好，也可考虑加用脱敏治疗，以改变变态反应性疾病的自然进程，防止特应性皮炎共病变应性鼻炎。

靶向治疗

变应性鼻炎是特应性皮炎常见的特应性共病，两者均属于 2 型炎症性疾病，除中、重度特应性皮炎外，度普利尤单抗在许多国家已获批用于治疗其他 2 型炎症性疾病。

你可能还想知道

- 特应性皮炎合并变应性鼻炎，还能使用度普利尤单抗吗 ⟶ 跳转至 **247** 页了解真相

Q 特应性皮炎合并变应性哮喘应该怎么办

A 变应性哮喘是特应性皮炎的常见合并症之一，两者都与 2 型炎症有关。在特应性皮炎患者群体中，约 25.7% 合并变应性哮喘。如果特应性皮炎合并变应性哮喘，可以进行如下处理。

明确变应原

进行变应原检查以明确变应原，然后进行针对性预防。

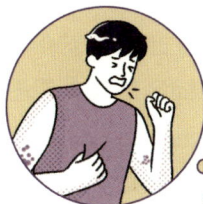

脱敏治疗

如果患者的变应原明确且特应性皮炎控制良好，也可考虑加用脱敏治疗，以改变变态反应性疾病的自然进程，延缓或阻止特应性皮炎共病变应性哮喘。

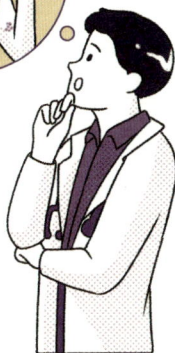

药物治疗

- 对 1~2 岁有明确变应原的儿童特应性皮炎患者，口服抗组胺药（西替利嗪）18 个月，随访 3 年，结果表明其对对防止特应性皮炎共病变应性哮喘有帮助。

- 可考虑应用白三烯受体拮抗剂、吸入糖皮质激素、β 受体激动剂等药物；如果同时合并变应性鼻炎，建议同时对变应性鼻炎进行治疗。只有上、下气道同治，才能更好地防治变应性哮喘。

- 度普利尤单抗对 2 型炎症性疾病有良好疗效，可同时用于特应性皮炎（6 个月及以上）和变应性哮喘（12 岁及以上）的靶向治疗。

Q 特应性皮炎合并慢性阻塞性肺疾病应该怎么办

A 特应性皮炎合并慢性阻塞性肺疾病时，需要综合考虑两种疾病的情况。目前认为，两者在发病机制上有一定相关性，生物制剂度普利尤单抗在治疗特应性皮炎的同时可能对慢性阻塞性肺疾病有潜在获益。

虽然慢性阻塞性肺疾病（COPD）与特应性皮炎的直接联系尚不明确，但随着对慢性阻塞性肺疾病炎症机制的深入研究，发现有20%~40%的慢性阻塞性肺疾病患者表现为以嗜酸性粒细胞（EOS）增加为特征的2型炎症，与特应性皮炎的发病机制有一定相关性。

度普利尤单抗是全人源单克隆抗体，通过"双靶点"作用机制选择性抑制关键信号通路白介素-4和白介素-13，阻断2型炎症通路。基于度普利尤单抗靶向2型炎症的良好疗效，多项国内外指南均推荐度普利尤单抗作为特应性皮炎合并2型炎症共病的优选治疗。可以认为，度普利尤单抗对于特应性皮炎合并慢性阻塞性肺疾病患者具有潜在获益。

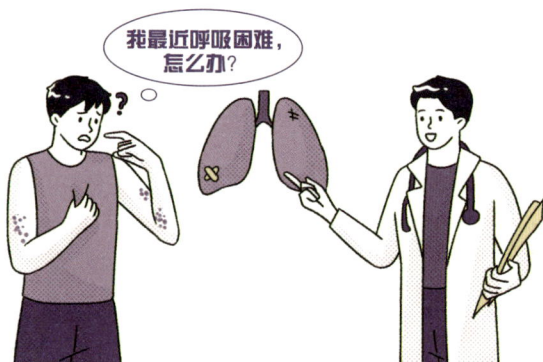

我最近呼吸困难，怎么办？

Q 特应性皮炎合并变应性结膜炎应该怎么办

A 特应性皮炎和变应性结膜炎有共同的免疫机制，都与2型炎症有关。在特应性皮炎患者群体中，约31.7%合并变应性结膜炎。特应性皮炎合并变应性结膜炎的患者，建议进行如下治疗。

明确变应原

进行变应原检查以明确变应原，然后进行针对性预防。

对症治疗

对于变应性结膜炎的治疗，可考虑局部应用抗组胺滴眼剂，严重者可短时间应用糖皮质激素滴眼剂。如同时合并变应性鼻炎，应加用鼻喷激素等治疗。

脱敏治疗

如患者的变应原明确且特应性皮炎控制良好，可考虑加用脱敏治疗。

> 我的眼睛好痒啊！

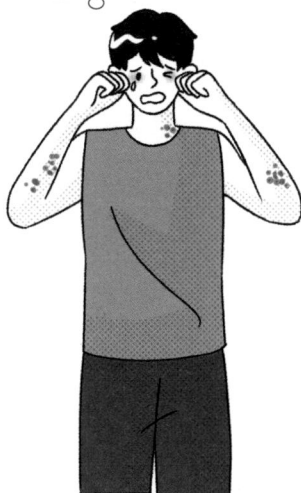

还有一种情况是由药物的不良反应导致的结膜炎，如度普利尤单抗可能引发结膜炎，大多为轻、中度。接受生物制剂治疗的患者出现结膜炎症状时需要加以鉴别。

你可能还想知道

- 使用度普利尤单抗后出现结膜炎，还能继续使用吗 ⟶ 跳转至 **248** 页了解真相

Q 特应性皮炎合并结节性痒疹应该怎么办

A 结节性痒疹和特应性皮炎虽是两种疾病，但它们的发病机制都和 2 型炎症有关，其中白介素 −4 和白介素 −13 等因子是推动皮肤炎症和瘙痒等症状发生的主要因素。度普利尤单抗通过阻断白介素 −4 和白介素 −13 双通路发挥系统抗炎作用，不仅可以治疗特应性皮炎，目前也获批用于适合系统治疗的成人中、重度结节性痒疹患者。

另外，特应性皮炎患者合并结节性痒疹时还可使用如下药物。

- 糖皮质激素。
- 其他非糖皮质激素类药物，如吡美莫司。
- 紫外线光疗。
- 免疫抑制剂，如甲氨蝶呤和环孢素。
- 抗癫痫药，如加巴喷丁和普瑞巴林。
- 抗抑郁药，如帕罗西汀。

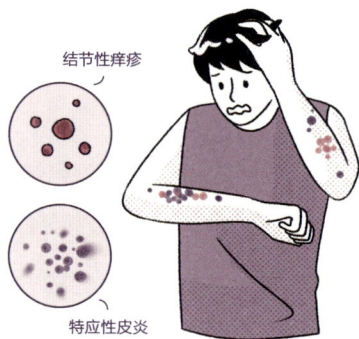

结节性痒疹

特应性皮炎

你可能还想知道

- 结节性痒疹与特应性皮炎有什么关系 ⟶ 跳转至 043 页了解真相

参考文献

[1] 中国医师协会皮肤科医师分会，中华医学会皮肤性病学分会，中国医疗保健国际交流促进会皮肤医学分会，等．特应性皮炎治疗药物应用管理专家共识（2024版）[J]．中华皮肤科杂志，2024，57（2）：97-108.

[2] 中华医学会皮肤性病学分会免疫学组，特应性皮炎协作研究中心．中国特应性皮炎诊疗指南（2020）[J]．中华皮肤科杂志，2020，53（2）：81-88.

[3] INGRASCI G, LIPMAN Z M, YOSIPOVITCH G. When topical therapy of atopic dermatitis fails：a guide for the clinician[J]. Expert Rev Clin Immunol, 2021, 17（12）：1245-1256.

[4] LIPMAN Z M, LABIB A, YOSIPOVITCH G. Current clinical options for the management of itch in atopic dermatitis[J]. Clin Cosmet Investig Dermatol, 2021, 14：959-969.

[5] 中华医学会，中华医学杂志社，中华医学会皮肤性病学分会，等．特应性皮炎基层诊疗指南（2022年）[J]．中华全科医师杂志，2022，21（7）：609-619.

[6] 赵作涛，高兴华．中重度特应性皮炎系统药物达标治疗专家指导建议[J]．中国皮肤性病学杂志，2022，36（8）：855-864.

[7] 中华医学会皮肤性病学分会免疫学组．特应性皮炎的全程管理共识[J]．中华皮肤科杂志，2023，56（1）：5-14.

[8] 中华医学会变态反应学分会．2型炎症性疾病机制及靶向治疗专家共识[J]．中华医学杂志，2022，102（42）：3349-3373.

[9] BLAUVELT A, DE BRUIN-WELLER M, GOODERHAM M, et al. Long-term management of moderate-to-severe atopic dermatitis with dupilumab and concomitant topical corticosteroids（LIBERTY AD CHRONOS）：a 1-year, randomised, double-blinded, placebo-controlled, phase 3 trial[J]. Lancet, 2017, 389（10086）：2287-2303.

[10] OLESEN C M, HOLM J G, NORRESLET L B, et al. Treatment of atopic dermatitis with dupilumab：experience from a tertiary referral centre[J]. J Eur Acad Dermatol Venereol, 2019, 33（8）：1562-1568.

[11] DENG S, WANG H, CHEN Q, et al. Long-term, observational, real-world study of dupilumab for the treatment of moderate-to-severe atopic dermatitis：a 52-week single-center retrospective analysis in China[J]. Arch Dermatol Res, 2024, 316（6）：304.

[12] EICHENFIELD L F, CALL R S, FORSHA D W, et al. Long-term safety of crisaborole ointment 2% in children and adults with mild to moderate atopic dermatitis[J]. J Am Acad Dermatol, 2017, 77（4）：641-649 e5.

[13] 中国中西医结合学会皮肤性病专业委员会环境与职业性皮肤病学组，中华医学会皮肤性病学分会儿童学组，中国老年保健医学研究会皮肤科分会．特应性皮炎外用制剂合理应用及患者指导专家共识[J]．中华皮肤科杂志，2022，55（4）：281-288.

[14] 张建中．特应性皮炎百问百答[M]．北京：科学技术文献出版社，2022.

[15] 梁源，刘玲玲，王珊，等．0.03%他克莫司软膏长期间歇维持治疗儿童特应性皮炎的多中心随机对照临床研究[J]．中华皮肤科杂志，2019，52（8）：519-524.

[16] 中国医师协会皮肤科医师分会．保湿润肤类产品应用指导专家共识（2023版）[J]．中华皮肤科杂志，2023，56（8）：711-717.

[17] 中华医学会皮肤性病学分会，中国医师协会皮肤科皮肤科医师分会．中国中重度特应性皮炎诊疗临床路径专家共识（2023版）[J]．中华杂志，2023，56（11）：

1000-1007.

[18] 叶城斌, 邹颖. 不同国家及地区特应性皮炎治疗指南的比较 [J]. 中国皮肤性病学杂志, 2020, 34（11）：1331-1340.

[19] 中国中西医结合学会皮肤性病专业委员会环境与职业性皮肤病学组. 规范外用糖皮质激素类药物专家共识 [J]. 中华皮肤科杂志, 2015, 48（2）：73-75.

[20] 克立硼罗软膏（舒坦明）说明书.

[21] 马蕾, 吕娅妮, 高兴华. 中间丝蛋白与特应性皮炎皮肤屏障功能 [J]. 国际皮肤性病学杂志, 2009, 35（2）：113-115.

[22] 中华医学会皮肤性病学分会儿童学组, 中国医师协会皮肤科医师分会儿童皮肤病专业委员会. 功效性护肤品在儿童特应性皮炎中的应用指南 [J]. 中国皮肤性病学杂志, 2020, 34（9）：977-981.

[23] 詹蓉. 药物开封后有效期有多长 [J]. 健康博览, 2013（09）：15.

[24] WOHLRAB J, STAUBACH P, AUGUSTIN M, et al. S2k guidelines for the use of topical preparations on the skin[J]. J Dtsch Dermatol Ges, 2018, 16（3）：376-392.

[25] 李中东. 皮肤外用药如何正确涂抹 [J]. 江苏卫生保健, 2022（7）：30-31.

[26] 周子群. 点涂法治疗背部马拉色菌毛囊炎的护理体会 [J]. 中国继续医学教育, 2015（26）：238-240.

[27] 陈玉, 谢丽君. 中药熏洗联合氟尿嘧啶治疗扁平疣 46 例疗效观察 [J]. 实用医技杂志, 2008, 15（18）：2404-2405.

[28] 张好生, 王庆杰, 牟忠良. 木鳖子食用醋治疗扁平疣 40 例 [J]. 中国皮肤性病学杂志, 1999, 13（2）：114.

[29] 中国中西医结合学会皮肤性病专业委员会环境与职业性皮肤病学组, 中华医学会皮肤性病学分会儿童学组. 特应性皮炎湿包疗法临床应用专家共识 [J]. 中华皮肤科杂志, 2022, 55（4）：275, 289-294.

[30] 中华医学会皮肤性病学分会特应性皮炎研究中心, 中华医学会皮肤性病学分会儿童学组. 度普利尤单抗治疗特应性皮炎专家共识[J]. 中华皮肤科杂志, 2022, 55（6）：465-470.

[31] 中国中西医结合学会皮肤性病专业委员会环境与职业性皮肤病学组, 北京中西医结合学会环境与健康专业委员会皮炎学组, 中国中药协会皮肤病药物研究专业委员会湿疹学组, 等. 抗组胺药治疗皮炎湿疹类皮肤病临床应用专家共识 [J]. 中华全科医学, 2021, 19（5）：709-712.

[32] 中华医学会皮肤性病学分会免疫学组. 老年特应性皮炎诊疗专家共识（2023）[J]. 中华皮肤科杂志, 2023, 56（11）：991-999.

[33] NEVID M, BOGUNIEWICZ M. Current and emerging biologics for atopic dermatitis[J]. Immunol Allergy Clin North Am, 2024, 44（4）：577-594.

[34] 李巍, 尹慧彬. 特应性皮炎的部位异质性 [J]. 中华皮肤科杂志, 2022, 55（4）：349-352.

[35] 度普利尤单抗注射液说明书.

[36] 中华医学会皮肤性病学分会, 中国医师协会皮肤科医师分会, 中国中西医结合学会皮肤性病专业委员会. 中国银屑病生物制剂及小分子药物治疗指南（2024 版）[J]. 中华皮肤科杂志, 2024, 57（11）：976-997

[37] 司普奇拜单抗注射液说明书.

[38] BARRY K, ZANCANARO P, CASSERES R, et al. A retrospective review of dupilumab and psoriasis biologic combination therapy[J]. J Dermatolog Treat, 2021, 32（4）：438-439.

[39] ALEGRE-BAILO A, SANCHEZ-GILO A, GONZALO GONZALEZ I, et al. Combination treatment with monoclonal antibodies：dupilumab and ustekinumab for the treatment of severe atopic dermatitis and Crohn disease[J]. Australas J Dermatol, 2024, 65（1）：63-66.

[40] MARTINEZ-CABRIALES S A, KIRCHHOF M G, CONSTANTINESCU C M, et al. Recommendations for vaccination in children with atopic dermatitis treated with dupilumab：a consensus meeting, 2020[J]. Am J Clin Dermatol, 2021, 22（4）：443-455.

[41] 国家医保药品目录查询微信小程序.

[42] 顾光磊, 方敏. 单克隆抗体的研究进展及上市药物分析 [J]. 生物工程学报, 2024, 40（5）：1431-1447.

[43] NETTIS E, MASCIOPINTO L, DI LEO E, et al. Dupilumab elicits a favorable response in type-2 inflammatory comorbidities of severe atopic dermatitis[J]. Clin Mol Allergy, 2021, 19（1）：9.

[44] SIMPSON E L, PALLER A S, SIEGFRIED E C, et al. Efficacy and safety of dupilumab in adolescents with uncontrolled moderate to severe atopic dermatitis：a phase 3 randomized clinical trial[J]. JAMA Dermatol, 2020, 156（1）：44-56.

[45] HENDRICKS A J, LIO P A, SHI V Y. Management recommendations for dupilumab partial and non-durable responders in atopic dermatitis[J]. Am J Clin Dermatol, 2019, 20（4）：565-569.

[46] 李智铭. JAK1 抑制剂与度普利尤单抗治疗特应性皮炎复发情况研究 [C]. 中华医学会第二十九次皮肤性病学学术年会, 摘要 ID：251321.

[47] 中国中西医结合学会皮肤性病专业委员会环境与职业性皮肤病学组, 中国老年保健医学研究会皮肤科分会. 系统 Janus 激酶抑制剂治疗特应性皮炎专家共识 [J]. 实用皮肤病学杂志, 2022, 15（3）：129-135.

[48] 莫秀梅, 刘俊峰, 林颖, 等. 特应性皮炎中西医结合临床实践指南（草案）[J]. 中国中西医结合皮肤性病杂志, 2024, 23（3）：249-258.

[49] 中华预防医学会微生态学分会儿科学组. 微生态制剂儿科应用专家共识 [J]. 中国实用儿科杂志, 2011, 26（1）：20-23.

[50] 龙玲珑, 姚煦, 杨雪源. 变应原特异性免疫治疗特应性皮炎的进展 [J]. 国际皮肤性病学杂志, 2017, 43（2）：65-65.

[51] SINGH D, KOLSUM U, BRIGHTLING C E, et al. Eosinophilic inflammation in COPD：prevalence and clinical characteristics[J]. Eur Respir J, 2014, 44（6）：1697-1700.

[52] LEIGH R, PIZZICHINI M M, MORRIS M M, et al. Stable COPD：predicting benefit from high-dose inhaled corticosteroid treatment[J]. Eur Respir J, 2006, 27（5）：964-971.

[53] DAVIS D M R, DRUCKER A M, ALIKHAN A, et al. American academy of dermatology guidelines：awareness of comorbidities associated with atopic dermatitis in adults[J]. J Am Acad Dermatol, 2022, 86（6）：1335-1336 e18.

[54] ORTIZ DE FRUTOS J, SERRA BALDRICH E, TRIBO BOIXAREU M J, et al.[Translated article] Consensus on the diagnostic algorithm for chronic nodular prurigo[J]. Actas Dermosifiliogr, 2024, 115（10）：T967-T973.

[55] 吴思雨, 徐涛, 陈江汉. 结节性痒疹的治疗进展 [J]. 实用皮肤病学杂志, 2022, 15（2）：111-114.

第四章

04

儿童、孕妇、老年人及患基础疾病者得了特应性皮炎怎么办

本章负责专家

马琳 首都医科大学附属北京儿童医院

赖维 中山大学附属第三医院

第一节

儿童得了特应性
皮炎怎么办

儿童特应性皮炎的患病率有多高

A 在全球范围内，儿童特应性皮炎的患病率为15%~20%。

在中国，1~12个月婴幼儿特应性皮炎患病率达30.48%，每3个婴幼儿中约有1个患病。1～7岁儿童的特应性皮炎患病率为12.94%，相当于每100个儿童中约有13个患病。

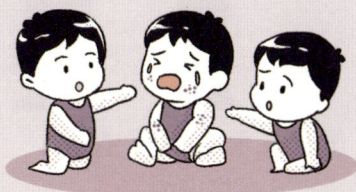

1~12个月婴幼儿患病率
30.48%

1～7岁儿童患病率
12.94%

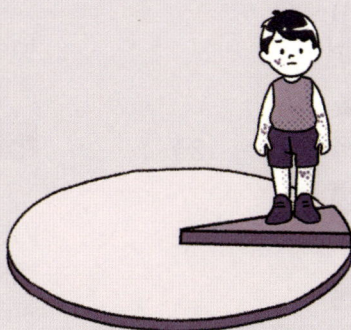

Q 婴幼儿、儿童特应性皮炎患者的症状与青少年和成人患者的症状有哪些不同

A 不同年龄阶段特应性皮炎的表现有所不同，主要区别在好发部位和皮损表现上。

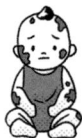

婴幼儿患者（出生至 2 岁）

好发部位

两颊、额部和头皮，之后逐渐蔓延至四肢伸侧。

皮损表现

以急性湿疹表现为主。

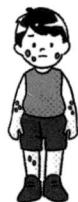

青少年和成人患者
（>12 ~ 60 岁）

好发部位

肘窝、腘窝、颈前等部位，也可发生于躯干、四肢、面部、手部。

皮损表现

以亚急性和慢性皮炎表现为主，大部分呈干燥、肥厚性皮炎损害，部分患者也可为痒疹样表现。

儿童患者（>2 ~ 12 岁）

好发部位

面颈、肘窝、腘窝。

皮损表现

以亚急性和慢性皮损表现为主，皮疹往往干燥、肥厚，有明显苔藓样变。

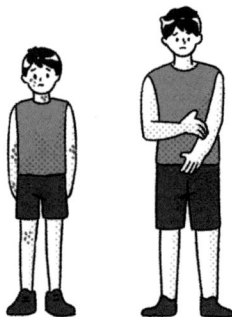

Q 儿童特应性皮炎能自愈吗

A 儿童特应性皮炎通常较难自愈。

部分患者在婴幼儿期或儿童期发病，可能随着年龄增长，皮肤屏障功能逐渐完善，特应性皮炎症状有一定缓解，但往往不能完全自愈。特应性疾病就像潜伏在身体里的"休眠火山"，在某些因素的诱导下，如接触变应原、皮肤干燥、精神压力大、感染，病情可能复发。

需要注意的是，儿童特应性皮炎与特应性进程和 2 型炎症密切相关，在婴幼儿期，特应性皮炎往往是首发症状，如控制不佳，随着年龄增长，患儿在儿童期或青少年期可能相继出现食物过敏、变应性鼻炎、变应性哮喘等其他变态反应性疾病。特应性皮炎作为一种由 2 型炎症反应主导的慢性炎症性皮肤病，还会影响患者的免疫系统，使其身体处于一种炎症高反应状态，增加了其他 2 型炎症性疾病的发生风险。

因此，当孩子确诊为特应性皮炎后，家长应在医生的指导下，监督孩子接受合理治疗，切忌放任不管。

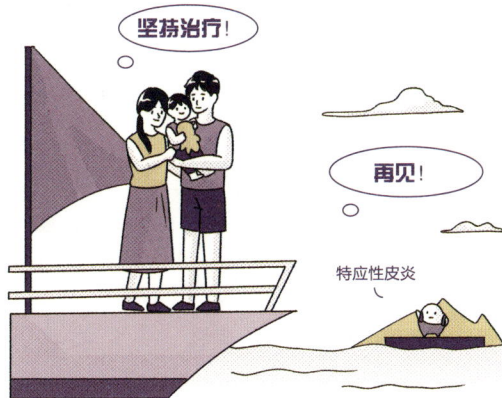

坚持治疗！

再见！

特应性皮炎

你可能还想知道

· 特应性皮炎有后遗症吗 ⟶ 跳转至 **017** 页了解真相

Q 孩子长大了还会患特应性皮炎吗

A 孩子长大了还有可能患特应性皮炎。

特应性皮炎并非单纯的皮肤问题，作为一种由 2 型炎症反应主导的慢性炎症性皮肤病，不仅会影响患者全身的免疫系统，控制不好还有可能持续终身，增加其他 2 型炎症性疾病的发生风险，如变应性鼻炎、变应性哮喘等。

总体来说，在各个年龄段都有可能患上特应性皮炎，早期规范治疗不仅能缓解皮炎症状，更重要的是能及时控制特应性进程，阻止后续更严重的 2 型炎症性疾病的发生。通过科学管理，多数患儿的症状可以得到良好控制，生活质量也会明显提高。

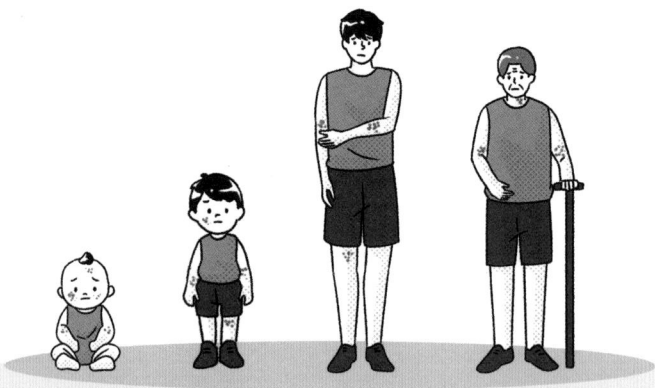

你可能还想知道

• 为什么会患特应性皮炎　　　　　　→　跳转至 **057** 页了解真相

Q 为什么婴儿也有可能患特应性皮炎

A 特应性皮炎的确切病因及发病机制尚不清楚，目前认为遗传因素是重要的内因。

有研究显示，婴儿特应性皮炎最早在出生后 2 个月开始发病，在出生后 3 个月发病率最高，为 40.81%。

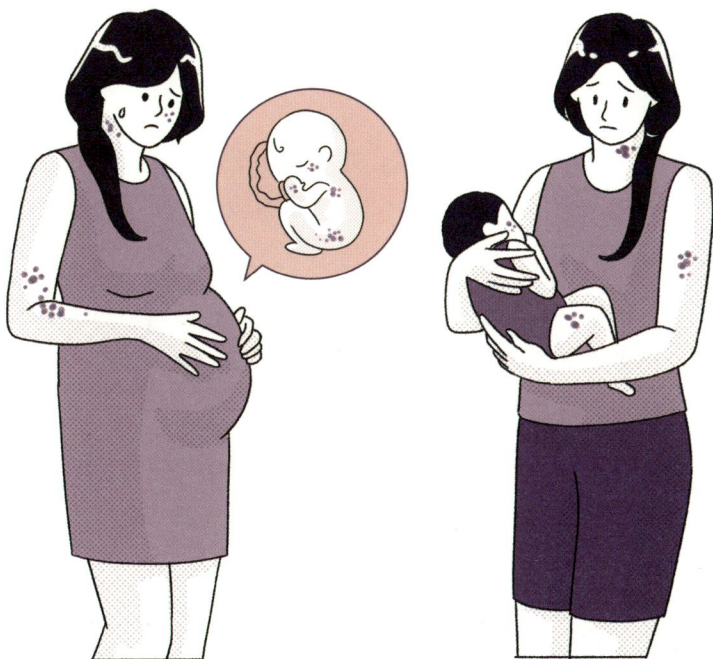

Q 小时候未患特应性皮炎，为什么长大了开始发作

A 患者小时候未患特应性皮炎而长大后发作可能与以下因素相关。

遗传因素延迟表现

有家族史者，小时候可能由于基因未完全表达而无特应性皮炎的表现；随着年龄增长，在特定的环境刺激或身体变化下，遗传因素开始发挥作用，进而发病。

免疫系统变化

年龄增长、工作和生活压力增大、不良生活习惯，导致身体免疫功能下降，在刺激因素的作用下可能诱发特应性皮炎。

环境因素影响

长大后生活环境、气候改变，如变应原增多，接触刺激性物质，气候寒冷、干燥等，容易影响人体的皮肤屏障功能，引发特应性皮炎。

变应原暴露时机

成年后首次接触此前未暴露的变应原（如新环境中的尘螨、霉菌或职业性化学物质）也可能导致特应性皮炎在成年后发作。

皮肤屏障功能受损

不良护肤习惯和皮肤自然老化使皮肤屏障功能受损，增加特应性皮炎发病的可能性。

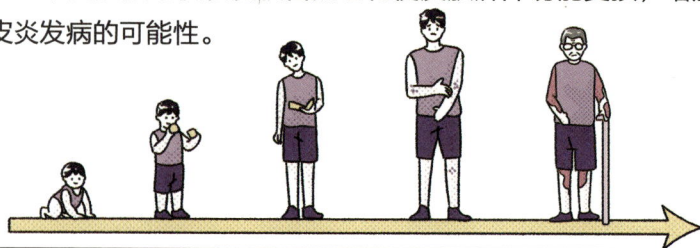

Q 哪些儿童特应性皮炎患者容易复发

A 目前认为，以下几类儿童特应性皮炎患者容易复发。

发病特别早的；病情严重、有特应性皮炎家族史的；早期变应原致敏的患儿病情更有可能迁延。

合并聚丝蛋白基因功能失活的干皮症、鱼鳞病的特应性皮炎患儿病情更容易复发。

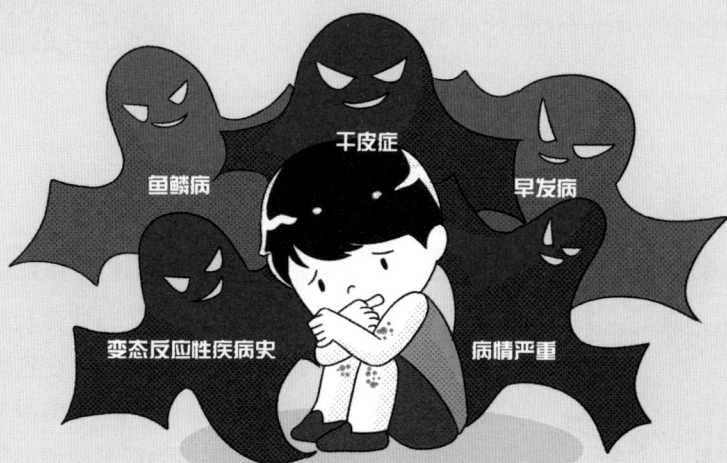

Q 孩子得了特应性皮炎，会影响其生长发育吗

A 对于大多数孩子来说，特应性皮炎并不会直接影响其生长发育，但在一些情况下，可能间接影响孩子的生长发育。家长应带孩子早诊、早治，做好疾病长期管理，尽可能减少疾病对孩子生长发育的影响。

食物过敏可能导致营养缺乏

一些特应性皮炎患儿会伴有食物过敏的情况，如鸡蛋、牛奶过敏，需要忌口。忌口导致的营养缺乏可能影响孩子的生长发育。

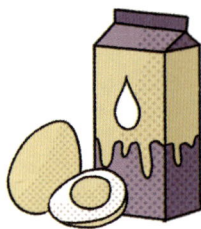

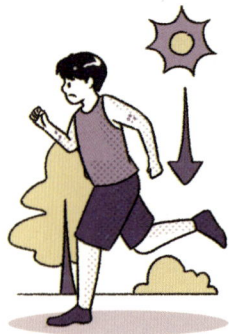

皮肤屏障功能受损影响日常活动

由于患儿皮肤屏障功能受损，对外界刺激物比较敏感，因此，日常生活中很多患儿在衣着、户外运动等方面会受到限制。尤其对于青少年，骨骼生长无法脱离运动，不运动或运动量不足会严重影响孩子的生长发育。

睡眠质量差

特应性皮炎会引起严重的瘙痒，特别是在夜间，孩子因此可能睡眠不佳。长期睡眠不足可能影响孩子的生长激素分泌，从而影响其生长发育。

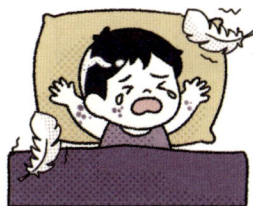

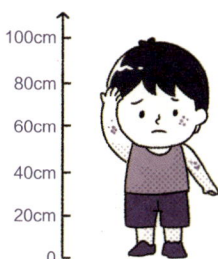

药物不良反应

一些治疗特应性皮炎的药物，特别是长期使用的类固醇，可能对孩子的骨密度、体重和免疫系统有一定影响。如果药物使用不当，可能间接影响孩子的生长发育。

心理影响

特应性皮炎反复发作可能给孩子带来心理压力，影响其情绪和自信心，从而影响其社交和心理健康。心理健康是儿童生长发育的重要因素。

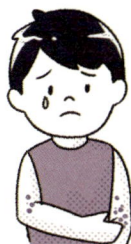

因此，虽然特应性皮炎本身不会直接影响孩子的生长发育，但其引起的间接问题可能需要家长注意和适当处理。及时就医、合理控制皮肤症状和避免药物滥用，通常可以有效预防或减少这些负面影响。

你可能还想知道

▪ 特应性皮炎患者需要忌口吗 ⟶ 跳转至 **359** 页了解真相

Q 得了特应性皮炎，孩子的生活会受到哪些影响

A 　特应性皮炎会给孩子带来不少困扰，一定程度上会影响其生活质量。

反复、剧烈瘙痒

　　反复、剧烈瘙痒是特应性皮炎的特点，特应性皮炎也因此成为非致命性皮肤病中的"头号"疾病。感觉瘙痒、搔抓皮肤、皮肤流血的现象在特应性皮炎患儿中普遍存在。

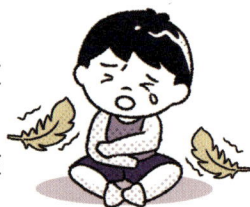

晚上睡不好

　　早期有 10% ~ 30% 的患儿有不同程度的睡眠障碍。

白天吃不好

　　有 74.6% 的患儿存在饮食受限的现象，长期过度饮食受限将会对患儿的生长发育产生不利影响。

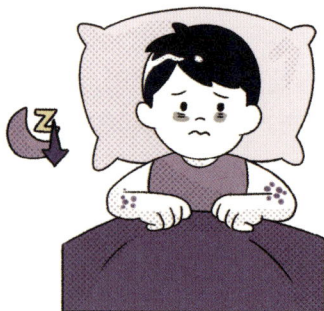

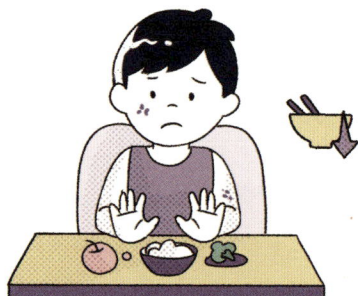

日常运动少

特应性皮炎患儿的户外运动会受到不同程度的限制。

运动形式受限： 患儿不适合进行高强度对抗性球类运动（篮球、足球等）、长时间跑步等容易出汗或摩擦皮肤的运动。

衣着受限： 由于患儿皮肤敏感，需要选择纯棉等质地柔软、透气性好且宽松的衣物。这类衣物与运动专用的功能性衣物相比，在排汗、透气等性能上存在差距，影响运动时的舒适度和体验感，导致孩子运动积极性降低，日常运动受限。

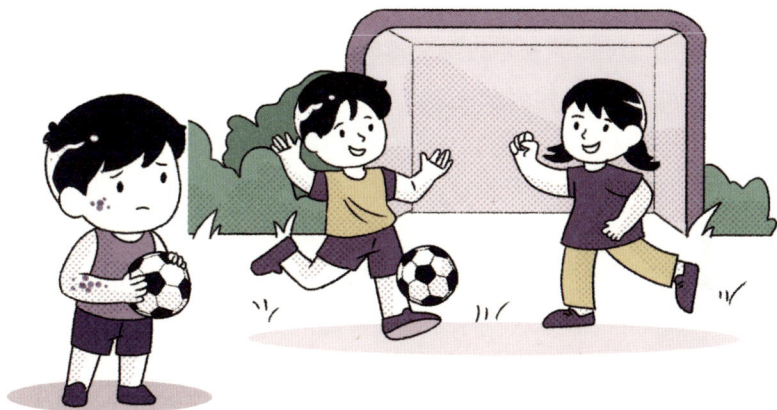

心理压力大

特应性皮炎会影响孩子的心理健康，即便特应性皮炎并没有传染性，但因为瘙痒和皮损，高达 71.2% 的患儿遭受过歧视。

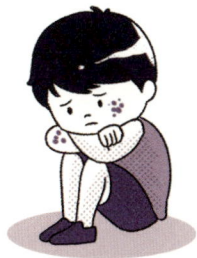

你可能还想知道

- 如何治疗特应性皮炎的顽固性瘙痒 → 跳转至 **151** 页了解真相

Q 孩子得了特应性皮炎，对家长的生活有哪些影响

A 孩子得了特应性皮炎，家长的生活将会受到比较大的影响。

孩子有可能一直出红疹，特别痒，整夜都睡不了，这会让家长不敢睡。除了影响睡眠，家长还需要带孩子频频到医院看病。长此以往，家长不仅会在疾病治疗上花费大量时间和金钱，还容易因睡眠不足而产生筋疲力尽之感。

有些家长会出现担心、不安和无助情绪。如担心孩子对环境或食物过敏，一不留心病情又严重了；担心孩子的皮肤情况，皮损难看；孩子忍不住抓挠时，家长担心会留下瘢痕，影响外表；家长担心疾病无法根治，会伴随孩子一生，影响孩子未来的学习、工作与生活等。

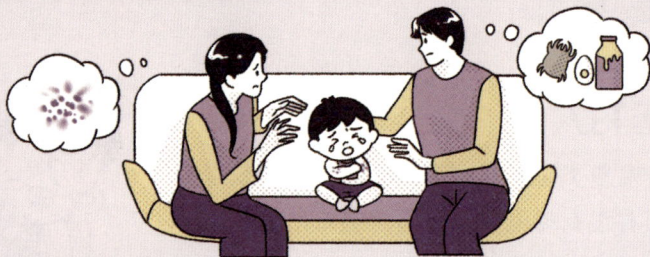

虽然特应性皮炎对孩子和家长的生活影响比较大，但是家长可以通过了解疾病，掌握特应性皮炎的护理与治疗方案，做好疾病长期管理，使孩子的病情处于长期缓解状态，提高全家的生活质量。

Q 孩子面部有特应性皮炎，
长大了会留下瘢痕吗

A 特应性皮炎与瘢痕不一定具有相关性，正规治疗及良好的疾病管理可使特应性皮炎症状显著改善，甚至完全消退，通常在皮疹痊愈后不会留下瘢痕。

不过，由于特应性皮炎往往伴有剧烈瘙痒，若皮肤因反复瘙痒和搔抓，可能遗留暂时性皮肤色素沉着，严重搔抓有时可导致瘢痕形成。若继发感染，也有可能遗留瘢痕。

家长无须过分担心孩子留下瘢痕，应遵医嘱为孩子治疗，帮助孩子控制症状，减少复发。

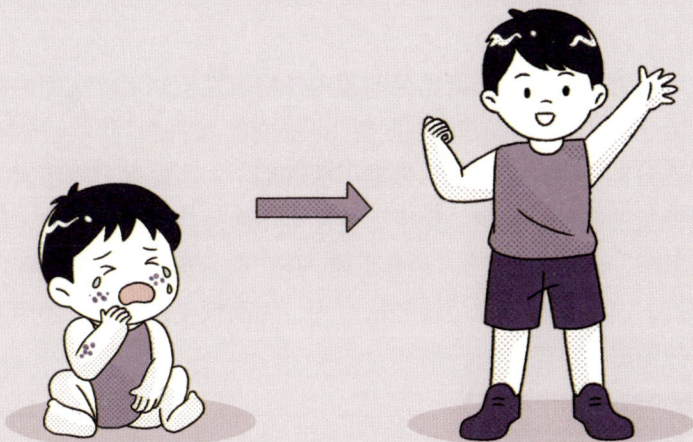

Q 长期使用糖皮质激素，会影响孩子的生长发育吗

A 规范、合理地使用外用糖皮质激素通常可以在治疗特应性皮炎的同时规避不良反应的发生，并不会影响孩子的生长发育。

家长担心的"激素会影响孩子的生长发育"等情况，通常在患儿长期口服或者静脉使用超生理剂量的糖皮质激素时才有可能发生。

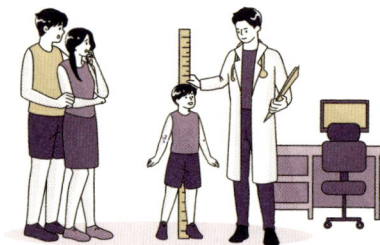

如果长期（如连续 1 个月以上）、大面积（如超过 2/3 体表面积）外用较强效糖皮质激素，也有可能因系统吸收过多而影响下丘脑 – 垂体 – 肾上腺轴，从而影响孩子的生长发育。

局部外用糖皮质激素是目前国内外特应性皮炎治疗指南中推荐的一线治疗方法。指南推荐应根据患儿皮损的严重程度、年龄、发病部位、皮损的分期（急性期、亚急性期、慢性期）、所处季节等因素，选择强度适宜的制剂，足量、足疗程使用。不良反应以局部为主，如局部皮肤萎缩、毛细血管扩张、色素沉着、伤口愈合延迟、毛发增粗、痤疮、毛囊炎。这些局部不良反应与长时间、大面积使用药物及外用糖皮质激素效能选择不当有关。

你可能还想知道

▪ "外用激素不良反应大，不能用"
是真的吗 ⟶ 跳转至**179**页了解真相

本问负责编委：叶莹 复旦大学附属儿科医院

Q 儿童可以使用生物制剂吗

A 应以药品说明书为准。

    例如，度普利尤单抗已于 2023 年 5 月获得国家药品监督管理局（NMPA）批准，可用于 6 个月及以上儿童和成人中、重度特应性皮炎，12 岁及以上青少年和成人哮喘，符合条件的儿童可以使用该生物制剂。

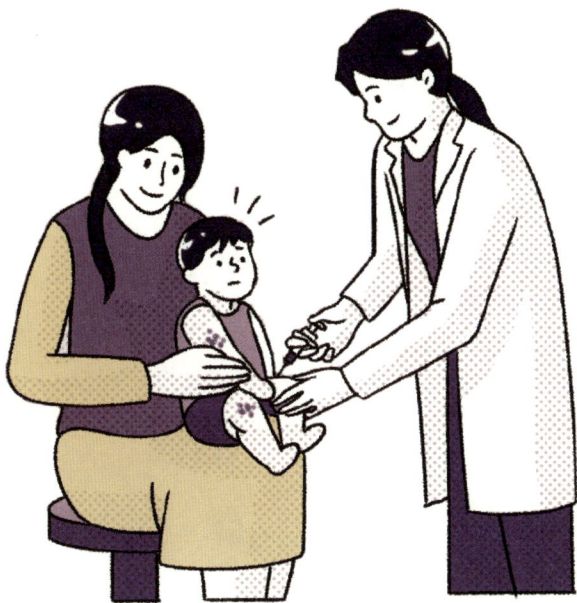

Q 使用生物制剂，会影响孩子的生长发育吗

A 在生物制剂的使用过程中，以度普利尤单抗为例，目前未发现对儿童生长发育有不良影响。近期有多项真实世界研究表明，及时、有效的度普利尤单抗治疗，不仅可有效改善儿童患者的睡眠质量和精神状态，而且对儿童患者的长期身高和骨骼发育也有明显改善作用。

度普利尤单抗是目前首个，也是唯一一个被批准用于治疗从婴儿期到成人期覆盖全年龄人群的中、重度特应性皮炎的靶向生物制剂，也是首个可用于6个月及以上婴幼儿特应性皮炎治疗的生物制剂。对中、重度成人和儿童患者均具有良好疗效，已在我国较大范围使用，其在儿童及青少年患者中的长期安全性与成人患者一致。

对于儿童患者，建议尽早启动规范治疗，可以有效缓解病情或减少疾病复发，尽可能减少疾病本身对孩子生长发育的影响。

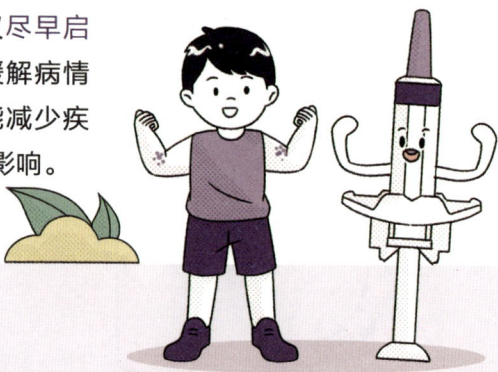

Q 使用生物制剂后
孩子体重异常增长，
是生物制剂的问题吗

A 从目前的研究来看，在特应性皮炎的治疗过程中，以度普利尤单抗为例，并未发现其和孩子体重异常增长存在相关性。如果出现类似情况，建议家长及时带孩子就诊。

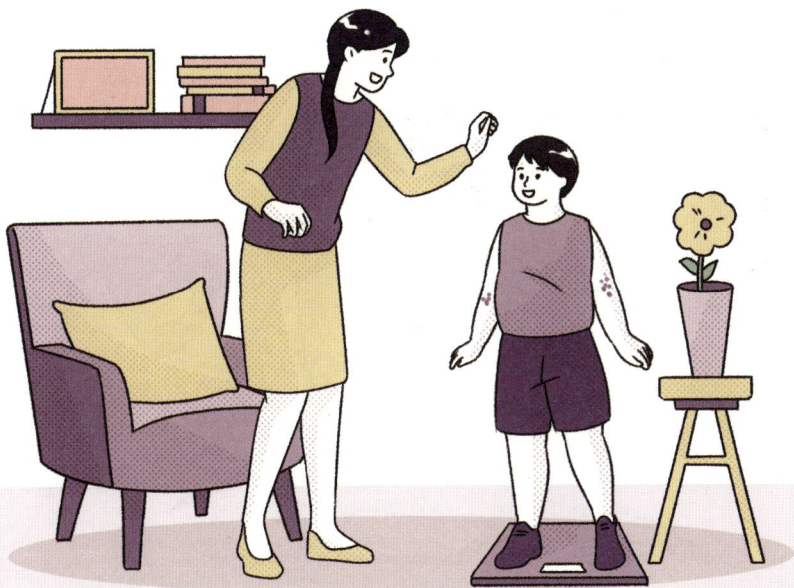

Q 使用生物制剂后
孩子总感觉犯困、没精神，
与生物制剂有关吗

A 目前暂无研究表明，在特应性皮炎的治疗过程中，使用度普利尤单抗会引起嗜睡、倦怠等不良反应，家长无须过分担心。如果出现类似情况，建议家长及时带孩子就诊，请医生判断。

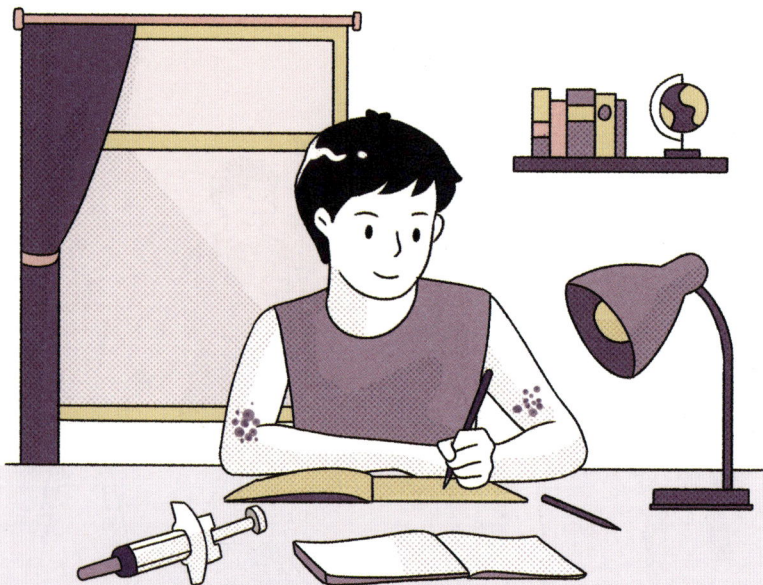

Q **孩子停用生物制剂后疾病就复发，是产生药物依赖了吗**

A 使用生物制剂治疗特应性皮炎，停药后复发主要与特应性皮炎的慢性炎症本质、治疗不充分、个体免疫状态相关，并不是产生了药物依赖。

特应性皮炎是一种慢性、复发性、炎症性皮肤病，以湿疹样皮疹和剧烈瘙痒为特征，生物制剂可以有效改善瘙痒和皮疹症状。

停药后病情复发可能与以下因素相关。

疾病本身的特点

特应性皮炎的发病机制复杂，与遗传、免疫、环境等多种因素有关。即使在药物治疗期间症状得到控制，潜在的致病因素可能仍然存在。一旦停药，这些因素可能再次引发疾病。

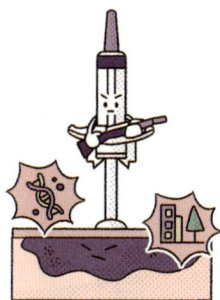

治疗的局限性

通过靶向抑制关键炎症因子（如白介素 −4/白介素 −13），生物制剂虽能快速缓解症状（如瘙痒、皮损），但无法完全消除疾病的潜在病理基础。一方面，停药后炎症通路可能被重新激活，导致疾病复发；另一方面，单一靶点治疗可能无法覆盖所有炎症环节，停药后还可能因环境刺激、免疫失衡等因素导致疾病复发。

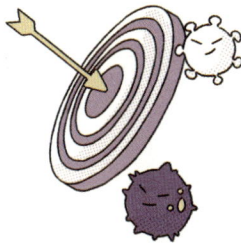

治疗疗程不足

部分患者可能因经济压力、担心不良反应或主观判断病情缓解而提前停药。有研究显示，完成 6 个月诱导治疗的患者停药后症状改善更显著，提示足疗程治疗对维持疾病长期缓解的重要性。

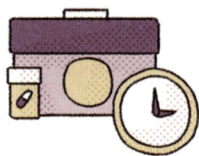

缺乏联合治疗与长期管理

生物制剂停药后患者仍需要接受局部维持治疗，如钙调磷酸酶抑制剂、保湿润肤剂，避免各种诱发及加重因素。

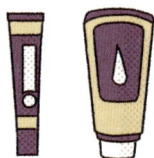

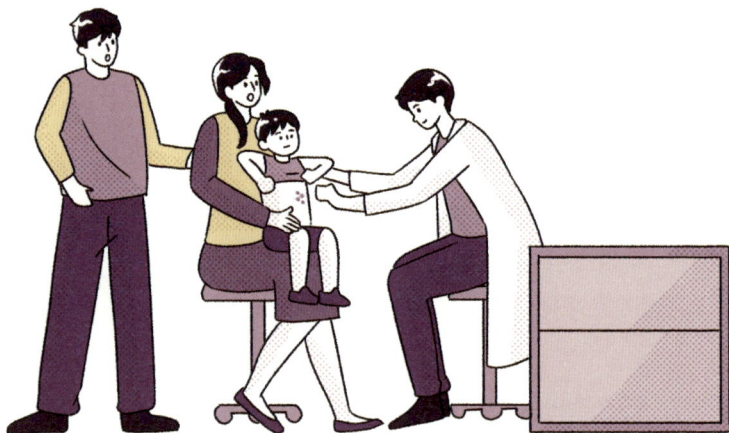

为了减少疾病复发，患者在治疗过程中应严格遵循医生的建议，坚持用药并主动接受维持治疗，同时注意皮肤护理、避免接触变应原和环境刺激因素等。同时，应定期复诊，与医生保持沟通，根据病情调整治疗方案。

你可能还想知道

▪ 患者停药后复发了应该怎么办 ⟶ 跳转至 **140** 页了解真相

Q 应该如何减少儿童特应性皮炎的复发

A 特应性皮炎是一个动态变化的过程，不同年龄段表现不同，在减少复发的过程中父母的帮助对于儿童患者尤其重要。在建立"长期维持治疗"理念的基础上，在生活中注意以下问题，能有效避免疾病复发。

避开变应原

- **环境致敏物：**注意避免热刺激和减少出汗，贴身衣物应选择略薄、宽松、柔软的纯棉制品；儿童生活和活动的环境要尽量保持清洁、通风良好。患儿应避免接触花粉、尘螨、动物皮屑等常见变应原；家长应定期清洁患儿的床铺、窗帘，减少患儿毛绒玩具的使用。
- **食物致敏物：**对于儿童患者，饮食管理尤为重要。家长应留意患儿过往的食物变应原，如牛奶、蛋白质、麸质、坚果、海鲜。

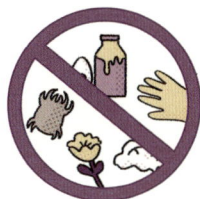

保湿润肤

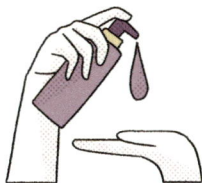

保湿是儿童患者皮肤护理的关键环节。由于特应性皮炎患儿皮肤屏障功能受损，需要使用温和、无香料、无乙醇成分的保湿润肤剂。建议患儿全身使用保湿润肤剂，沐浴后应立即使用，在四肢屈侧、手腕、脚踝等易发部位重点涂抹，应做到足量和多次，建议患儿每周保湿润肤剂用量至少为100g。

合理洗浴

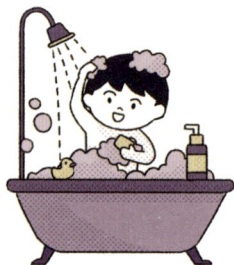

　　儿童皮肤娇嫩，在沐浴时要选择温和、无刺激的沐浴产品。例如选择专门为婴儿或儿童设计的沐浴露，酸碱度接近儿童皮肤的 pH，一般为弱酸性（pH 5 ~ 6）。建议洗浴温度控制在 32 ~ 37℃，时间为 5 ~ 10 分钟，每日或隔日一次。

其他

　　感染、外伤、手术、药物过敏等可诱发特应性皮炎的急性发作。孩子因摔跤等导致皮肤破损后家长要及时为其清理伤口，做好消毒。

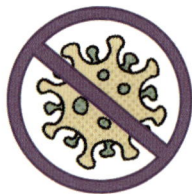

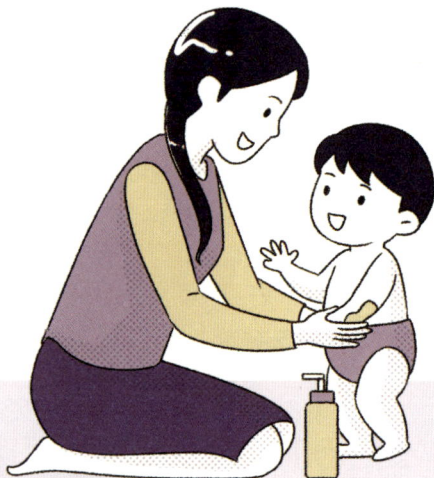

你可能还想知道

• 特应性皮炎复发后，患者还能采用之前的治疗方案吗 ⟶ 跳转至 139 页了解真相

Q 孩子突然瘙痒发作，有哪些快速止痒的办法

A 瘙痒是特应性皮炎的主要症状，如果孩子突然瘙痒发作，家长可根据情况遵循医嘱，合理止痒。

以下这些外用药可以快速止痒。

生理盐水、3% 硼酸溶液等

如果瘙痒部位渗液明显，可以用 4 ~ 6 层纱布浸湿生理盐水或 3% 硼酸溶液进行局部湿敷，每天 2 ~ 3 次。

外用糖皮质激素

是特应性皮炎急性加重的一线用药，可在局部外用弱效、中效激素膏剂，每天 1~2 次。

炉甘石洗剂

用前摇一摇，用棉签蘸取适量炉甘石洗剂轻轻涂抹在瘙痒部位，药液晾干后会出现白色粉末，这是正常现象，无须处理。如果皮肤有破损或被抓破，则不可使用炉甘石洗剂。

对于特应性皮炎患者，炉甘石洗剂有可能加重皮肤干燥症状，不建议作为常规止痒剂使用。

瘙痒明显或影响睡眠时，还可以考虑口服抗组胺药。孩子由于学习原因，应首选第二代抗组胺药。此外，还应注意药物的年龄限制，选用适合儿童的剂型，如口服液、滴剂、干混悬剂。

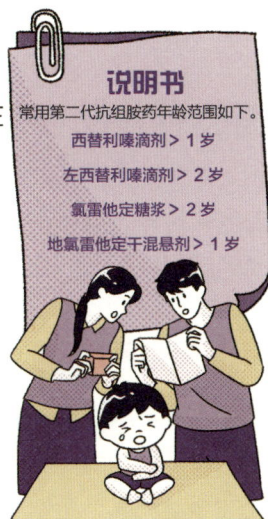

说明书
常用第二代抗组胺药年龄范围如下。
西替利嗪滴剂 > 1 岁
左西替利嗪滴剂 > 2 岁
氯雷他定糖浆 > 2 岁
地氯雷他定干混悬剂 > 1 岁

Q 孩子总抓痒，应该怎么办

A 要从根本上解决孩子抓痒的问题，可以从以下 3 个方面着手。

控制 2 型炎症反应

"瘙痒－搔抓"的恶性循环主要和 2 型炎症反应有关，只要控制了炎症反应，瘙痒就会减轻，孩子就不会总抓痒了。

家长可听从医生对孩子疾病严重程度的判断，遵循特应性皮炎的阶梯治疗模式来选择抗炎力度合适的药物，如常用的外用糖皮质激素和钙调磷酸酶抑制剂，是控制瘙痒的一线治疗药物。必要时，在权衡利弊的前提下，可遵医嘱选用适当的系统治疗药物。

修复受损的皮肤屏障

修复受损的皮肤屏障，有助于预防皮肤干燥诱发的瘙痒。应给患有特应性皮炎的孩子进行合理洗护，如每天规律、足量使用安全性好的保湿润肤剂。

避开瘙痒因素

诱发特应性皮炎瘙痒的因素有很多，如汗液、热刺激，羊毛衣物，强碱性清洁产品，可以根据孩子的自身情况进行回避。

妈妈，我又痒了……

同时建议家长结合孩子的瘙痒情况遵循医嘱使用快速止痒药物，如生理盐水、3% 硼酸溶液、外用糖皮质激素、第二代口服抗组胺药。

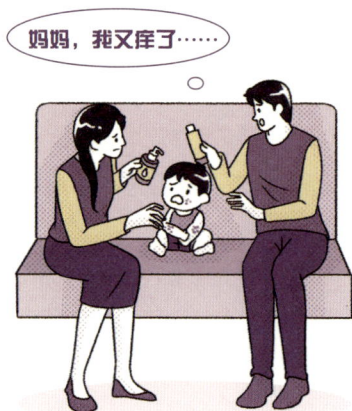

Q 孩子看起来没什么皮损，但搔抓严重，还需要涂抹外用药吗

A 孩子搔抓严重时，即使外表没有明显皮损，也需要遵医嘱涂抹外用药。

瘙痒是特应性皮炎的基本特征，止痒是特应性皮炎治疗的重要组成部分。即使外表看起来没有明显的皮损，严重的搔抓仍然可能对皮肤屏障造成损害，进而导致皮肤破损甚至感染，"瘙痒－搔抓"的恶性循环可能加重特应性皮炎。

因此，即使外表没有明显皮损，也要进行止痒治疗。除了系统治疗，还需要涂抹外用药，包括各种保湿润肤剂、抗炎药以及其他止痒剂。

具体药物选择，家长应遵医嘱，同时日常生活中要帮助孩子避免接触诱发因素、做好生活管理。

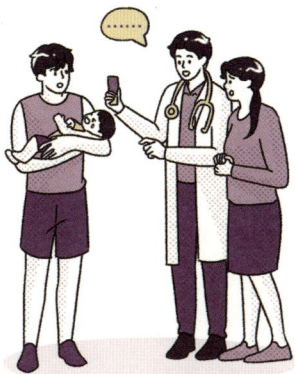

你可能还想知道

- 如何控制特应性皮炎的瘙痒 ⟶ 跳转至 **150** 页了解真相
- 有哪些非糖皮质激素类外用药 ⟶ 跳转至 **182** 页了解真相

Q 孩子得了特应性皮炎，家长应该注意什么

A 如果孩子得了特应性皮炎，家长应注意以下 5 点。

全面了解特应性皮炎

包括疾病常见的诱发及加重因素、疾病的病因及发病机制、疾病的严重程度等。

皮肤护理

包括清洁和润肤两个方面。在清洁方面，在沐浴过程中禁止搓澡，以免破坏皮肤屏障。水温以 32~37℃为宜，每天 1 次或隔天 1 次，每次 5~10 分钟；推荐使用低敏、无刺激、弱酸性（pH 5~6）的洁肤用品。在润肤方面，需要使用功效型保湿润肤剂恢复和保持皮肤屏障功能，在使用时强调"多用"，推荐特应性皮炎患儿每周保湿润肤剂用量至少 100g，浴后 3~5 分钟内使用效果最佳。

居住环境

注意卫生，居住环境不要过于闷热，尽量降低环境中的尘螨和灰尘水平。

治疗方案

与医生充分沟通，积极配合医生执行治疗方案，别因为恐惧而抗拒为孩子用药，以免导致治疗失败。

饮食安排

不要过度限制饮食，避免孩子出现营养不良的情况，影响生长发育。

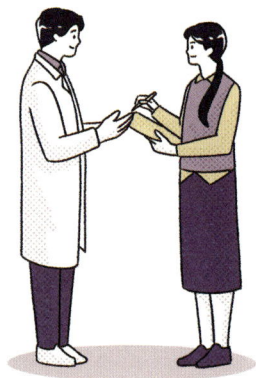

本问负责编委：刘盈 首都医科大学附属北京儿童医院

Q 孩子饮食上应注意什么

A 　食物过敏是特应性皮炎加重的原因之一，在饮食方面，应注意降低孩子食物过敏的可能性。

常见的食物过敏因素包括牛奶、鸡蛋、小麦、坚果、海鲜、大豆。

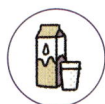
牛奶

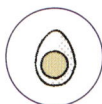
鸡蛋

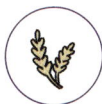
小麦

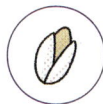
坚果

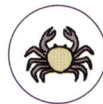
海鲜

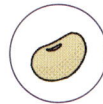
大豆

　　如果孩子存在食物过敏，需要暂时回避相应的食物；如果不存在食物过敏，则暂不需要回避。如果不确定孩子是否存在食物过敏，可以咨询皮肤科或者变态反应科医生，请他们帮忙判断。

　　有过敏家族史的孩子，4 月龄前添加固体辅食会增加食物过敏和特应性皮炎的发生风险。欧洲指南建议在 4 ~ 6 月龄开始添加辅食。

　　随着孩子一天天长大，过敏食谱会有所改变，是否可以再次引入过敏食物及引入时机需要专业医生的指导，家长应遵医嘱采取针对性的避食手段，而不是简单地一刀切。

　　对于正在长个子的孩子来说，如果长期盲目忌口，不仅不会缓解皮损症状，还会影响其生长发育，可谓是"赔了夫人又折兵"。

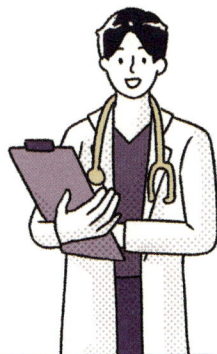

你可能还想知道

- 孩子对多种食物过敏，如何做才能保证生长发育　　　→ 跳转至 304 页了解真相

Q 孩子对多种食物过敏，如何做才能保证生长发育

A 根据发病机制的不同，食物过敏可分为 IgE 介导、非 IgE 介导及 IgE/ 非 IgE 混合介导。IgE 介导的食物过敏是儿童最常见的食物过敏类型，饮食回避是最有效的治疗方法。在饮食回避前应首先进行营养评估，尽可能在出现营养问题前开始营养咨询和干预。

家长可以采取以下方法保证孩子摄入足够的营养。

牛奶过敏

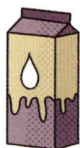

母乳喂养儿发生牛奶过敏，母亲需要回避牛奶及奶制品 2~4 周。若母亲回避牛奶及其制品后孩子症状明显改善，母亲可逐渐引入牛奶，若症状未再出现，可恢复正常饮食；如症状再出现，则母亲在哺乳期间应该回避牛奶及其制品，并在离断母乳后给予孩子深度水解蛋白配方奶或特殊氨基酸配方奶替代。对于配方奶喂养的孩子，应采用深度水解蛋白配方奶或特殊氨基酸配方奶。

鸡蛋过敏

对于这类患儿，牛奶、大豆、肉类可作为替代营养素来源。

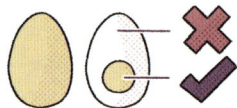

小麦过敏

对于这类患儿，大米、玉米、燕麦、荞麦、小米、藜麦和豆类等可作为替代营养素来源。

花生、坚果、鱼类、甲壳类过敏

是学龄期儿童常见的食物过敏来源，虽然它们也是营养素的重要来源，但由于每日膳食摄入量不大，容易找到替代营养素来源，故避食不会对营养摄取产生太大影响。

Q 牛奶蛋白过敏的孩子，如何喝"奶"

A 如果特应性皮炎患儿确认对牛奶蛋白过敏，首先应忌食牛奶蛋白，其次可用特殊氨基酸配方奶或深度水解蛋白配方奶替代，以补充营养。

世界变态反应组织发布的《牛奶蛋白过敏的诊断和理论依据》以及《iMAP 指南》指出，深度水解蛋白配方奶或特殊氨基酸配方奶，能缓解至少 90% 的牛奶蛋白过敏患儿摄入奶粉后出现的过敏症状。一般建议，轻、中度牛奶蛋白过敏患儿首选深度水解蛋白配方奶，重度牛奶蛋白过敏患儿可以选择特殊氨基酸配方奶。

同时，建议每 6 个月重新评估患儿是否能够耐受牛奶蛋白，以决定是否继续回避。

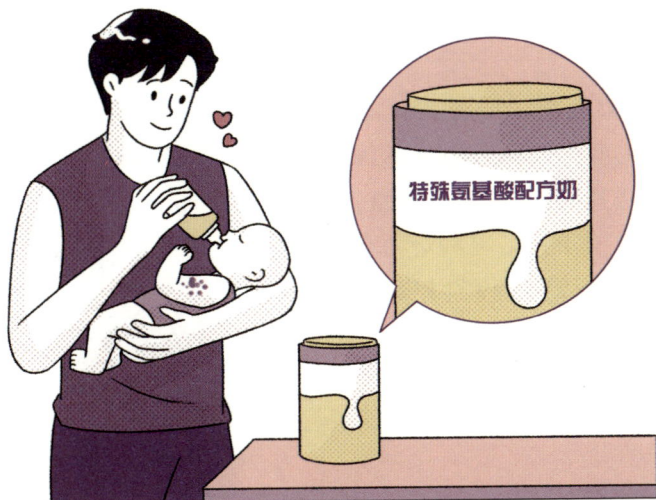

特殊氨基酸配方奶

Q 特应性皮炎的孩子需要更换奶粉吗

A 　　特应性皮炎患儿是否需要更换奶粉，重点应取决于孩子是否存在牛奶蛋白过敏。

　　家长应先咨询医生，医生会结合患儿病史（包括详细的过敏史和喂养史）、临床表现和相关辅助检查等进行综合判断。

如果孩子对牛奶蛋白不过敏

　　那么无论是母乳喂养，还是人工喂养或者混合喂养，都不需要更换奶粉。

如果孩子对牛奶蛋白过敏

　　那就要对喂养方式作出相应调整，具体如下。

- **纯母乳喂养：**妈妈需要严格回避牛奶蛋白及其制品，继续母乳喂养，不需要更换奶粉。
- **人工喂养：**需要更换奶粉，采用特殊氨基酸配方奶或深度水解蛋白配方奶。
- **混合喂养：**在妈妈严格回避牛奶蛋白及其制品的前提下，继续母乳喂养，同时辅以特殊氨基酸配方奶或深度水解蛋白配方奶喂养以弥补母乳量的不足。

　　需要注意的是，在纯母乳喂养和混合喂养中，妈妈在回避牛奶蛋白及其制品后，孩子仍然有过敏情况，可直接采用特殊氨基酸配方奶喂养，之后每6个月重新评估孩子是否可以耐受牛奶蛋白。

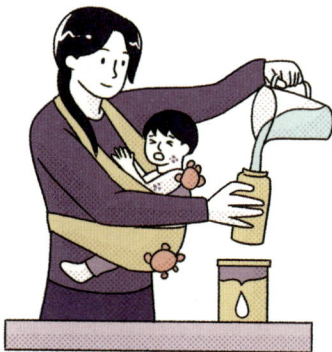

Q 应该如何为特应性皮炎患儿选择衣服

A 孩子的皮肤比成人的皮肤更脆弱，更容易受到环境因素的影响，在日常护理中需要格外注意，特别是衣服的选择，家长可以参考以下建议。

材质

- ⊘ 柔软的棉质类。
- ⊗ 容易刺激皮肤的化纤类。
- ⊗ 容易诱发儿童特应性皮炎的羊毛等材质。

成分：100% 棉
安全技术类别：
GB 18401—2010
A 类 / 婴幼儿用品

款式

- ⊘ 宽松。
- ⊘ 鸡心领或圆领。
- ⊗ 高领，散热不佳将导致孩子病情加重。
- ⊗ 过于紧身。

厚度

- ⊘ 较正常孩子的衣物略薄，以减少出汗。

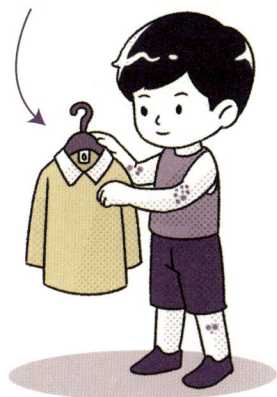

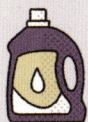

另外，在衣服洗涤方面，尽量选用柔和、不含香料的洗涤剂，并且要多用清水漂洗几遍，尽量消除衣物（特别是贴身衣物）中残留的洗涤剂。

Q 应该如何为特应性皮炎患儿选择沐浴用品、保湿润肤剂

A 对于特应性皮炎患儿来说，皮肤护理很重要，合适的沐浴露、润肤露应该满足以下条件。

沐浴用品

⊘ pH 为弱酸性，最好接近正常表皮 pH（约为 6）。

⊗ 有刺激性。

⊗ 含有变应原、香料、乙醇、皂基。

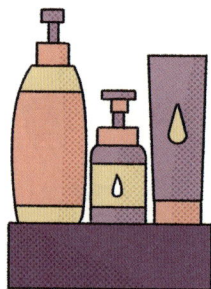

保湿润肤剂

⊘ 吸湿力强，不受外界湿度影响。

⊘ 无色、无味、无毒。

⊘ 与其他物质相容性好，不易氧化。

⊗ 含有刺激性物质，特别是尿素和丙二醇（这两种物质对婴儿皮肤有刺激性）。

⊗ 含有潜在的过敏物质，如蛋白质、香料。

⊗ 纯油性产品，如椰子油，易造成皮肤干燥。

　　保湿润肤剂的选择还需要综合考虑特应性皮炎患儿的个体情况、皮肤状态、季节、气候等。就季节与使用部位举例如下。

- 霜剂的封闭剂含量高，滋润度高，一般在冬季和北方的春季、秋季使用；乳剂的保湿剂含量高，保湿效果好，适合夏季和南方的春季、秋季使用。

- 皮肤皱褶、容易出汗的部位，可适当少涂保湿润肤剂，或选择比较稀薄的剂型。

Q 为特应性皮炎患儿洗浴过程中有哪些注意事项

A 为特应性皮炎患儿洗浴时，家长应注意以下 5 个方面。

频率适当

洗浴频率应为每日 1 次或隔日 1 次，每次洗浴时间应控制在 5~10 分钟。

避免烫洗

水温以 32~37℃为宜。避免水温过高破坏孩子的皮肤屏障。

洗浴用品的选择

推荐给孩子使用低敏、无刺激、弱酸性（pH 5~6）的洁肤用品。

动作轻柔

在沐浴过程中禁止搓澡，以免破坏孩子的皮肤屏障。

浴后及时使用保湿润肤剂

推荐特应性皮炎患儿每周至少使用 100g 保湿润肤剂，浴后 3~5 分钟内使用效果最佳。

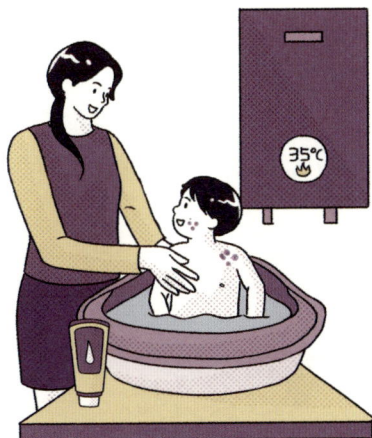

你可能还想知道

- 身体皮肤干燥，如何使用保湿润肤剂 → 跳转至 409 页了解真相

Q 应该如何为特应性皮炎患儿选择适合的防晒方式

A 对于特应性皮炎患儿来说，首选物理防晒。

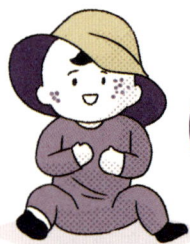

6 个月以内

应通过避免阳光照射，衣物遮盖等方式防晒。

6 个月至 2 岁

以衣物遮盖防晒为主，也可挑选 SPF10/PA+ 以内的物理防晒霜。防晒霜应选择防晒谱宽、相对光稳定、无乙醇、无香料和无高致敏性原料的配方，以霜剂或粉质产品为宜。

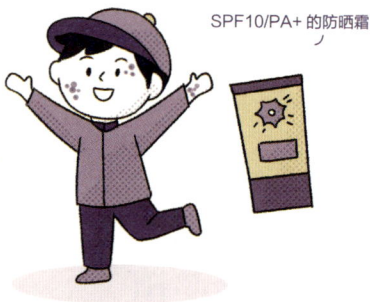

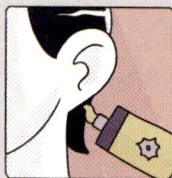

SPF10/PA+ 的防晒霜

在使用新的防晒产品前，建议先在患儿耳后或前臂内侧皮肤薄嫩处试涂，无不良反应后方可正常使用。

Q 特应性皮炎患儿可以接种疫苗吗

A 特应性皮炎患儿在病情较轻或无症状的状态下可以正常接种免疫规划疫苗。

接种前建议考虑以下3点。

- **适时接种**：建议根据国家免疫规划程序适时为患儿接种疫苗。
- **病情稳定**：特应性皮炎患儿应遵医嘱做好日常护理，避免接触诱发或加重因素。如病情加重，应使用合适的药物进行治疗，待病情恢复至较轻或无症状时再接种疫苗。
- **免疫治疗**：接种疫苗前最好避免进行免疫治疗。

正在接受度普利尤单抗治疗的特应性皮炎患儿的注意事项如下。

- 如要接种活疫苗，尽量在开始度普利尤单抗治疗前4周进行；如果正在使用度普利尤单抗治疗，要在停药12周后再接种活疫苗。
- 如要接种灭活疫苗，则无须停药。

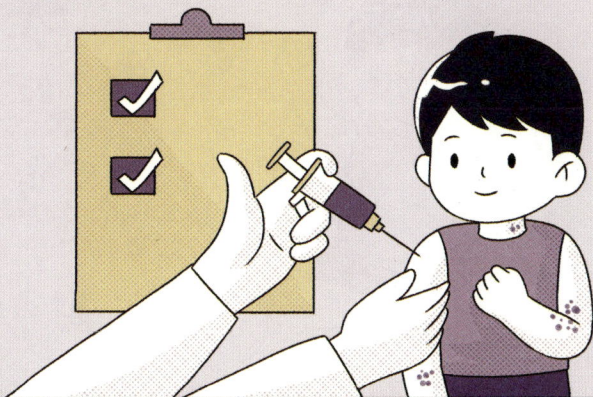

Q 如何为特应性皮炎患儿挑选玩具

A 特应性皮炎患儿的家长要注意，应尽量避免为患儿选择绒毛玩具。同时，不建议选择劣质塑料材质、有气味、表面粗糙的玩具。

国内一项研究显示，家里有绒毛玩具的孩子，比没有绒毛玩具的孩子，更容易患上特应性皮炎。这有可能是因为绒毛玩具容易吸附致病性颗粒和灰尘，导致儿童发生变态反应，诱发特应性皮炎。

劣质塑料材质、有气味的玩具也可能因为挥发甲醛等物质，诱发孩子的变态反应；表面粗糙的玩具会损伤婴幼儿的皮肤，加重皮肤屏障受损，因此也不建议选择。

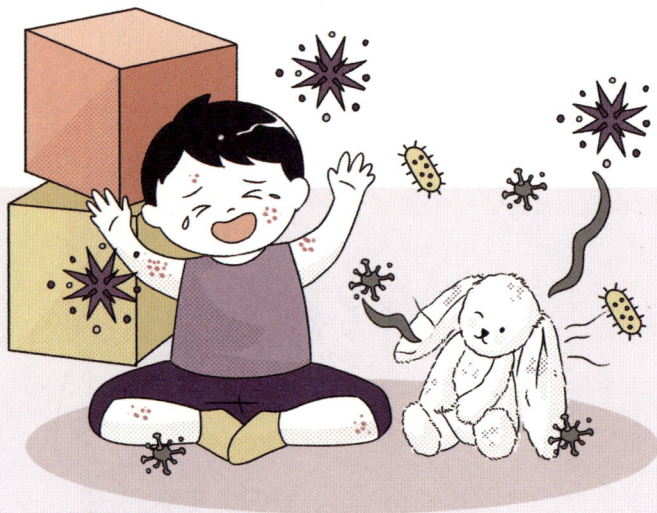

Q 家长应该如何控制特应性皮炎患儿的病情，帮助其顺利入学

A 发生在头面部或手足部等部位的特应性皮炎，可能影响孩子的日常生活、学习和社交，对孩子入学造成困扰。因此，为了帮助孩子控制好病情、顺利入学，家长可以做好以下事项。

首先，应遵医嘱帮孩子做好日常护理，避免接触诱发或加重因素，使用合适的药物进行治疗，定期带孩子去看医生，根据医生的建议调整治疗方案。

其次，特应性皮炎可能导致孩子有较强的自卑感，产生焦虑或抑郁情绪，家长和老师应鼓励孩子保持积极心态，并给予其充分的关爱和支持。在孩子入学之前，建议家长提前与班主任、校医沟通孩子的皮肤状况及注意事项，确保孩子在校期间能够得到及时的护理和关注。

再次，如果孩子需要使用药物控制症状，家长可以提前与学校协商，确保药物可以随时使用。

最后，学习压力过大可能加重病情，家长可以与学校配合，为孩子提供一个合适的学习环境，避免孩子精神过度紧张。

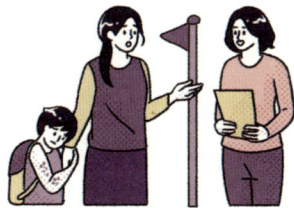

你可能还想知道
- 孩子得了特应性皮炎，可以上体育课吗 → 跳转至 **314** 页了解真相
- 特应性皮炎患儿可以接种疫苗吗 → 跳转至 **311** 页了解真相

Q 孩子得了特应性皮炎，可以上体育课吗

A 患有特应性皮炎的孩子，应根据病情决定是否能上体育课。

德智体美劳全面发展，是学生全面发展的基本构成，特应性皮炎患儿的运动不应该受限。

孩子在上体育课后，建议做好以下 3 点，帮助远离运动后瘙痒的烦恼，更好地享受运动的快乐。

- **擦去或洗去多余的汗液：** 运动后即刻，可以用湿毛巾擦去多余的汗液，如有可能，最好换上干爽、清洁的衣服。有条件者可用 32 ~ 37℃的温水淋浴冲洗，时间控制在 5 ~ 10 分钟。

- **及时进行保湿护理：** 沐浴后及时给身体涂抹成分简单、不易过敏的保湿润肤剂，保持皮肤水合状态，保护皮肤屏障功能、减轻瘙痒。

长期疾病管理： 特应性皮炎是一种慢性疾病，必须坚持长期疾病管理，疾病控制好了，才能放心运动。

除了以上注意事项，患有特应性皮炎的孩子在运动时建议穿着宽松、棉质的衣服，除了利于灵活运动，还可以帮助皮肤散热，吸收汗液，减少汗液对皮肤的刺激。同时，患儿应避免在强光下运动。

如果患儿处于特应性皮炎急性发作期，应谨慎进行过于剧烈的运动，必要时应提前咨询医生。

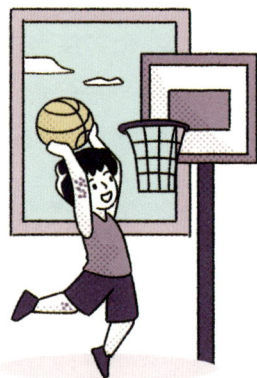

第二节

备孕、怀孕得了
特应性皮炎怎么办

Q # 特应性皮炎会影响备孕吗

A 特应性皮炎本身对于育龄期女性没有明显影响。

　　某些治疗药物对于育龄期女性存在使用限制。如有备孕计划，女性患者需要及时与医生充分沟通并调整治疗方案，及早规范治疗，尽可能减少疾病对日常生活的影响。原则上建议女性患者在疾病控制较稳定时备孕。

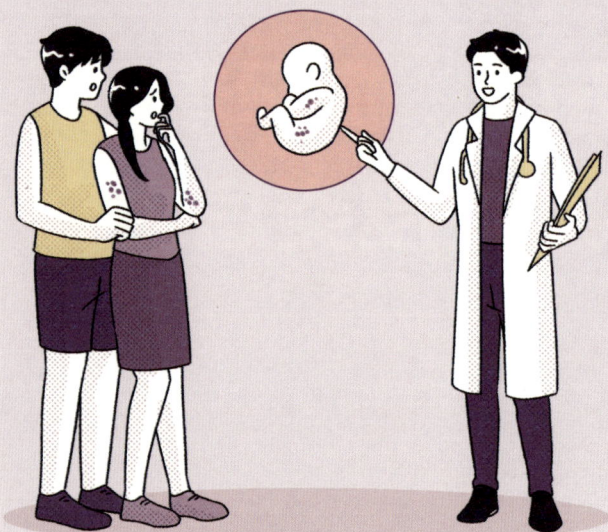

你可能还想知道

- 特应性皮炎会遗传吗 ⟶ 跳转至 **012** 页了解真相
- 应该如何应对特应性皮炎引起的
  负面情绪 ⟶ 跳转至 **431** 页了解真相

Q 妈妈得了特应性皮炎，孩子也会得吗

A 不一定。遗传只是影响特应性皮炎发病的因素之一，该病并不一定会通过妈妈遗传给下一代。

特应性皮炎确实有一定的遗传倾向。

目前研究发现，父母一方如果患有特应性皮炎，则子女患特应性皮炎的概率会增加。

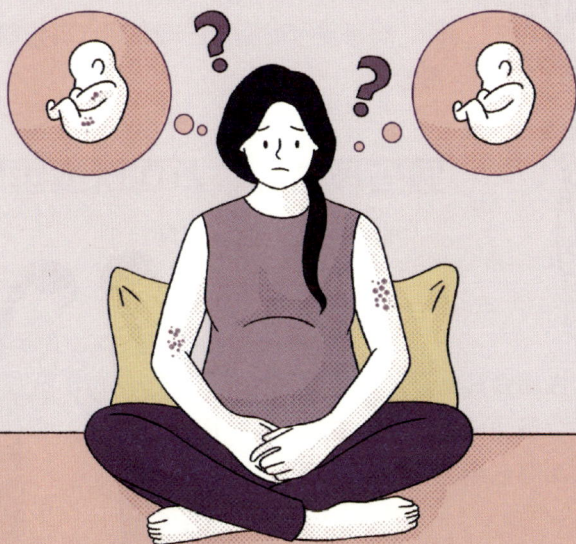

Q 女性患者备孕期间还能继续治疗吗

A 备孕期间能否继续接受治疗，与女性患者正在或之前接受的治疗相关。

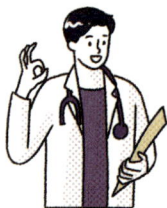

医生评估后，可以继续的治疗

如外用保湿润肤剂、糖皮质激素、钙调磷酸酶抑制剂，接受、NB-UVB 和 UVA1 光疗；系统使用环孢素、度普利尤单抗、曲罗芦单抗。

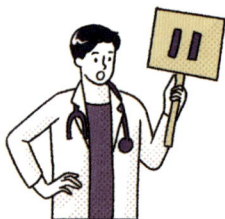

医生评估后，需要暂停的治疗

如接受补骨脂素紫外线疗法；使用甲氨蝶呤、吗替麦考酚酯、巴瑞替尼、乌帕替尼、阿布昔替尼。

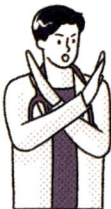

医生评估后，不可以继续的治疗

如使用克立硼罗软膏。

建议女性患者在备孕前咨询医生，了解适合备孕期间的治疗方案和药物，从而降低用药相关的母婴风险。

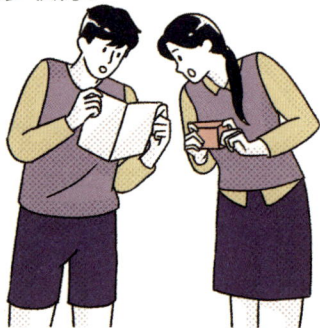

Q 女性患者在备孕期可以使用生物制剂吗

A 　　建议女性患者在备孕前咨询医生，待医生评估后决定是否使用生物制剂。

　　以度普利尤单抗为例，在受孕前使用的特应性皮炎各种治疗手段的管理意见中，对于度普利尤单抗，无论男女均不限制使用。

　　建议女性患者在备孕前咨询医生，选择合适的治疗方案并积极治疗，将疾病控制到最佳状态，减少备孕期和妊娠期用药，从而降低用药相关的母婴风险。

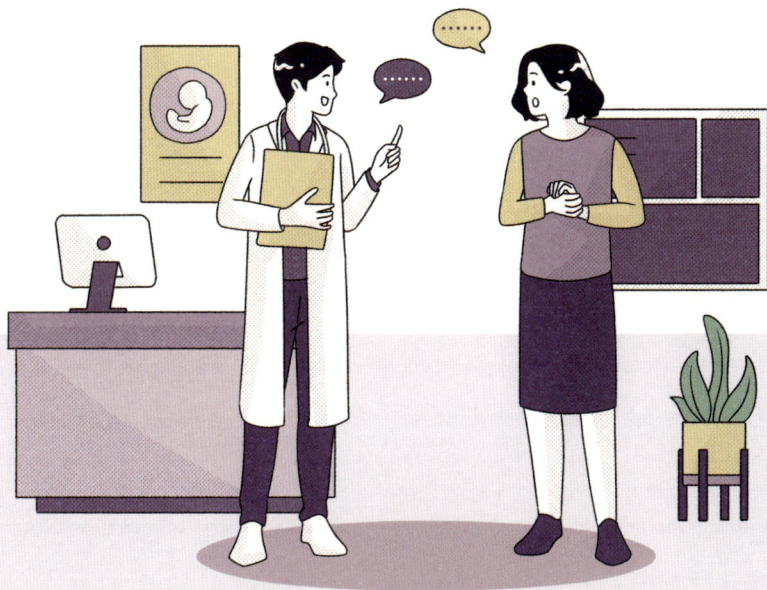

Q 男性使用生物制剂治疗特应性皮炎，会影响精子质量吗

A 目前认为，男性使用度普利尤单抗治疗特应性皮炎，并不会影响精子质量。在度普利尤单抗的毒理研究中，未发现其对生殖器官和精子质量等生育力指标有影响。

为了评估生物制剂的生育风险，研究者使用生育风险评级对 2004 年后批准的生物制剂进行分类。结果显示，对于男性，所有药物均获得 B 类评级（包括度普利尤单抗）。现有数据表明，度普利尤单抗并无生殖毒性，大多数男性患者治疗后没有不良反应。

生育风险评级

分类	评价标准
A	在人体研究中未发现风险
B	动物研究未提示有直接或间接的有害影响，但缺乏人体研究；或者动物研究显示出不良影响，但人体研究未证明生育风险
C	动物研究已证明对生殖器官有不良影响，但缺乏人体研究证据
D	人体研究已证明对生殖器官有不良影响
X	表示会造成不可逆的生育能力丧失

风险小 → 风险大

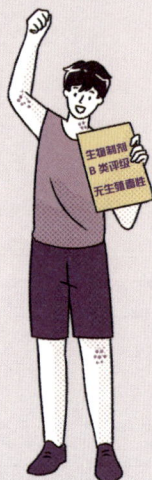

Q 在妊娠期，特应性皮炎有哪些特点

A 在妊娠期，特应性皮炎病情可能加重。

妊娠期由于激素水平变化，身体的免疫功能、代谢情况等也会随之改变，辅助性 T 细胞 1 相关的作用会变弱，向辅助性 T 细胞 2 的应答方向变化。加上孕妇可能因为担心药物对胎儿有影响而停药。这些因素加在一起很可能让特应性皮炎病情在妊娠期加重，患者出现泛发性湿疹样表现、瘙痒、丘疹等。皮损分布较典型，包括在四肢的屈侧、面部和颈部，也可能在四肢伸侧和躯干上出现典型的痒疹样损害。

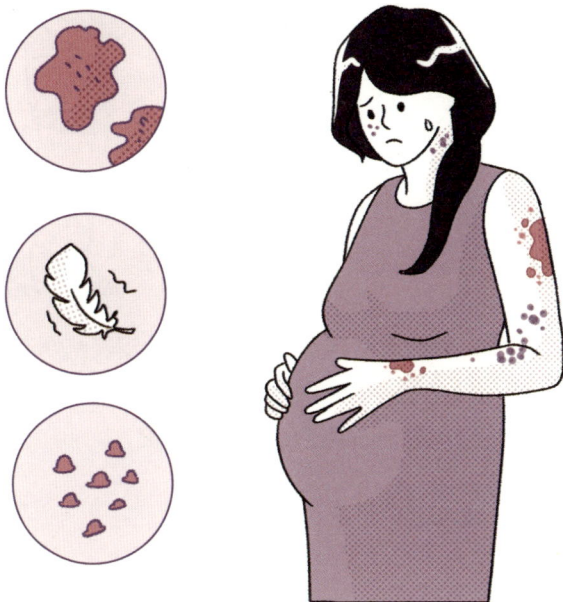

Q 孕妇得了特应性皮炎会对胎儿造成影响吗

A 研究表明，如果妈妈患有妊娠期特应性皮炎，发生胎膜早破和金黄色葡萄球菌性新生儿败血症的风险升高。但在其他方面，如发生先兆子痫、早产或非金黄色葡萄球菌性新生儿败血症的风险未升高。新生儿出生体重和孕龄与正常孕妇所生新生儿相似。

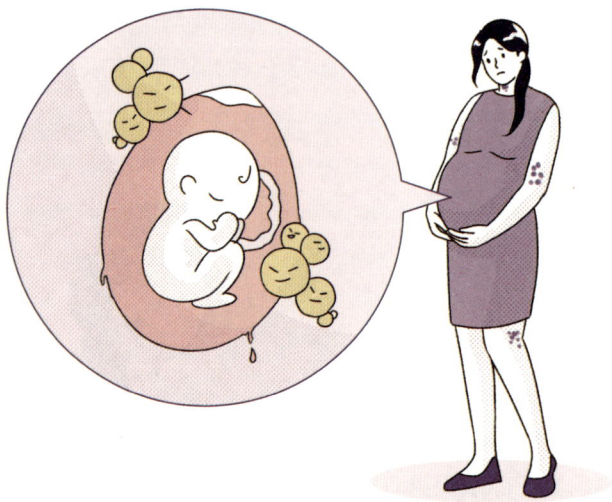

不过，由于妊娠期激素水平变化，特应性皮炎病情在妊娠期可能加重，孕妇切不可由于担心药物对胎儿的影响，就自行停药强忍瘙痒，一定要和医生充分沟通后选择合适的治疗方案。

你可能还想知道

▪ 女性特应性皮炎患者在妊娠期
适合哪种治疗方式　　　　　　⟶ 跳转至 **323** 页了解真相

Q 女性特应性皮炎患者在妊娠期适合哪种治疗方式

A 具体治疗方式需要在医生的指导下进行选择。

妊娠期激素水平和免疫状态的变化可能导致不同皮肤病的发生，其中最常见的是妊娠期特应性皮疹（AEP），发病率高达50%，其中75%发生于妊娠的前6个月，主要表现为红斑、丘疹、丘疱疹、鳞屑、抓痕和结痂等。由于担心药物对胎儿的影响，很多妊娠期女性患者选择强忍着瘙痒症状，非常影响日常生活。

实际上，在医生的指导下，妊娠期女性患者可以选择以下治疗。

- **保湿润肤剂**：用于特应性皮炎患者的基础治疗，妊娠期女性患者可以选择成分简单的保湿润肤剂，并在耳后进行局部过敏测试，确保无碍后使用。

- **外用糖皮质激素（Ⅱ~Ⅲ类）**：一般作为特应性皮炎的标准治疗方案，但在孕早期（前3个月）应尽量少用。

- **NB-UVB 和 UVA1 光疗。**

- **外用钙调磷酸酶抑制剂**：如吡美莫司、他克莫司，妊娠期女性患者可以小面积使用。

- **环孢素**：对于重度或难治性特应性皮炎，可以考虑使用环孢素，但要在医生严格把握适应证的情况下使用，并密切监测。

- **度普利尤单抗**：在重度特应性皮炎患者中暂时未发现显著的不良反应，但度普利尤单抗是重组人 IgG4 单克隆抗体，已知人 IgG 抗体可穿过胎盘屏障，因此可能从母体传输至发育中的胎儿。只有证明潜在获益大于胎儿潜在风险时，才可在妊娠期使用本品。

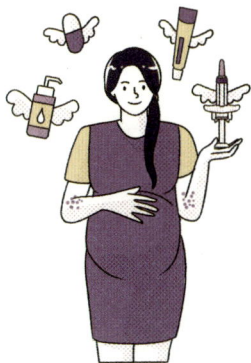

Q 哪些药物应在妊娠期特应性皮炎治疗中谨慎使用

A 在治疗妊娠期特应性皮炎时，有些治疗药物是有风险的，所以用药要特别谨慎。

- **大面积外用糖皮质激素：** 可能导致胎儿宫内生长迟缓，妊娠前 3 个月使用可能引起胎儿腭裂。
- **妊娠最后 2 周口服抗组胺药：** 可能造成早产儿晶体后纤维增生。
- **口服环孢素：** 可能引起孕妇肾损伤、肝毒性、胎儿生长受限等。

治疗特应性皮炎，仍然有较安全的方式，妊娠期女性患者一定要与医生充分沟通，遵医嘱用药。

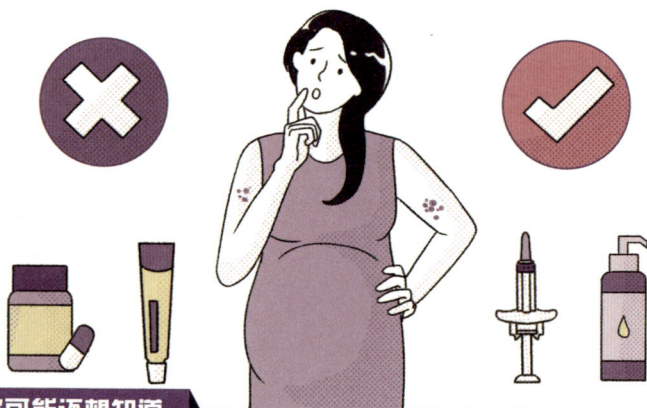

你可能还想知道

- 女性特应性皮炎患者在妊娠期适合哪种治疗方式 ⟶ 跳转至 323 页了解真相

Q 妊娠期女性可以使用生物制剂吗

A 建议先咨询医生，待医生评估后再决定妊娠期女性患者是否可以使用生物制剂。

以度普利尤单抗为例，在已发表的妊娠期使用度普利尤单抗的临床数据中，未发现与药物有关的重大出生缺陷、流产或不良母婴结局的风险。

如在使用生物制剂期间女性患者意外怀孕，应第一时间告知医生，由医生整体评估用药情况，制订合适的妊娠期治疗方案，选择对母婴都有益的治疗措施。

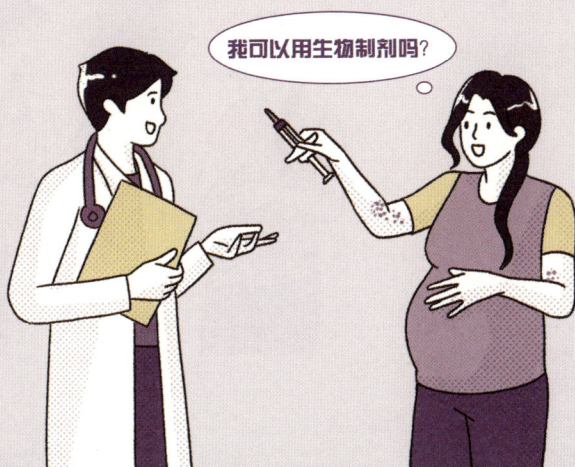

我可以用生物制剂吗？

Q 妊娠期使用生物制剂治疗特应性皮炎会不会影响胎儿

A 以度普利尤单抗为例，本品是重组人 IgG4 单克隆抗体，已知人 IgG 抗体可穿过胎盘屏障，因此本品可能从母体传输至发育中的胎儿。只有证明潜在获益大于胎儿潜在风险时，才可在妊娠期使用本品。

截至目前，度普利尤单抗在孕妇中使用的数据非常有限。就生殖毒性而言，动物研究并未提示直接或间接的有害影响。同时，在已发表的妊娠期使用度普利尤单抗的临床数据中，尚未显示与药物有关的重大出生缺陷、流产或不良母婴结局的风险。

因此患有特应性皮炎的孕妈妈不用过分焦虑，及时与医生沟通，选择合适的治疗方案，遵医嘱治疗就好。

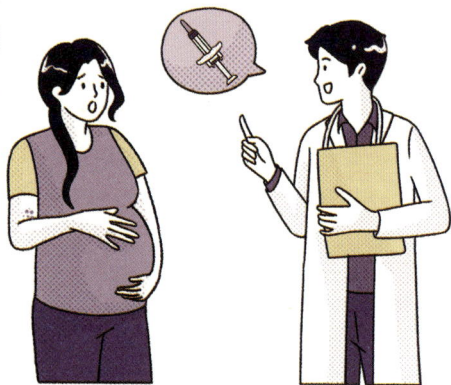

你可能还想知道

▪ 女性特应性皮炎患者在妊娠期适合哪种治疗方式 ⟶ 跳转至 323 页了解真相

Q 在使用度普利尤单抗治疗期间怀孕了，还能继续治疗吗

A 如果在使用度普利尤单抗的过程中发现自己怀孕了，一定要尽快咨询医生。

只有当用药的潜在获益大于对孕妇和胎儿的潜在风险时，才能继续用度普利尤单抗。医生会进行整体评估，并与患者讨论进一步的治疗措施，制订对孕妇和胎儿都有利的治疗方案。

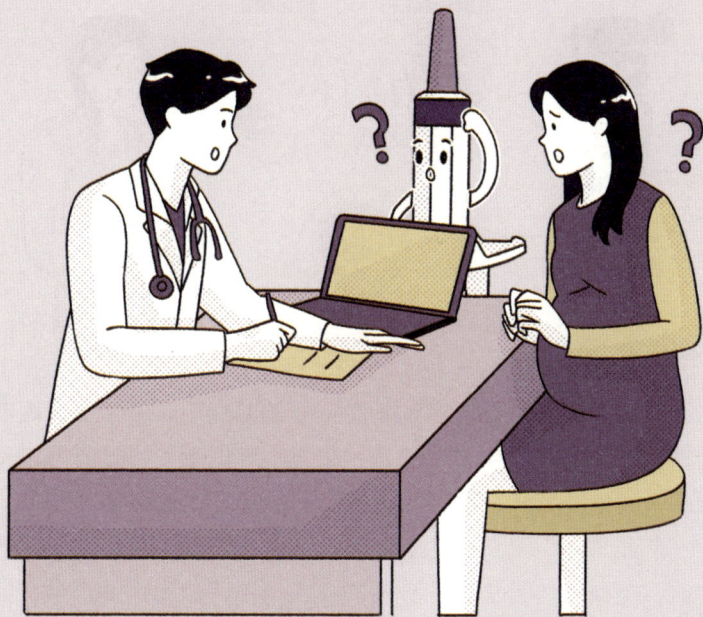

Q 女性患者怀孕时有哪些注意事项

A 对于患有特应性皮炎的孕妇来说，最大的挑战在于针对特应性皮炎的各项治疗护理措施既要对患者本身有效，同时要确保胎儿的安全。

一般而言，局部有限的外用治疗，包括保湿润肤剂和常用药，不会影响胎儿的安全性；大面积外用药物时，要注意药物过多吸收对胎儿的不良影响。采用系统药物治疗，应该权衡特应性皮炎治疗获益与胎儿安全。在孕 16 周之内，应尽量减少系统用药。若病情需要，不得不采用系统治疗时，应在医生的指导下选择对胎儿无影响或影响最小的药物。

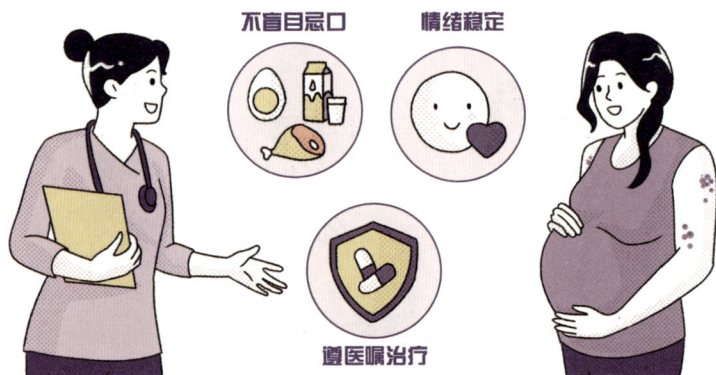

不盲目忌口　　情绪稳定

遵医嘱治疗

对于忌口的问题，在没有明确变应原的前提下，不建议妊娠期患者盲目忌口（包括忌食牛肉、羊肉、蛋类、海鲜等）。过度忌口反而可能造成孕妇免疫力低下和营养缺乏，使胎儿体重低于同月龄胎儿。

同时，患有特应性皮炎的孕妇应该保持良好且稳定的情绪，睡前可以用温水泡脚，避免焦虑，同时注意避免过劳、睡眠不足等。

Q 特应性皮炎患者能哺乳吗

A 目前没有研究表明，特应性皮炎会影响母乳的成分，但如果正在接受特应性皮炎的治疗，建议咨询医生，医生会综合考虑母乳喂养对婴儿的益处以及治疗对母亲的益处，选择合适的药物，从而在控制病情的同时尽可能减少对婴儿的影响。

另外，哺乳期女性患者还可以做好以下事情。

- **避免搔抓，预防感染：** 患处皮肤瘙痒时，请在医生的指导下适度使用安全有效的具有止痒、消炎作用的外用药，避免剧烈搔抓，防止抓破皮肤引起感染，使病情加重。
- **保持愉悦情绪：** 产后的生理变化和心理压力可能加重已经存在的特应性皮炎。
- **注意个人卫生：** 勤洗衣服，适度洗澡以保持皮肤清爽，并用好保湿润肤剂；穿宽松、透气的棉质衣服。若乳房部位有皮损，在哺乳前需要仔细清洗乳房部位的外用药。
- **合理饮食，适度运动，增强免疫力：** 在避免食用既往已明确过敏性食材的前提下，注重饮食，合理摄入营养，并适度运动，增强免疫力。

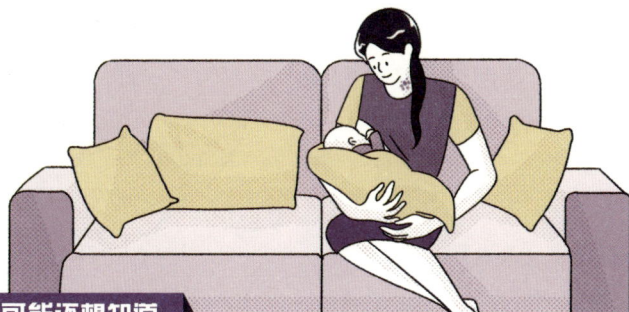

你可能还想知道

- 乳头湿疹反反复复总不好，有可能是特应性皮炎吗

跳转至 **037** 页了解真相

Q 特应性皮炎在哺乳期发作要注意什么

A 哺乳期属于特殊时期，这时特应性皮炎发作，患者一定要第一时间咨询医生，医生会考虑母乳喂养对婴儿的益处以及治疗对母亲的益处，根据实际情况制订治疗方案，患者切勿擅自减药、停药而延误治疗。

在积极治疗的前提下，以下注意事项可以在控制病情的同时尽可能减少对婴儿的影响。

重视皮损护理

如果皮损有感染倾向，可在盆浴时加入次氯酸钠（0.005% 漂白粉浴）抑制细菌活性，有助于缓解病情。同时留意继发症状，关注皮肤继发细菌、病毒以及真菌感染的症状，在有明显感染征象时积极使用抗微生物药治疗。但注意，所有药物需要在医生的指导下合理使用。

重视乳房清洁

乳房部位用药后应避免立即哺乳，哺乳前注意清洁乳房。

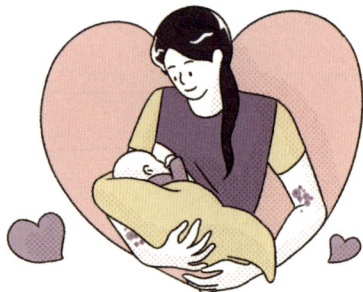

你可能还想知道

- 乳头湿疹反反复复总不好，有可能是特应性皮炎吗 　→ 跳转至 **037** 页了解真相
- 如何控制特应性皮炎的瘙痒 　→ 跳转至 **150** 页了解真相

Q 哺乳期特应性皮炎患者适合采用哪种治疗方式

A 哺乳期特应性皮炎的处理和妊娠期类似，但由于有些药物能通过母乳进入婴儿体内，因此在选择药物时还要注意对婴儿的影响。

患者应在医生的指导下采用适合的治疗方式。

- 保湿润肤剂可以在哺乳期放心使用，做好皮肤保湿，在缓解瘙痒之余还能保护好皮肤屏障。
- 可外用糖皮质激素，但建议在哺乳后外涂，并在下次哺乳前仔细清洗婴儿将接触的部位。
- 可以接受 NB-UVB 和 UVA1 光疗。
- 可以使用环孢素，但需要医生严格把握适应证并密切监测。
- 急性发作时，可以短期口服泼尼松龙。

  需要医生评估后谨慎采用的治疗方式包括外用克立硼罗软膏、他克莫司软膏、吡美莫司乳膏，接受补骨脂素紫外线疗法，使用度普利尤单抗等。

  禁止使用的药物：甲氨蝶呤、吗替麦考酚酯、巴瑞替尼、乌帕替尼、阿布昔替尼。

  总体而言，哺乳期用药，需要医生来严格把握适应证、权衡利弊；医生也要取得患者的知情同意。

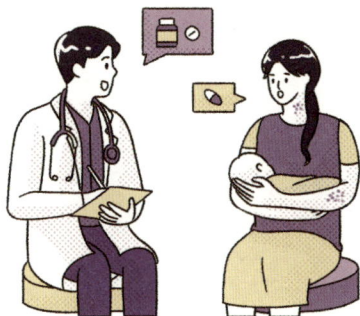

第三节

老年人和有基础疾病人群得了特应性皮炎怎么办

Q 老年人患特应性皮炎的概率高吗

A 国内尚未有针对老年特应性皮炎的大样本流行病学调查，总体来说，老年人患特应性皮炎的概率相对较低，但疾病表现不典型，容易被误诊，治疗方案也较复杂，仍然需要引起患者和家人的足够重视。

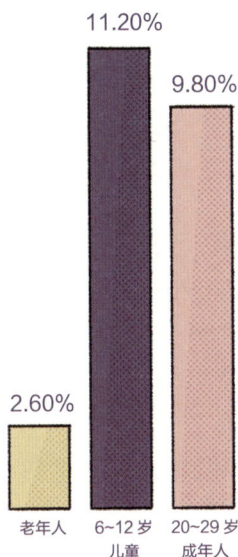

日本

11.20%

9.80%

2.60%

老年人　6~12岁儿童　20~29岁成年人

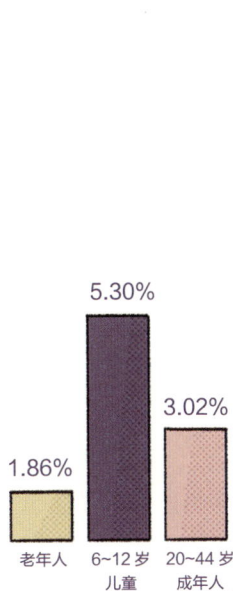

波兰

5.30%

3.02%

1.86%

老年人　6~12岁儿童　20~44岁成年人

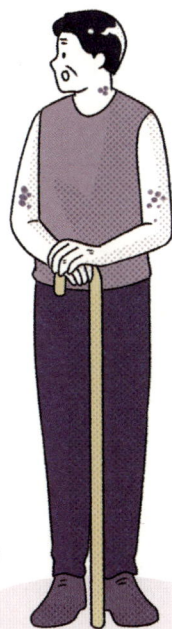

你可能还想知道

· 老年人患特应性皮炎需要特别注意什么　　　——→ 跳转至 **349** 页了解真相

Q 为什么年轻的时候没病，年纪大了反而得病

A 特应性皮炎可以在任何年龄段发病。

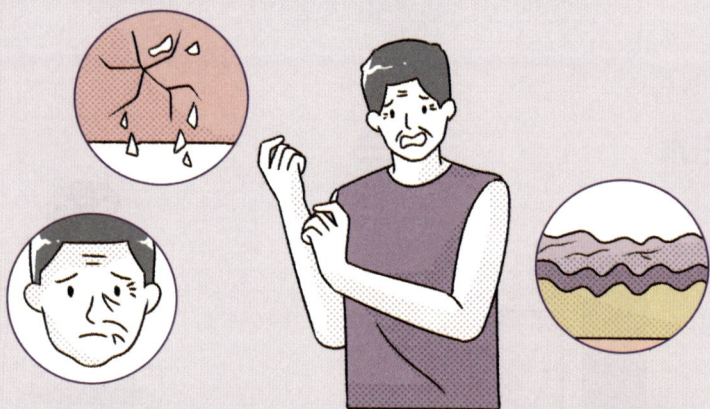

对于老年人来说，老龄化带来的皮肤衰老、慢性共病、失能和半失能等健康问题有交互作用，直接影响皮肤健康、加重皮肤衰老，其特征包括皮肤松弛、多皱褶，皮脂减少，皮肤菲薄，皮肤干燥和瘙痒，皮肤抗压能力和耐受性下降等。

这恰恰为特应性皮炎创造了合适的"体质基础"，包括细菌入侵、皮肤屏障功能下降、固有免疫系统失衡、对 2 型炎症细胞反应更加不适应。

有研究发现，在我国老年特应性皮炎患者中，接近一半是在 60 岁以后才发病的。

约 50%
60 岁以后发病

Q 与成人相比，老年特应性皮炎有什么不同

A 相较于成人患者，老年人得了特应性皮炎，皮肤更干燥，瘙痒更难以控制，对用药安全性要求更高。

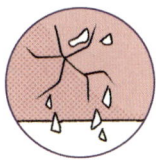

皮肤更干燥，瘙痒更难以控制

衰老本身是老年特应性皮炎发病的重要风险因素并影响特应性皮炎的疾病进程，老年特应性皮炎患者的皮疹和瘙痒有更严重的趋势。

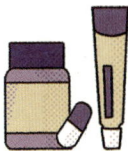

对用药安全性要求更高

老年人因为身体的生理变化、系统共病以及合并用药等因素，发生治疗不良反应的风险增加。在治疗方式的选择上，老年患者需要考虑更多因素。与此同时，老年患者的认知、独立生活、自我用药等能力以及家属的护理水平都会显著影响疗效。

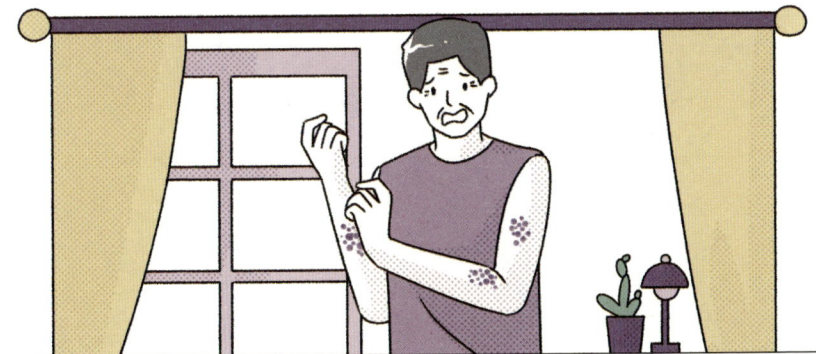

Q 血糖控制不稳定时，皮肤会更痒，两者有什么关联吗

A 糖尿病患者如果同时患有特应性皮炎，血糖控制不稳定时皮肤瘙痒可能更明显。

糖尿病可能导致特应性皮炎复发和加重。研究表明，餐后血糖水平越高，患者发生全身瘙痒的概率越高；在未经治疗的新诊断的 2 型糖尿病患者中，空腹血糖水平与全身瘙痒程度相关。

糖尿病出现瘙痒，主要原因是皮肤干燥和糖尿病性神经病。糖尿病会影响表皮屏障功能，糖尿病患者更容易出现表皮水合状态下降和皮脂腺活性降低，因此干燥的皮肤更容易出现瘙痒症状。

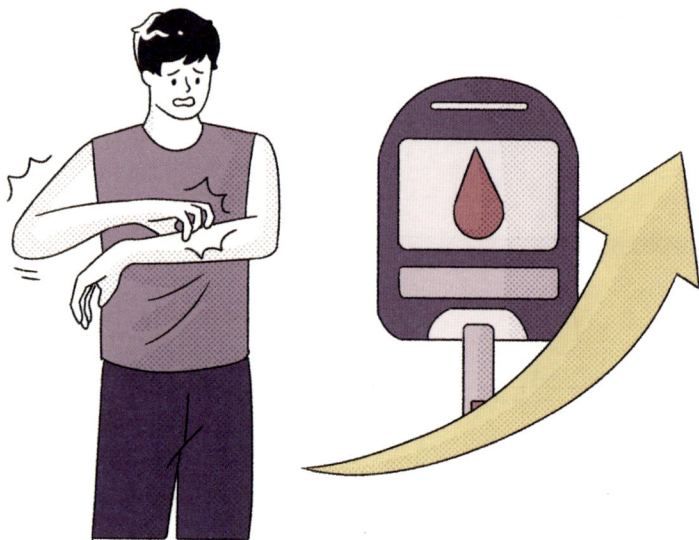

Q 为什么说安全性是老年人治疗特应性皮炎的第一考量因素

A 老年患者对药物安全性要求较高。

随着年龄增长，老年人身体的承受能力将逐渐变差，往往伴随一些基础疾病并长期服用药物，而且老年人对特应性皮炎的认知通常不到位，生活自理能力也比较弱，还可能忘了按时正确服药，这些情况都会影响老年患者的健康和安全。

所以，医生在为老年患者制订针对特应性皮炎的治疗方案时，往往会详细询问其病史和用药情况，并给患者先过一趟"安检"，检查血常规、肝功能、肾功能、血脂、血肌酸激酶、结核以及乙型／丙型病毒性肝炎等指标。经过医生综合评估后，才能给出正确判断并为老年患者"量身"制订治疗方案。

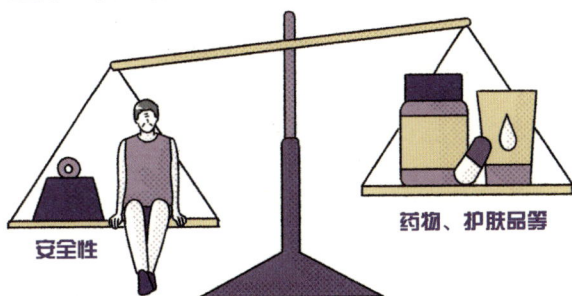

安全性　　　　　　　　　　药物、护肤品等

你可能还想知道

- 特应性皮炎需要长期用药吗 ⟶ 跳转至 **155** 页了解真相
- 特应性皮炎需要长期用药，这样 ⟶ 跳转至 **159** 页了解真相
  做是否会对身体产生负面影响

老年人可以使用生物制剂吗

老年人可以使用生物制剂治疗特应性皮炎。

我国《老年特应性皮炎诊疗专家共识（2023）》特别指出，老年患者对药物安全性要求较高。

以度普利尤单抗为例，该药在体内的清除不受年龄的影响。在临床研究和真实世界研究中，也没有发现在老年人群中的安全性和有效性与整体人群存在差异。

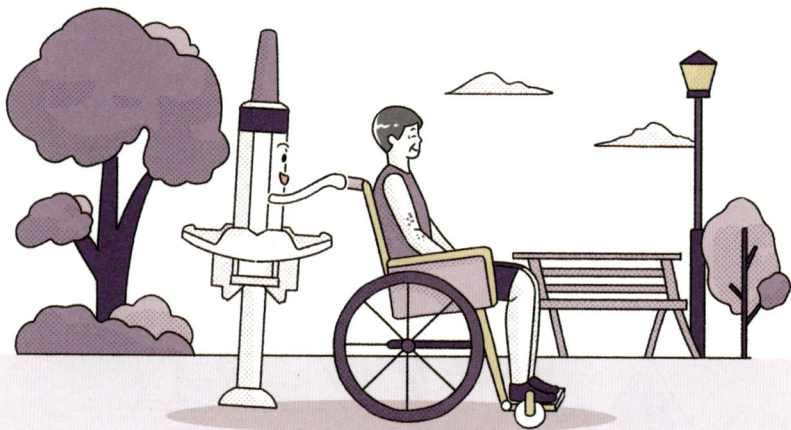

度普利尤单抗
可以作为中、重度老年特应性皮炎患者
系统抗炎治疗的首选用药。

Q 伴有"三高"的老年人如何治疗特应性皮炎

A 无论是否伴有"三高",老年特应性皮炎患者仍需要按照常规疗法治疗,除了润肤和外用药治疗,有些中、重度老年特应性皮炎患者还需要接受系统治疗。

在进行特应性皮炎系统治疗时,需要考虑药物-疾病的相互作用。

- 口服环孢素可能加重高血压,出现肾功能损害。
- 口服 JAK 抑制剂可能影响血脂代谢,加重感染,以及使肿瘤风险升高。
- 系统使用糖皮质激素可能加重高血压、糖尿病,出现低钙、低钾及电解质紊乱。

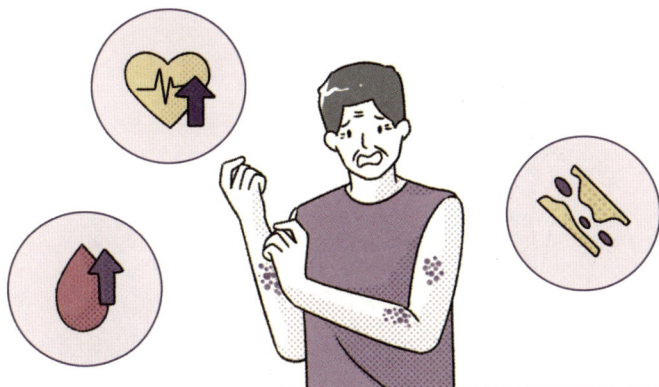

　　国内外共识推荐需要系统治疗的老年特应性皮炎患者优先选择生物制剂,其中支持老年患者使用度普利尤单抗的数据最充分。甲氨蝶呤可作为生物制剂的替代选择,但应采用更小的起始剂量,并密切监测不良反应。

Q 患有"三高"，可以使用生物制剂吗

A 有"三高"（血脂异常、糖尿病、高血压）的特应性皮炎患者，可以使用生物制剂。

医学研究显示，合并慢性系统性疾病的患者，如高血压、糖尿病、血脂异常，在用特定的生物制剂（度普利尤单抗）治疗期间，基础疾病保持稳定，没有出现严重不良反应。

因此，合并特应性皮炎和"三高"的患者，不要抗拒用药，及时和医生说明病情、用药情况，医生会据此制订合适的用药方案。

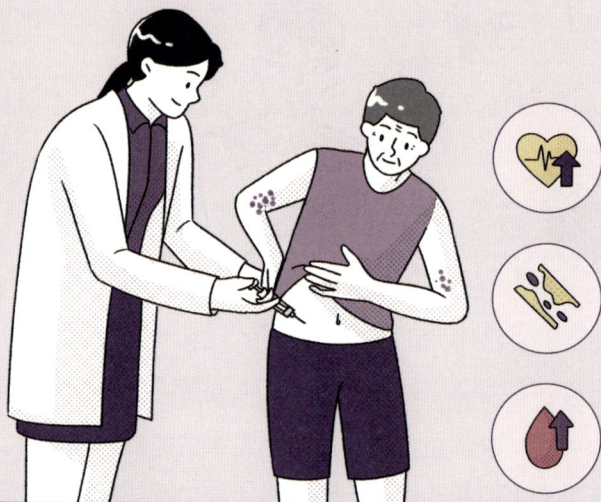

Q 如果合并肾病，可以使用度普利尤单抗治疗吗

A 要视肾病病情轻重而定。

如存在轻度或中度肾损害，可以按原计划用药；如存在严重肾损害，需要由医生权衡利弊后决定是否可以使用。

轻、中度肾损害　　严重肾损害

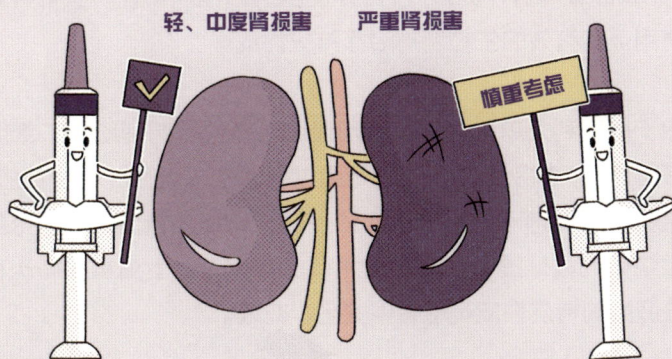

研究显示，合并肾功能不全的特应性皮炎患者在度普利尤单抗治疗期间，基础疾病维持稳定，未出现严重不良反应。

不过，在度普利尤单抗的药品说明书中指出，虽然轻度或中度肾损害患者不需要调整剂量；但本品在严重肾损害患者中的数据极其有限，需要医生慎重考虑。

Q 乙型／丙型病毒性肝炎患者合并特应性皮炎时，如何选择系统用药

A 乙型／丙型病毒性肝炎患者合并特应性皮炎时，系统用药首选生物制剂（如度普利尤单抗）。

国外专家共识指出，伴有乙型病毒性肝炎的特应性皮炎患者在开始任何系统治疗前，均应评价合并使用的乙型病毒性肝炎治疗药物，优先使用证实有效的生物制剂治疗特应性皮炎。

由于度普利尤单抗等生物制剂通过选择性抑制辅助性 T 细胞 2 免疫应答起作用，抑制乙型肝炎病毒通过辅助性 T 细胞 1 免疫细胞应答，因此这些生物制剂不太可能引起乙型肝炎病毒再激活。多项个案报告和回顾性研究数据提示，度普利尤单抗在伴有乙型病毒性肝炎和丙型病毒性肝炎的特应性皮炎患者中安全、有效。

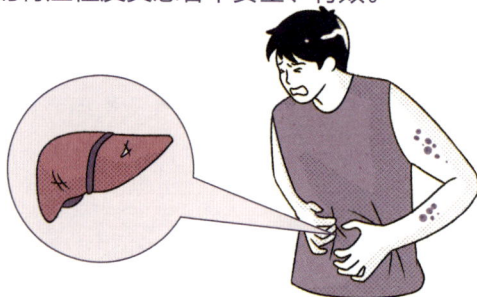

JAK 抑制剂和传统系统免疫抑制剂均可能增加病毒活化的风险，合并活动性乙型／丙型病毒性肝炎的患者应避免使用 JAK 抑制剂，非活动期患者应谨慎使用，至少需要在 JAK 抑制剂治疗前 4 周开始预防性抗肝炎治疗。

Q 特应性皮炎患者罹患带状疱疹时，需要调整治疗方案吗

A 对于伴有急性期带状疱疹的特应性皮炎患者，可继续使用度普利尤单抗治疗，但不建议系统使用 JAK 抑制剂、免疫抑制剂和糖皮质激素。带状疱疹皮损处不建议外用糖皮质激素、钙调磷酸酶抑制剂和 JAK 抑制剂。

国内共识指出，度普利尤单抗不会增加感染风险。使用 JAK 抑制剂治疗的常见不良反应中包括带状疱疹等感染，合并严重感染的患者应避免使用；若治疗期间发生严重感染，应停用 JAK 抑制剂，感染控制后方可恢复使用。

系统使用糖皮质激素期间患者应监测感染相关不良反应。一般情况下外用糖皮质激素不用于感染性疾病。外用 JAK 抑制剂迪高替尼的不良反应包括带状疱疹。免疫抑制剂可降低机体抗感染能力，诱发感染。钙调磷酸酶抑制剂他克莫司软膏的药品说明书指出，该药可增加带状疱疹的发生风险。

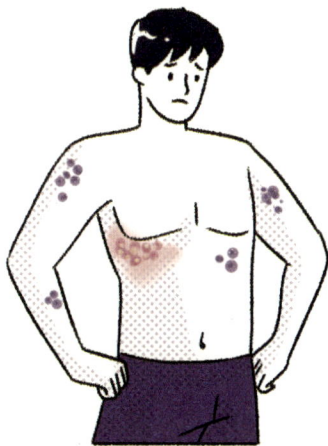

Q 类风湿关节炎患者合并特应性皮炎时，如何选择系统用药

A 在类风湿关节炎合并特应性皮炎的情况下，系统使用甲氨蝶呤、糖皮质激素、环孢素、雷公藤多苷、白芍总苷以及 JAK 抑制剂等药物对两种疾病均有疗效。另外，患者仍可安全地使用度普利尤单抗。现有研究表明，伴有类风湿关节炎的特应性皮炎患者使用度普利尤单抗无不良反应。

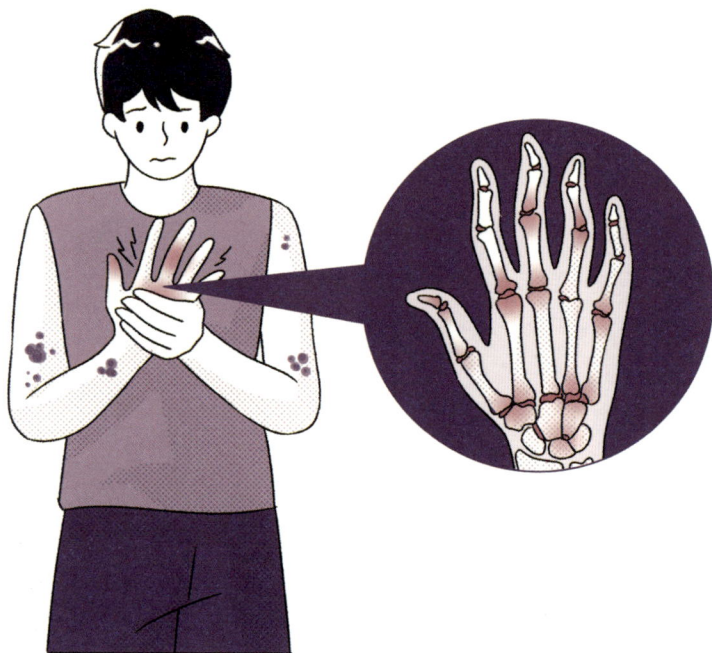

Q 系统性红斑狼疮患者合并特应性皮炎时，如何选择系统用药

A 对于系统性红斑狼疮合并特应性皮炎的患者，在选择系统用药时可考虑对两种疾病均有获益的药物。

国内系统性红斑狼疮诊疗指南指出，系统使用糖皮质激素是系统性红斑狼疮的基础用药，对激素联合羟氯喹疗效不佳、无法将激素剂量降至安全剂量及伴有脏器受累的患者，建议使用免疫抑制剂，包括甲氨蝶呤、环孢素、硫唑嘌呤、雷公藤等，这些药物同时是中、重度特应性皮炎的系统治疗选择。

另外，面部红斑是度普利尤单抗治疗的少见不良事件，个案报告中有系统性红斑狼疮患者接受度普利尤单抗治疗特应性皮炎时发生面部红斑的非预期不良反应。如系统性红斑狼疮合并特应性皮炎患者在使用度普利尤单抗期间出现面部红斑，建议及时就医，由医生来评估病情。

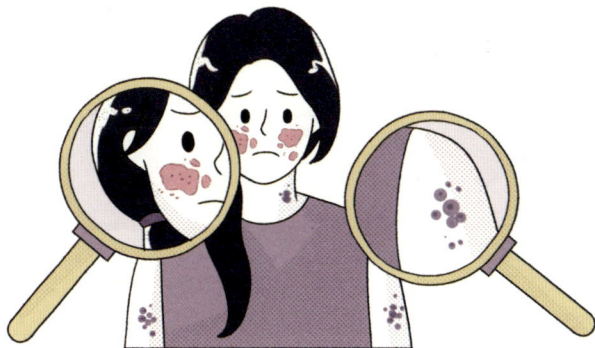

Q 曾经患癌症的老年患者如何治疗特应性皮炎

A 目前老年特应性皮炎的治疗主要参考现有的青少年特应性皮炎常规诊疗指南，除了润肤和外用药治疗，有些中、重度老年特应性皮炎患者还需要接受口服或注射药物等系统治疗。

如果患者有癌症病史，尤其是内脏实质器官的恶性肿瘤史，口服传统的免疫抑制剂可能增加癌症复发或加重的风险，因而应尽量避免使用。靶向生物制剂，如度普利尤单抗被认为是一种相对安全的选择，但长期使用时仍应接受医生的指导并密切监测肿瘤的病情变化。患者应积极配合医生的治疗，定期复诊，身体有任何不适均应及时反馈。

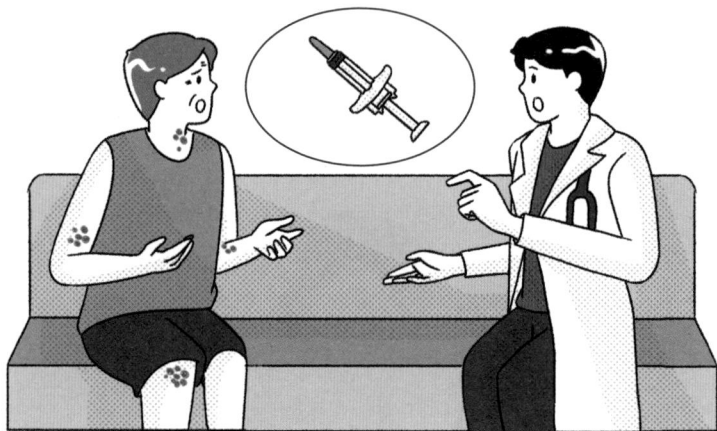

你可能还想知道

▪ 特应性皮炎会癌变吗

跳转至 **018** 页了解真相

Q 治疗期间能否接种流感疫苗、带状疱疹疫苗、HPV 疫苗等

A 特应性皮炎治疗期间能否接种疫苗，与使用的药物和接种的疫苗类型有关。流感疫苗包括减毒活疫苗、灭活疫苗和裂解疫苗；带状疱疹疫苗包括减毒活疫苗和重组疫苗；HPV 疫苗是亚单位疫苗。

若正在接受度普利尤单抗治疗

不影响灭活疫苗的接种及其保护性抗体的生成，故在度普利尤单抗治疗期间，患者可以接种灭活疫苗而无须中断特应性皮炎的治疗。应注意，使用本品时，应避免同时接种活疫苗和/或减毒活疫苗，因为尚未确定此类操作的临床安全性和疗效。如果确要接种，应在度普利尤单抗治疗开始前至少 4 周接种或停止治疗后 10 周接种。

若正在接受环孢素治疗

建议停药后 1 个月再接种灭活疫苗。停药后 3 个月可以考虑接种减毒活疫苗或活疫苗。

若正在接受 JAK 抑制剂治疗

建议在疫苗接种 4 周以后再启动 JAK 抑制剂治疗，且一旦启动治疗，必须停药后至少 1 周才可以接种活疫苗或减毒活疫苗。

在接种前，患者需要了解拟接种的疫苗类型。另外，发热期间、有疫苗成分过敏者应避免接种。

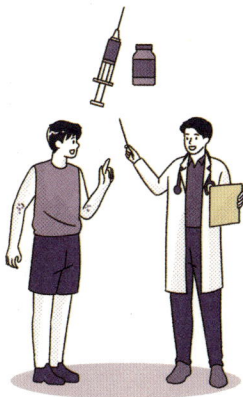

你可能还想知道

- 特应性皮炎患儿可以接种疫苗吗 跳转至 **311** 页了解真相

Q 治疗期间要做手术应该怎么办

A 如果是非急诊手术，患者皮肤瘙痒、抓损严重时，建议与医生充分沟通，尽量在症状获得良好控制、皮肤状态良好时再行手术；术后注意预防感染、避免使用易致敏药物。如果是急诊手术，应尽量减少消毒对皮肤病灶的影响，同时避免术后感染。

患者应主动向医生说明自己患有特应性皮炎，必要时请皮肤科医生会诊。

无论是特应性皮炎的用药，还是手术相关的评估和处理，都是专业医疗行为，作为患者或患者亲友，应如实告知医生患者的病情，其他的都放心地交给医生处理吧！

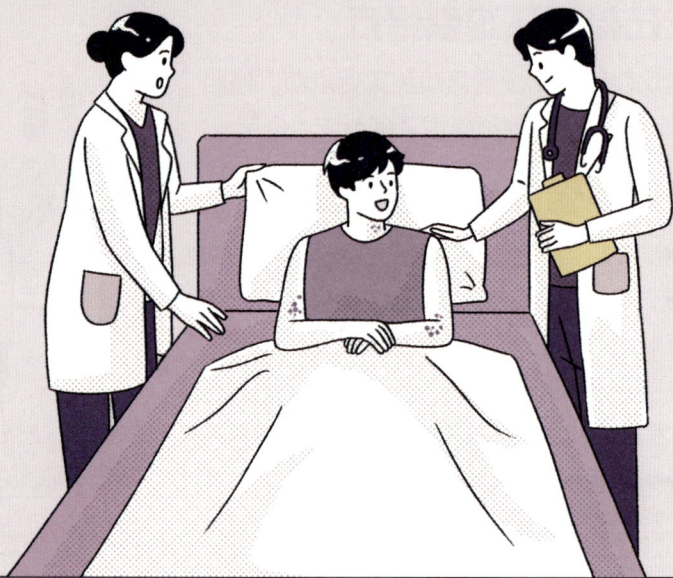

Q 老年人患特应性皮炎需要特别注意什么

A 对于老年人来说，皮肤干燥是一种皮肤老化的特征。衰老带来的汗液和皮脂分泌减少、表皮角质层中神经酰胺相对缺乏等因素，可引起皮肤屏障功能受损，这是特应性皮炎发病的重要环节之一，老年特应性皮炎患者需要在生活上特别注意对皮肤的基础护理。

对于老年特应性皮炎患者来说，合理洗浴及应用保湿润肤剂尤为重要，是所有治疗的基础。

合理洗浴

- 建议洗浴温度在 32~37℃，洗浴时间为 5 ~ 10 分钟。
- 推荐使用低敏、无刺激的洁肤用品，其 pH 最好接近正常表皮 pH（约为 5 ~ 6）。
- 洗澡频率以每日或隔日 1 次为宜。

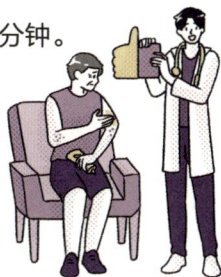

足量、多次使用保湿润肤剂

- 选择适合自己的保湿润肤剂，建议足量、多次使用。
- 沐浴后应该立即使用保湿润肤剂，减少皮肤水分丢失。

纠正不良行为

- 如习惯性搔抓等不良行为会加重皮肤屏障破坏。

此外，老年人往往对疾病认识不足且固执，会存在对糖皮质激素滥用或用药不足的现象，应格外重视，亲友应帮助他们认识到正确治疗的重要性。

Q 家属应帮助老年特应性皮炎患者做些什么

A 老年特应性皮炎患者有一些共性特点，如对疾病认知不足、生活自理能力较差、自行服药能力降低，并可能存在多种基础疾病。

患者家属可以给他们提供以下帮助。

- **尽早识别病情：** 平常要注意老年人会不会经常抓挠皮肤，如果会，可能是特应性皮炎在作怪。此时，家属要说服老年人尽早看病、接受治疗。家属可向老年人解释疾病的原因，同时要帮助老年人树立长期治疗的信心——特应性皮炎是免疫异常导致的2型炎症性疾病，是一种慢性、复发性疾病，需要长期巩固治疗。

- **提供理解和支持：** 家属不应忽视老年人的感受，要给予其情感支持，缓解老年人的焦虑和沮丧情绪。

- **帮助老年人就诊：** 如果老年人存在基础疾病，医生制订治疗方案时需要考量老年人的各项身体指标。在就诊时，家属应帮助老年人与医生沟通，提供详细的共病和合并用药情况，帮助医生制订合适的治疗方案。

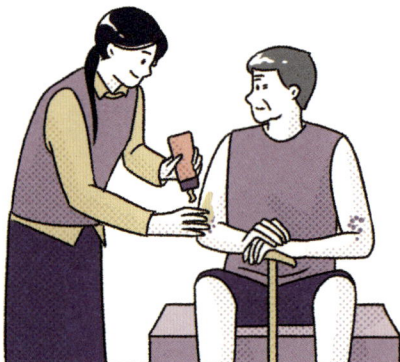

- **提供适宜的生活环境：** 家属应为老年人提供适宜的生活环境，回避可能的变应原，帮助老年人避免接触各种诱发和加重因素。

- **协助管理饮食：** 家属应保证老年人摄入均衡的营养，少进食过敏性食物；部分老年人要少进食光敏性食物，尽量清淡饮食。

- **协助护理皮肤：** 家属应帮助老年人洗澡，尽量保持老年人全身皮肤清洁；不要给老年人用太烫的水洗澡，以免刺激皮肤，加重病情。

- **协助定期用药：** 家属应帮助老年人正确地涂抹保湿润肤剂遵医嘱用药，监督和协助老年人进行系统治疗，避免因忘记用药或用药不当而影响疗效或产生不良反应。

- **帮助评估病情：** 家属应帮助老年人做好病情的自我观察和管理，可以用特应性皮炎控制工具（ADCT）进行记录、评估病情，下次去医院时可以直接拿给医生。

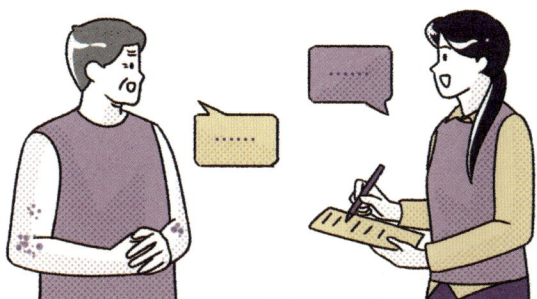

参考文献

[1]   中国医师协会皮肤科医师分会，中华医学会皮肤性病学分会，中国医疗保健国际交流促进会皮肤医学分会，等．特应性皮炎治疗药物应用管理专家共识（2024版）[J]．中华皮肤科杂志，2024，57（2），97-108.

[2]   中华医学会皮肤性病学分会免疫学组，特应性皮炎协作研究中心．中国特应性皮炎诊疗指南（2020）[J]．中华皮肤科杂志，2020，53（2）：81-88.

[3]   张建中．特应性皮炎百问百答[M]．北京：科学技术文献出版社，2022.

[4]   中华医学会，中华医学杂志社，中华医学会皮肤性病学分会，等．儿童特应性皮炎基层诊疗指南（2023年）[J]．中华全科医师杂志，2023，22（1）：8-18.

[5]   GUO Y, ZHANG H, LIU Q, et al. Phenotypic analysis of atopic dermatitis in children aged 1-12 months: elaboration of novel diagnostic criteria for infants in China and estimation of prevalence[J]. J Eur Acad Dermatol Venereol, 2019, 33（8）: 1569-1576.

[6]   中华医学会皮肤性病学分会儿童皮肤病学组．中国儿童特应性皮炎诊疗共识（2017版）[J]．中华皮肤科杂志，2017，50（11）：784-789.

[7]   罗凤林，周沪程，刘莉萍，等．精神神经因素在特应性皮炎发生发展和预防中的作用[J]．中国皮肤性病学杂志，2020，34（6）：696-699.

[8]   中华医学会皮肤性病学分会免疫学组．特应性皮炎的全程管理共识[J]．中华皮肤科杂志，2023，56（1）：5-14.

[9]   申春平，邢嬛，马琳．特应性皮炎患儿118例及其家庭生活质量的调查[J]．中国皮肤性病学杂志，2010，24（9）：841-843.

[10] STINGENI L, BELLONI FORTINA A, BAIARDINI I, et al. Atopic dermatitis and patient perspectives: insights of bullying at school and career discrimination at work[J]. J Asthma Allergy, 2021, 14: 919-928.

[11] 刘红霞．《中国特应性皮炎患者生存状况调研报告》发布，剧烈瘙痒导致睡眠困难，疾病负担在非致命性皮肤病中位列第一[EB/OL]．(2020-08-07)[2024-09-04].

[12] 中华医学会，中华医学杂志社，中华医学会皮肤性病学分会，等．特应性皮炎基层诊疗指南（2022年）[J]．中华全科医师杂志，2022，21（7）：609-619.

[13] 度普利尤单抗注射液说明书．

[14] 单锦鹏，吴黎明．真实世界中度普利尤单抗治疗特应性皮炎不良反应综述[J]．浙江中西医结合杂志，2023，33（7）：680-683.

[15] IRVINE A D. Abstract N° 6886 [C]//European Academy of Dermatology and Venereology (EADV) Annual Congress 2024. Amsterdam: Amsterdam University Press, 2024.

[16] IRVINE A D.Poster 0728[C]//European Academy of Dermatology and Venereology（EADV）Annual Congress 2024.Amsterdam: Amsterdam University Press, 2024.

[17] IRVINE A. Growth analysis in 6 to 11 years AD[C]//European Academy of Dermatology and Venereology（EADV）Annual Congress 2024.

Amsterdam：Amsterdam University Press，2024.

[18] FERRUCCI S M. 201－205[C]//International Congress of Pediatrics 2024. Macau：Macao Scientific Publishers，2024.

[19] ALROOBAEA R，RUBAIEE S，HANBAZAZAH A S，et al. IL-4/13 Blockade and sleep-related adverse drug reactions in over 37，000 Dupilumab reports from the World Health Organization Individual Case Safety reporting pharmacovigilance database（VigiBase）：a big data and machine learning analysis[J]. Eur Rev Med Pharmacol Sci，2022，26（11）：4074-4081.

[20] GIROLOMONI G，BUSA V M. Flare management in atopic dermatitis：from definition to treatment[J]. Ther Adv Chronic Dis，2022，13：20406223211066728.

[21] 中国医师协会皮肤科医师分会过敏性疾病专业委员会，中华医学会皮肤性病学分会特应性皮炎研究中心，中国医疗保健国际交流促进会皮肤科分会 . 特应性皮炎瘙痒管理专家共识 [J]. 中华皮肤科杂志，2021，54（5）：391-396.

[22] MUROTA H，KOIKE Y，MORISAKI H，et al. Exacerbating factors and disease burden in patients with atopic dermatitis[J]. Allergol Int，2022，71（1）：25-30.

[23] 李钦峰 . 儿童特应性皮炎规范治疗与长期管理 [J]. 中国实用儿科杂志，2021，36（9）：645-648.

[24] 福棠儿童医学发展研究中心过敏（变态）反应学科规范化建设研究组，中华医学会变态反应学分会过敏原特异性诊断学组，中华预防医学会过敏病预防与控制专业委员会，等 . 儿童 IgE 介导食物过敏诊断和管理专家共识 [J]. 中华预防医学杂志，2024，58（12）：1807-1824.

[25] 中国医师协会皮肤科医师分会儿童皮肤病专业委员会，中华医学会皮肤性病学分会儿童学组，中华医学会儿科学分会皮肤性病学组 . 儿童特应性皮炎相关食物过敏诊断与管理专家共识 [J]. 中华皮肤科杂志，2019，52（10）：711-716.

[26] 田晶，申春平，马琳 . 科学护理是提高特应性皮炎患儿生活质量的必要措施 [J]. 中国社区医师，2013，29（31）：8.

[27] GOH C L，WU Y，WELSH B，et al. Expert consensus on holistic skin care routine：focus on acne，rosacea，atopic dermatitis，and sensitive skin syndrome[J]. J Cosmet Dermatol，2023，22（1）：45-54.

[28] 中华医学会皮肤性病学分会儿童学组，中国医师协会皮肤科医师分会儿童皮肤病专业委员会 . 功效性护肤品在儿童特应性皮炎中的应用指南 [J]. 中国皮肤性病学杂志，2020，34（9）：977-981.

[29] 中国中西医结合学会皮肤性病专业委员会环境与职业性皮肤病学组，中华医学会皮肤性病学分会儿童学组，中国老年保健医学研究会皮肤科分会 . 特应性皮炎外用制剂合理应用及患者指导专家共识 [J]. 中华皮肤科杂志，2022，55（4）：281-288.

[30] 中国医师协会皮肤科医师分会皮肤美容事业发展工作委员会. 皮肤防晒专家共识（2017）[J]. 中华皮肤科杂志, 2017, 50（5）：316-320.

[31] STICHERLING M. Vaccinations in dermatology[J]. Hautarzt, 2021, 72（2）：100-105.

[32] FAN R, COHEN J M. Vaccination recommendations for psoriasis and atopic dermatitis patients on biologic therapy：a practical guide[J]. Yale J Biol Med, 2022, 95（2）：249-255.

[33] MA X, XIE Z, ZHOU Y, et al. Prevalence and risk factors of atopic dermatitis in Chinese children aged 1-7 years：a systematic review and meta analysis[J]. Front Public Health, 2024, 12：1404721.

[34] MUNERA-CAMPOS M, CARRASCOSA J M. Atopic dermatitis：fertility, pregnancy, and treatment perspectives[J]. Am J Clin Dermatol, 2024, 25（1）：55-66.

[35] KONG B Y, IMMANENI S, PALLER A S, et al. Potential impact of biologics and emerging therapies for psoriasis and atopic dermatitis on future fertility：reassurance to patients but more data are needed[J]. J Am Acad Dermatol, 2017, 77（4）：758-763.

[36] BABALOLA O, STROBER B E. Treatment of atopic dermatitis in pregnancy[J]. Dermatol Ther, 2013, 26（4）：293-301.

[37] VALENTINI R, SHAHRIARI M. Atopic dermatitis in women：special considerations in the childbearing years[J]. Int J Womens Dermatol, 2024, 10（2）：e151.

[38] HAMANN C R, EGEBERG A, WOLLENBERG A, et al. Pregnancy complications, treatment characteristics and birth outcomes in women with atopic dermatitis in denmark[J]. J Eur Acad Dermatol Venereol, 2019, 33（3）：577-587.

[39] ISOGAMI H, MURATA T, IMAIZUMI K, et al. Association between atopic dermatitis in pregnant women and preterm births：the Japan environment and children's study[J]. Matern Child Health J, 2024, 28（9）：1570-1577.

[40] KOUTROULIS I, PAPOUTSIS J, KROUMPOUZOS G. Atopic dermatitis in pregnancy：current status and challenges[J]. Obstet Gynecol Surv, 2011, 66（10）：654-663.

[41] 中华医学会皮肤性病学分会特应性皮炎研究中心, 中华医学会皮肤性病学分会儿童学组. 度普利尤单抗治疗特应性皮炎专家共识[J]. 中华皮肤科杂志, 2022, 55（6）：465-470.

[42] WERFEL T, HERATIZADEH A, ABERER W, et al. S3 guideline atopic dermatitis：part 1 - general aspects, topical and non-drug therapies, special patient groups[J]. J Dtsch Dermatol Ges, 2024, 22（1）：137-153.

[43] 中华医学会皮肤性病学分会免疫学组.老年特应性皮炎诊疗专家共识（2023）[J]. 中华皮肤科杂志，2023，56（11）：991-999.

[44] 蒋琪霞，展颖颖，白育瑄.老年皮肤损伤流行病学特征和预防现况研究进展[J].中国全科医学，2022，25（17）：2164-2168.

[45] 张锡宝，董良娇，叶瑞贤，等.老年特应性皮炎[J].中华皮肤科杂志，2021，54（5）：447-451.

[46] STEFANIAK A A, CHLEBICKA I, SZEPIETOWSKI J C. Itch in diabetes: a common underestimated problem[J]. Postepy Dermatol Alergol, 2021, 38（2）：177-183.

[47] ADAM D N, GOODERHAM M J, BEECKER J R, et al. Expert consensus on the systemic treatment of atopic d ermatitis in special populations[J]. J Eur Acad Dermatol Venereol, 2023, 37（6）：1135-1148.

[48] SAMUEL C, CORNMAN H, KAMBALA A, et al. A review on the safety of using JAK inhibitors in dermatology: clinical and laboratory monitoring[J]. Dermatol Ther（Heidelb）, 2023, 13（3）：729-749.

[49] 贾元源，毛秋雨，杨婧怡，等.度普利尤单抗治疗中重度老年特应性皮炎临床疗效观察[J].中华皮肤科杂志，2023，56（2）：125-129.

[50] FOTI C, ROMITA P, AMBROGIO F, et al. Treatment of severe atopic dermatitis with dupilumab in three patients with renal diseases[J]. Life （Basel）, 2022, 12（12）：2002.

[51] KIM R W, LAM M, ABUABARA K, et al. Targeted systemic therapies for adults with atopic dermatitis: selecting from biologics and JAK inhibitors[J]. Am J Clin Dermatol, 2024, 25（2）：179-193.

[52] 韩洋，费文敏，李可可，等.免疫抑制剂的概念和类型[J].皮肤科学通报，2021，38（4）：291-297.

[53] 张堂德，邓琍.外用糖皮质激素的合理应用[J].国际皮肤性病学杂志，2010，36（4）：236-238.

[54] GISONDI P, MAURELLI M, COSTANZO A, et al. The combination of dupilumab with other monoclonal antibodies[J]. Dermatol Ther（Heidelb）, 2023, 13（1）：7-12.

[55] JANG D H, LEE J I, BAE J Y, et al. Facial erythema after the treatment of dupilumab in SLE patient[J]. Allergy Asthma Clin Immunol, 2020, 16：60.

第五章

05

吃穿住行生活百科

本章负责专家

吕成志

大连市皮肤病医院

第一节

饮食管理

Q 特应性皮炎患者需要忌口吗

A 特应性皮炎患者除应少饮酒以外，要根据自身食物过敏情况进行忌口。

忌口需要有证据，不能随意忌口、过度忌口、盲目忌口。不合理的忌口不仅对特应性皮炎的治疗无益，还会导致患者营养不良。

如果有明确的致敏食物，应在完全回避该食物的同时，寻找营养充足、安全可靠的替代品以满足患者正常的营养需求。

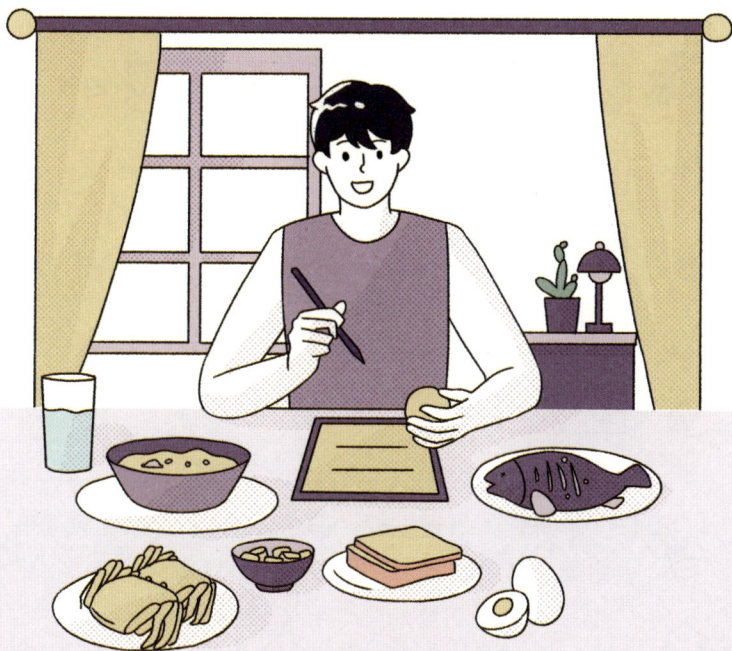

Q 容易引起过敏的食物有哪些

A 国际公认的"八大"食物变应原分别为牛奶、鸡蛋、花生、坚果、鱼、甲壳类和贝类、小麦、大豆。

在一项涵盖全国超 13 万人数据的荟萃分析研究中，有如下发现。

- 27% 的过敏者对鸡蛋和螃蟹过敏，在未成年群体中，0 ~ 3 岁婴幼儿更容易对鸡蛋过敏。
- 22% 的过敏者对牛奶过敏，0 ~ 3 岁婴幼儿对牛奶过敏的可能性要高于其他任何食物变应原。
- 16% 的过敏者对虾过敏，对鱼过敏为 15%。
- 5% 的过敏者对肉类过敏。

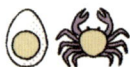

鸡蛋和螃蟹过敏	**27%**
牛奶过敏	**22%**
虾过敏	**16%**
鱼过敏	**15%**
肉类过敏	**5%**

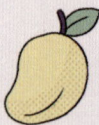

研究人员还发现，有 16% 的人食物变应原是水果，其中芒果的比例最高，占 15%。此外，相比于 0 ~ 3 岁的婴幼儿，4 ~ 17 岁的儿童和青少年更容易发生水果过敏。

Q 朋友说不能吃发物，究竟什么是"发物"

A 在现代医学中，没有"发物"的概念，对于特应性皮炎患者来说，只需要避免会引起病情加重的食物即可。

　　民间所说的"发物"中的"发"是"激发、诱发、发作"的意思，可能诱发某些疾病或症状加重。具体来说，就是食用某种食物可能导致疾病发生或加重，这相当于特应性皮炎患者食谱中需要避免的"会引起过敏的食物"，应避免食用这类食物。其他不会引起过敏的食物，即使在民间的"发物"名单中，也不需要盲目忌口。

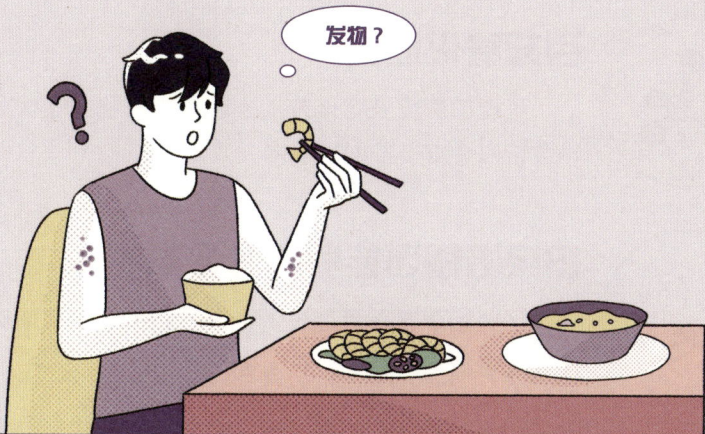

Q 特应性皮炎患者需要戒烟吗

A 建议特应性皮炎患者戒烟，在规范治疗的同时，戒烟有助于患者控制病情发展。

吸烟被普遍认为是特应性皮炎的危险因素，可能通过以下方式诱发或加重特应性皮炎。

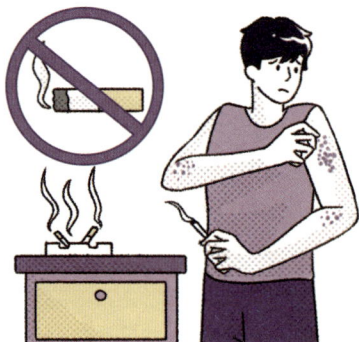

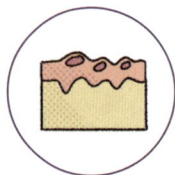

损伤皮肤屏障功能

免疫异常、皮肤屏障功能障碍、皮肤菌群紊乱等因素是特应性皮炎发病的重要环节。吸烟会损伤皮肤屏障功能，从而可能诱发特应性皮炎。

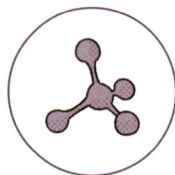

引起氧化应激

可能加速皮肤老化并加剧现有的皮肤炎症状况，导致特应性皮炎发展与恶化。

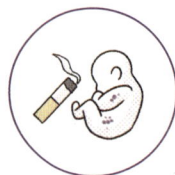

母亲吸烟可能导致孩子患病

孕期烟草暴露可通过诱导表观遗传变化来增加婴儿或儿童患特应性皮炎的风险。

Q 特应性皮炎患者需要戒酒吗

A 建议特应性皮炎患者少饮酒，最好戒酒。

引起特应性皮炎复发的环境因素很多，其中包括饮酒。避免环境因素刺激，是特应性皮炎的基础治疗方法之一。因此，建议患者根据医生的评估减少饮酒，最好戒酒。

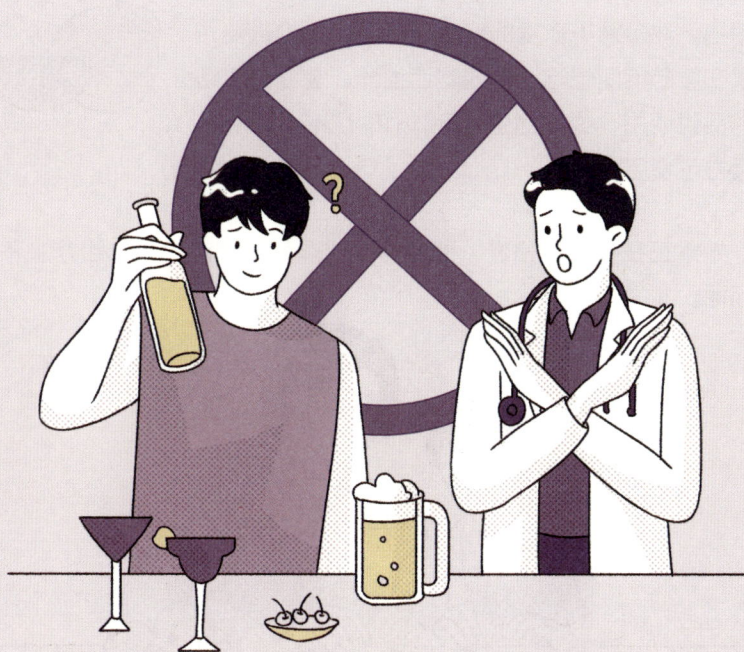

Q 特应性皮炎患者吃水果有没有忌口

A 特应性皮炎患者在明确对某种水果过敏的情况下才需要忌口。

青少年和成人食物过敏少见，儿童食物过敏相对多见。调查研究显示，儿童较常过敏的水果是芒果和猕猴桃。

另外，需要特别注意一种水果——西柚，又名葡萄柚。许多常见药物的代谢会受到西柚的影响，如果在服药期间想吃西柚或喝西柚汁，需要仔细阅读药品说明书，或和医生/药剂师确认不会影响药效后方可食用。

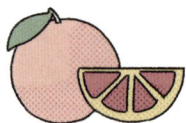

如果正在接受环孢素、他克莫司或非索非那定等药物治疗，不要吃西柚。

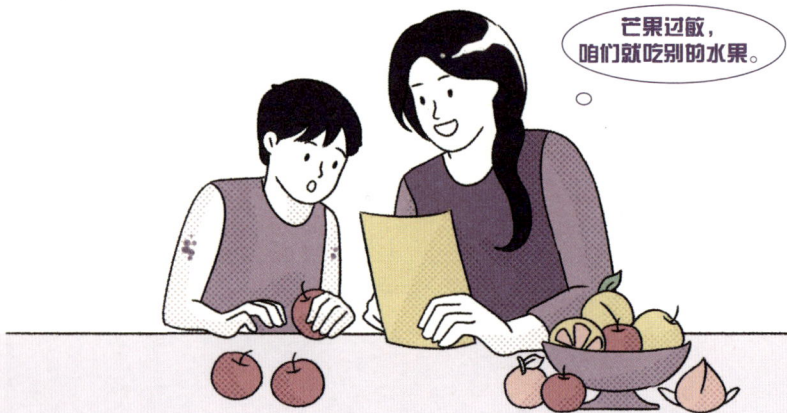

芒果过敏，咱们就吃别的水果。

Q 特应性皮炎患者可以吃辛辣食物吗

A 建议特应性皮炎患者尽量避免进食辛辣食物。

辣椒等辛辣食物含有辣椒素，辣椒素会刺激皮肤的神经末梢，使皮肤的血管扩张，导致皮肤发红、发热。对于已经有炎症的特应性皮炎患者来说，这会加重皮肤的炎症反应。

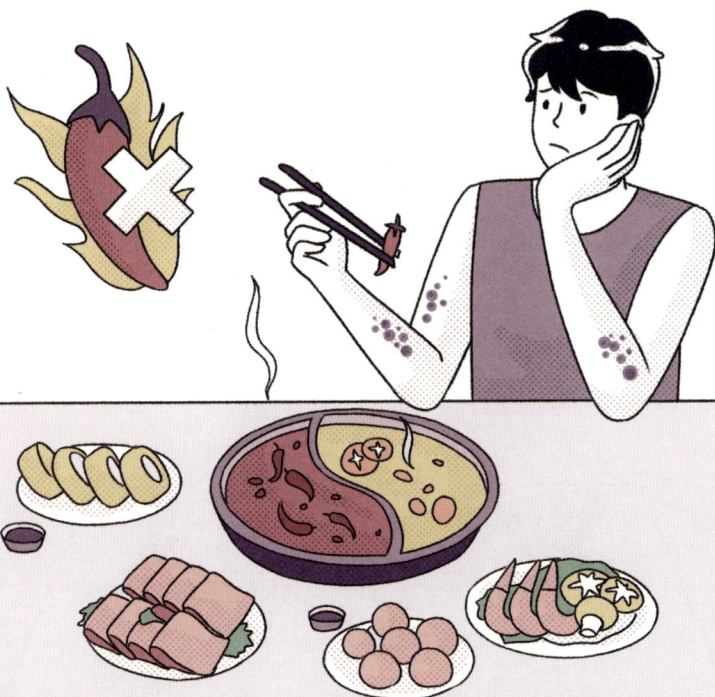

Q 特应性皮炎患者可以吃海鲜吗

A 如果没有明确的海鲜食物过敏，特应性皮炎患者可以适当吃海鲜，不用盲目忌口。

海鱼本身富含长链 $\omega-3$ 脂肪酸，其摄入量的减少是导致变态反应性疾病发病率上升的原因之一。另有研究表明，摄入充足量的鱼类可以在一定程度上降低儿童湿疹、鼻炎、喘息和学龄前哮喘的风险。

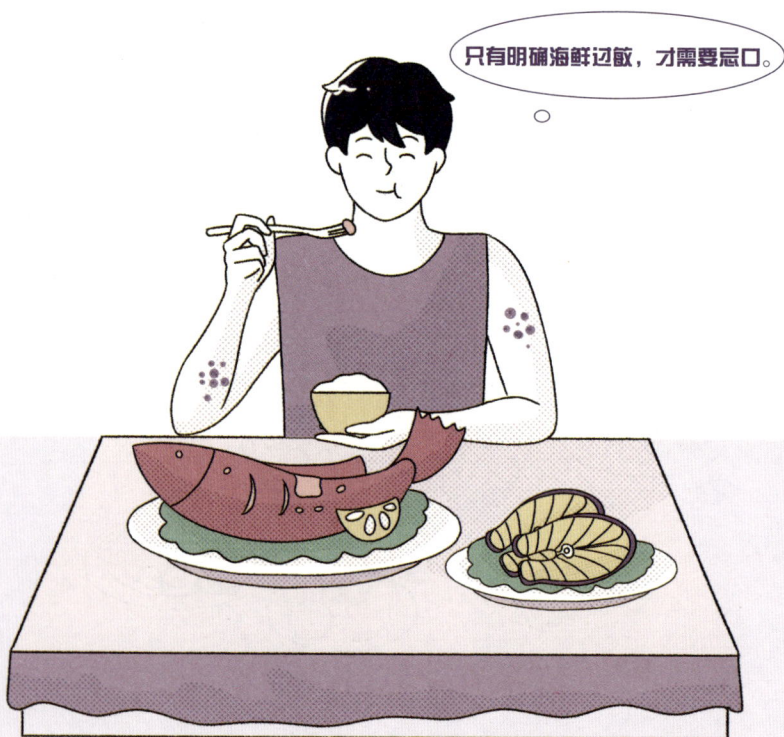

只有明确海鲜过敏，才需要忌口。

Q 特应性皮炎患者可以吃牛肉、羊肉吗

A 如果特应性皮炎患者没有明确的牛肉、羊肉过敏，就可以吃，不用盲目忌口。

建议结合患者的病史和变应原检测结果综合判断，以确保合理的营养摄入和食物的多样性。

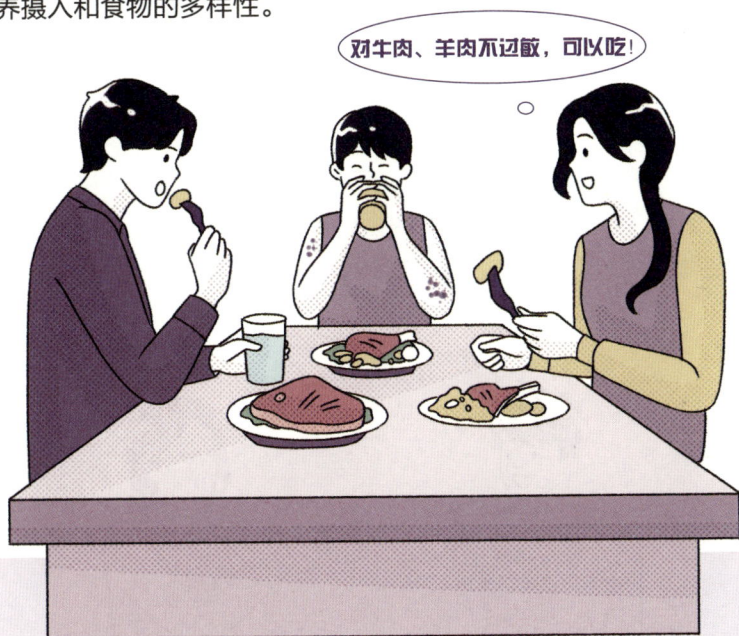

对牛肉、羊肉不过敏，可以吃！

你可能还想知道

- 孩子饮食上应注意什么   → 跳转至 **303** 页了解真相
- 孩子对多种食物过敏，如何做
  才能保证生长发育   → 跳转至 **304** 页了解真相

Q 特应性皮炎患者可以喝牛奶吗

A 如果没有确切的牛奶蛋白过敏，特应性皮炎患者可以正常喝牛奶；如果明确牛奶蛋白过敏，则应避免饮用。

研究表明，在 5 岁以下儿童中，牛奶是常见的食物变应原之一。然而，即便是对牛奶发生速发型变态反应的患儿，多数也会随年龄增长逐渐耐受。

从营养价值来看，牛奶是容易获取的优质蛋白的来源，钙磷比例合适、利于吸收，是良好的钙源，还富含多种维生素、矿物质等营养成分。因此，为了保证儿童正常的生长发育，对牛奶蛋白过敏的患儿，建议每隔 6~12 个月复查，以便指导何时在饮食中重新引入牛奶。

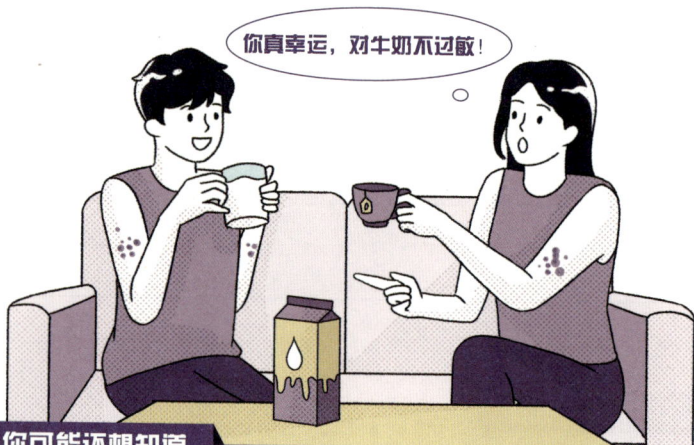

> 你真幸运，对牛奶不过敏！

你可能还想知道

- 牛奶蛋白过敏的孩子，如何喝"奶"

⟶ 跳转至 305 页了解真相

Q 特应性皮炎患者能喝咖啡吗

A 一般来说，特应性皮炎患者可以喝咖啡。

　　目前没有明确的证据表明，咖啡会加重特应性皮炎患者的皮肤损伤。因此，患者日常可以尝试饮用咖啡，只要没有出现皮炎加重的情况，就不用太担心。

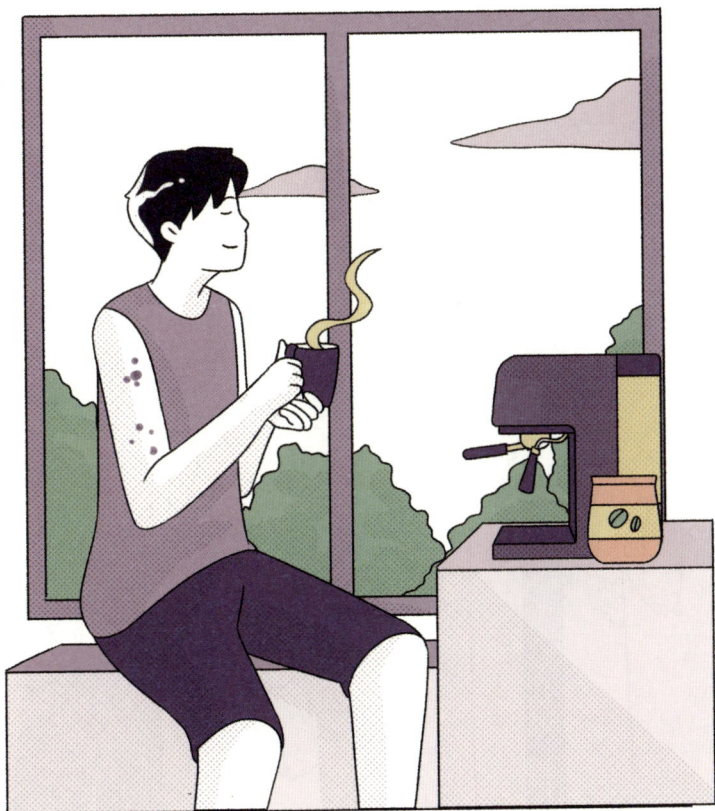

Q 特应性皮炎患者需要额外补充维生素吗

A 在日常饮食中，特应性皮炎患者摄入含有充足维生素的食物是有好处的。

有研究表明，维生素 D 和维生素 E 对皮肤屏障功能的修复有帮助，可以辅助防治特应性皮炎。另有研究表明，孕期适当补充维生素、矿物质和益生菌，可能有助于降低婴幼儿食物过敏的风险。

因此，在避开过敏食物的前提下，建议日常保障合理的饮食结构，充分摄入肉类、水果和蔬菜。如果日常饮食难以保障摄入足量的维生素，可以在医生的指导下使用维生素补剂。

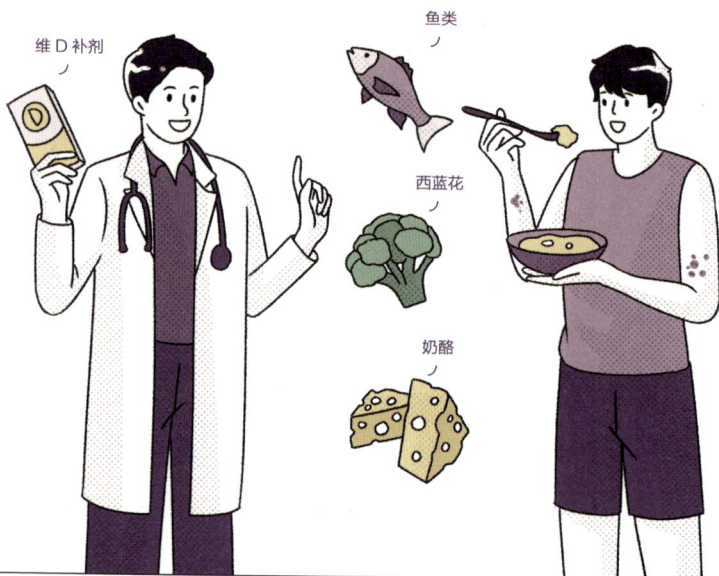

维 D 补剂

鱼类

西蓝花

奶酪

第二节

穿着管理

Q 特应性皮炎患者在穿着上有哪些注意事项

A 特应性皮炎患者的皮肤屏障功能受损，穿着时应尽量减少衣物对皮肤的刺激，主要注意以下方面。

衣物的选择

- 尺寸上应尽量避免穿紧身衣裤，应穿宽松衣裤以减少衣物和汗液对皮肤的刺激。
- 贴身衣物尽量选择纯棉材质，避免羊毛、合成纤维织物（如聚酯纤维）等；同时尽量避免过于鲜艳的颜色，以防织物中过多的染色剂、荧光剂刺激皮肤。
- 睡眠时建议穿着棉质睡衣，减少睡眠中的摩擦及无意识的抓挠。

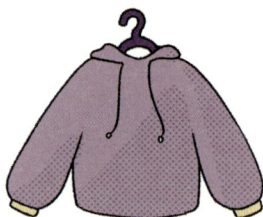

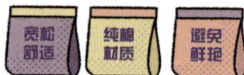

宽松舒适　纯棉材质　避免鲜艳

衣物的清洁

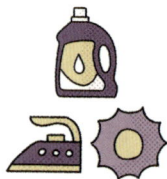

- 避免使用碱性较强或者香精成分较多的洗涤剂清洗衣物，日常清洗衣物后要将残留洗涤剂漂洗干净。
- 平常经常烫洗和晾晒贴身衣物。

此外，在外出活动时，尽量穿着长袖衣和长裤，避免阳光直射和蚊虫叮咬；换季的衣服要清洗后再穿。

你可能还想知道

- 特应性皮炎患者应该如何选择日常床品　　→　跳转至 375 页了解真相
- 特应性皮炎患者在洗衣服方面有哪些注意事项　　→　跳转至 373 页了解真相

特应性皮炎患者在洗衣服方面有哪些注意事项

A 特应性皮炎患者洗衣时应尽量选择成分温和、低敏和无残留的洗涤剂，同时在清洗频率方面需要比普通人高一些。

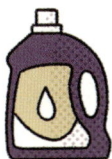

洗涤剂选择

尽量用成分温和、不含香料和荧光剂等成分的洗涤剂。优先选用专门为敏感肌肤人群设计的低敏洗涤剂。

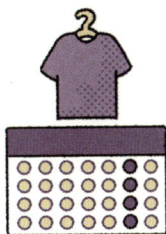

清洗方式

在清洗过程中，要确保洗涤剂充分溶解并漂洗干净，避免有洗涤剂残留在衣物上。衣物清洗频率可以比普通人高一些，尤其是贴身衣物和床上用品。一般建议每天更换并清洗贴身衣物，每周清洗一次床上用品。

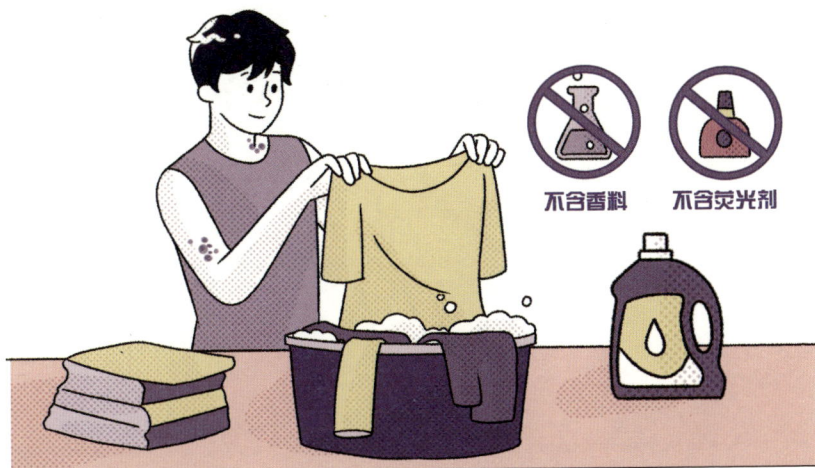

不含香料　　不含荧光剂

Q 特应性皮炎发生在面部时，能戴口罩吗

A 面部特应性皮炎发作时，最好不要戴口罩或少戴口罩。

虽然出门戴口罩可以在一定程度上帮助避免花粉、尘螨过敏，但戴口罩后，由于局部透气性变差，皮肤温度升高，会使面部更容易红、痒。

如果不得不戴口罩而引起面部皮炎发作，建议积极遵医嘱治疗面部皮损，快速控制病情；同时涂抹保湿润肤剂，改善皮肤屏障功能。

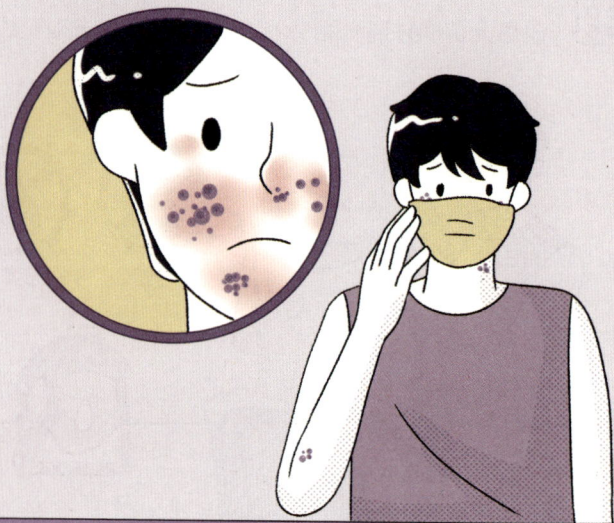

Q 特应性皮炎患者应该如何选择日常床品

A 特应性皮炎患者的日常床品应首选纯棉材质，床品要便于清洁，可考虑经防螨处理的产品且要定期清洗、更换。床品的厚度和重量要适中，以保证患者舒适的睡眠体验。

首先，特应性皮炎患者的床品首选纯棉材质，避免带有羊毛、粗纤维的制品，以免刺激患者的皮肤。

其次，床品要便于清洗，最好能够耐受常规的洗涤温度和方式，且洗涤后不易变形、褪色。在条件允许的情况下，建议使用经质量认证的防螨枕罩和床垫罩以降低尘螨水平。

最后，床品的厚度和重量要适中。如冬季选择合适重量的棉被，既能保证足够的温度，又不会让患者感到闷热；夏季可以选择轻薄的纯棉床品，保持皮肤干爽。

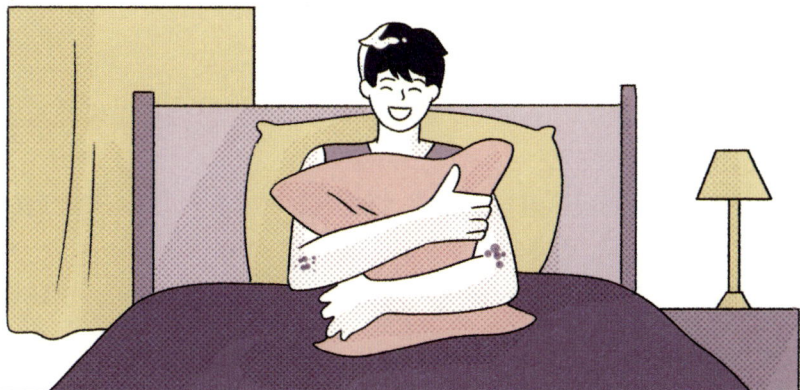

Q 在什么情况下，特应性皮炎患者需要更换床品

A 正常情况下，特应性皮炎患者需要定期更换床品，以减少灰尘积累和微生物滋生。尘螨过敏的特应性皮炎患者应适当增加更换频率，可定期清洗除螨。

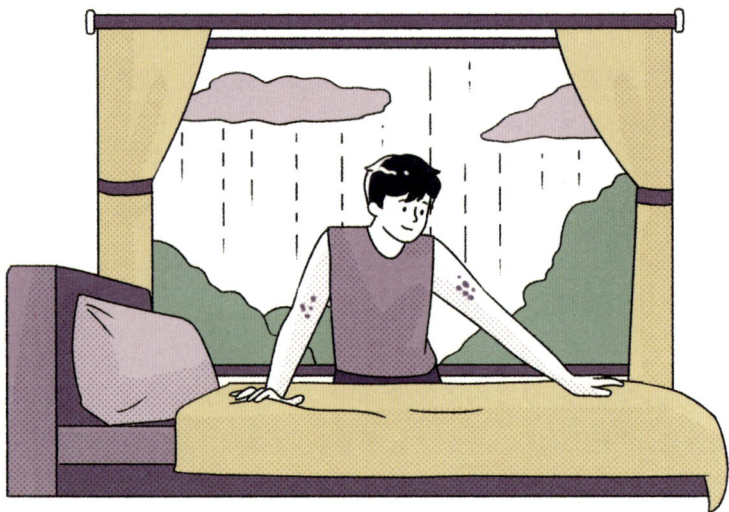

在以下特殊情况下，需要及时更换床品。

- **病情发作期**：皮肤出现瘙痒、红斑、渗出等症状时。
- **外用药治疗期间**：用药期间，床品可能沾染药物，吸引杂质或与皮肤分泌物发生反应。
- **潮湿天气后**：潮湿环境易滋生霉菌和尘螨。如遇连续阴雨天或居住环境比较潮湿时，应及时更换干燥床品。
- **接触变应原后**：接触了可能的变应原，如宠物毛发、花粉，出现变态反应迹象，如皮肤瘙痒、打喷嚏时。

第三节

居家管理

Q 特应性皮炎会对生活质量造成哪些影响

A 特应性皮炎患者往往长期遭受剧烈瘙痒、皮肤干燥、湿疹样皮疹等困扰，严重影响生活质量。

睡眠障碍

研究表明，超过 80% 的特应性皮炎患者存在睡眠障碍。皮损程度越严重，皮肤瘙痒越明显，睡眠情况越差。晚上睡不好，白天没精神，影响正常的学习和工作。

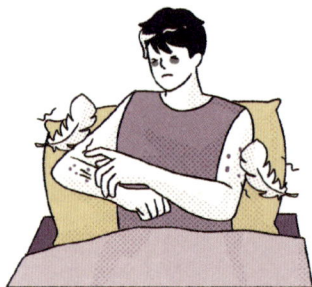

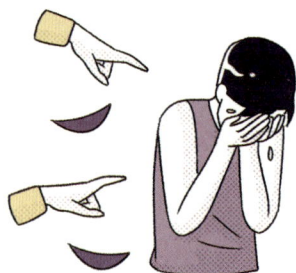

社交障碍

患者会因为皮损感到尴尬或担忧、苦恼或自卑，或遭受他人的嘲笑、欺负，影响社交。还会影响外出玩耍、业余爱好、体育运动和休闲生活。

你可能还想知道

- 孩子得了特应性皮炎，对家长的生活有哪些影响

⟶ 跳转至 288 页了解真相

Q 如何提高特应性皮炎患者的生活质量

A 建议患者自己与家人一起做好以下事情，以提高生活质量。

积极治疗 控制病情

瘙痒会严重影响患者的生活质量，患者应遵医嘱进行治疗，以缓解或消除症状。同时应定期复诊，通过维持治疗，尽可能长期控制症状，减少复发。

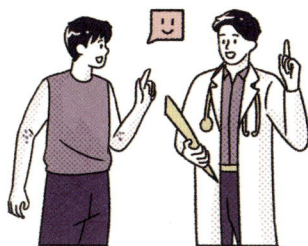

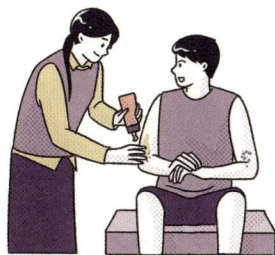

日常护理 避免刺激

减少洗浴次数，避免洗澡水过烫，不用或少用沐浴产品，避免皮肤更加干燥。加强外用保湿润肤剂的使用以恢复和保持皮肤屏障功能，同时避免各种机械、化学物质刺激以及避免接触变应原。

心理疏导 情绪管理

患上特应性皮炎后，不少患者会产生抑郁、焦虑等情绪，心理压力增大。因此，情绪管理是维持患者病情稳定的重要方面。家人可在医生的指导下，给予患者心理疏导与支持。

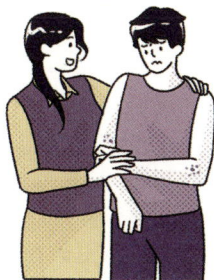

Q 特应性皮炎患者应该如何进行自我护理

A 对于特应性皮炎患者来说，自我护理是一项非常重要的长期任务，有助于缓解症状、防止疾病复发。

自我护理的具体做法如下。

- 适当降低沐浴的频率，加强润肤，避免和减少接触可能的环境因素，避免接触致敏食物。这些都是特应性皮炎的基础治疗措施，需要患者在日常生活中自主完成。

- 当皮损控制后，中、重度或易复发特应性皮炎患者应过渡到长期主动维持治疗，同时配合使用外用药和保湿润肤剂。

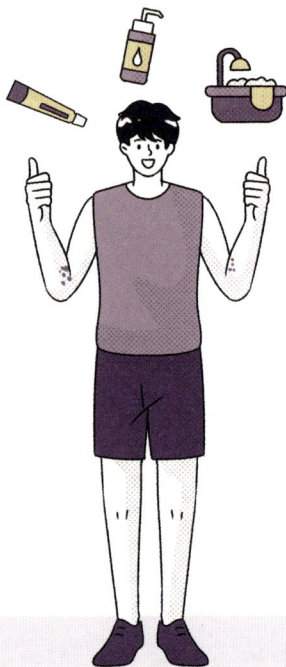

你可能还想知道

- 什么是主动维持治疗 —————→ 跳转至 160 页了解真相
- 为什么医生反复强调特应性皮炎要进行主动维持治疗 —————→ 跳转至 161 页了解真相

Q 特应性皮炎患者在生活中如何与疾病共处

A 　　特应性皮炎是一种慢性、复发性疾病，患者首先要建立正确的疾病观念，保持积极的态度，要对治疗有合理预期，做好长期管理的准备，同时主动获取家人、朋友和医生的支持。

　　其次要充分了解自己的皮肤状况，知道何时需要就医、如何应对症状、如何避免触发因素，这样可以更好地管理疾病，减少复发。

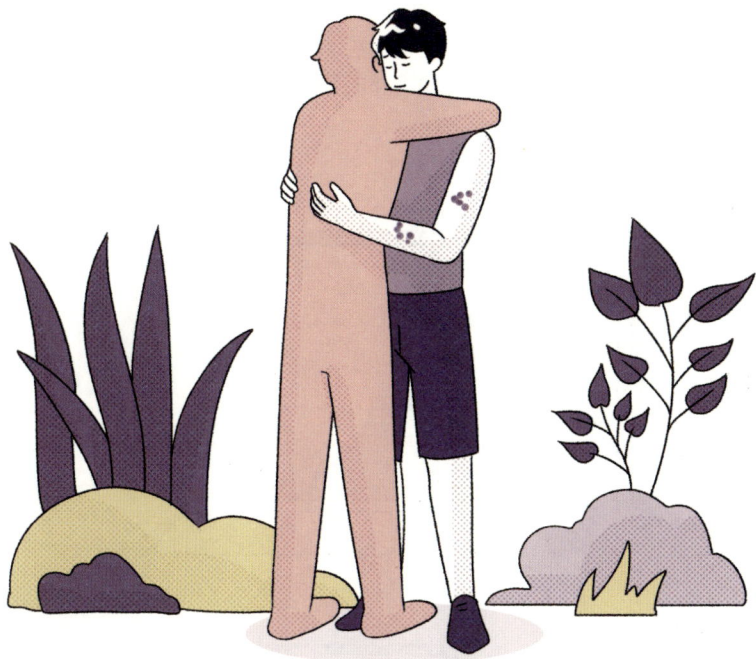

Q 特应性皮炎患者如何保持适宜的居家环境

A 特应性皮炎患者需要保持适宜的居家环境，包括适宜的居室温度和湿度，做好清洁、通风等。

- 居室温度（20~22℃）和湿度（40%~60%）要适宜，应避免室温过低、过高或室温剧变；同时避免室内环境过于干燥，可适当使用加湿器。

- 做好清洁、通风（每日早晚各通风30分钟），保持居住环境卫生。尽量避免养宠物及易播散花粉的植物；避免使用大面积的地毯或由动物皮毛制作的地毯，减少毛绒物品的摆放；定期清洗、晾晒床单、被套等物品。这些行为都有助于减少灰尘、尘螨、动物皮屑、花粉等变应原刺激皮肤。

  此外，需要减少杀虫剂、防腐剂、清洁剂的使用，避免接触香烟、甲醛等化学刺激物。

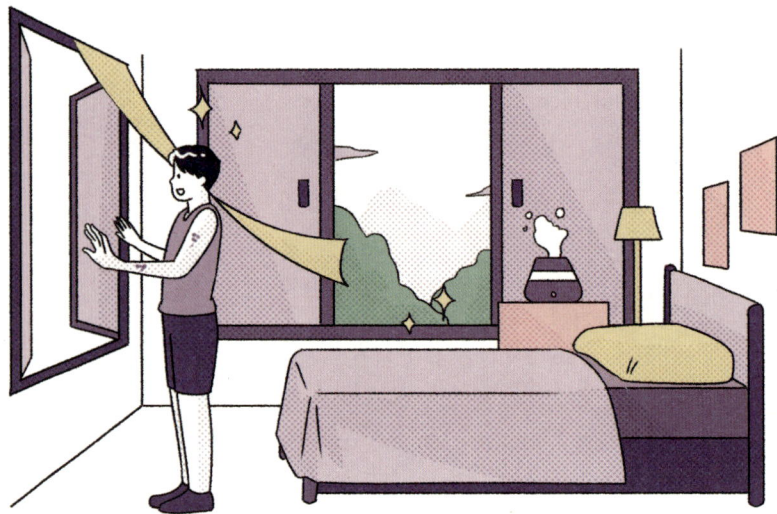

Q 特应性皮炎患者可以养宠物吗

A 　　尽管近年来有研究显示，早期的宠物接触对特应性皮炎患者可能是有益的，但对宠物过敏的特应性皮炎患者依然建议尽量不养宠物。宠物皮毛、皮屑、分泌物、排泄物等都可能导致患者过敏。

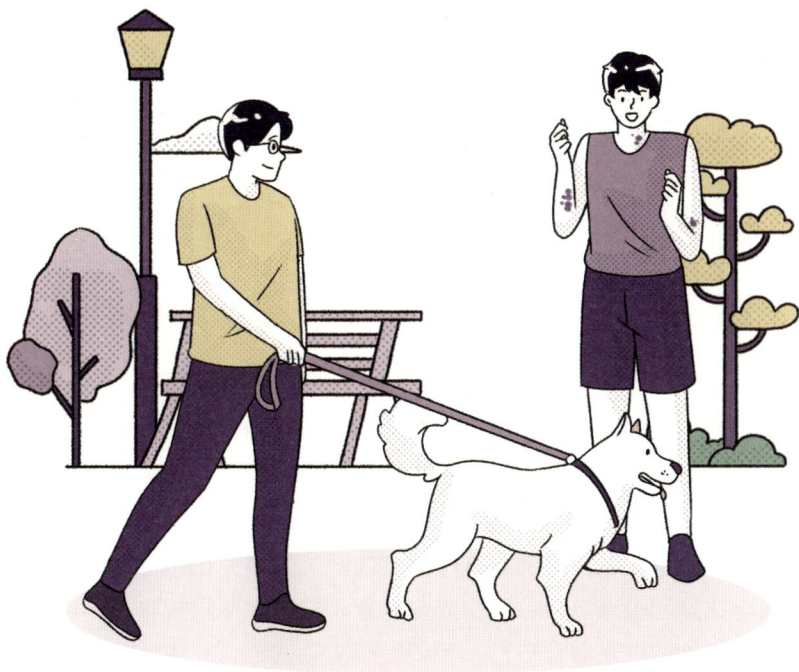

Q 特应性皮炎患者家里能养植物吗

A 特应性皮炎患者最好不要在家里养植物，特别是要避免种植易播散花粉的植物。

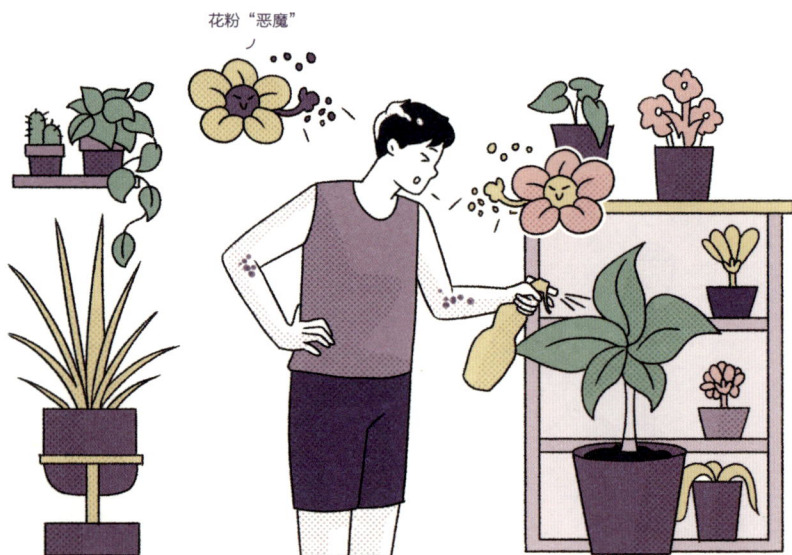

花粉"恶魔"

部分特应性皮炎患者对花粉过敏。建议不要养豚草、葎草等风媒植物；郁金香、百合等观赏花卉，也可能引发过敏，建议谨慎养；绿萝、吊兰、富贵竹等过敏风险低的植物，可少量养。

此外，要注意合理浇水并保持室内通风，避免积水滋生霉菌；定期清洁花盆和植物叶片，减少灰尘积累。在引入新的植物后，要密切观察自己的皮肤和身体反应。如果发现皮肤瘙痒、红斑等症状加重，或者出现打喷嚏、流鼻涕等过敏症状，需要及时将植物移走。

Q 特应性皮炎影响睡眠时应该怎么办

A 特应性皮炎夜间瘙痒往往会影响睡眠，所以解决瘙痒是关键。患者需要在医生的指导下使用合适的止痒剂。此外，保湿润肤剂、外用抗炎药、抗组胺药、系统性抗炎药、生物制剂、光疗等均对瘙痒具有良好疗效。

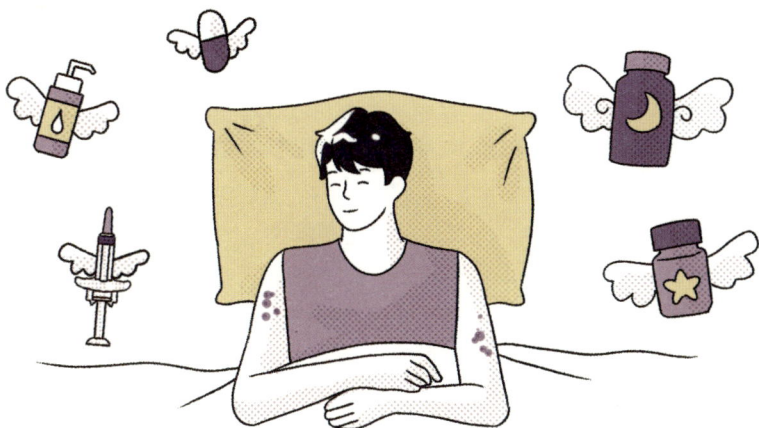

对于由疾病带来的抑郁、焦虑等情绪引起的急性失眠，或久而久之变为慢性失眠，患者应该在医生的指导下尝试解决睡眠问题，包括使用褪黑素、第一代抗组胺药、苯二氮䓬类、α受体激动剂、认知行为疗法、生物反馈疗法、睡眠保健（如蓝光疗法、改变常规就寝时间、针灸）等。

你可能还想知道

▪ 如何治疗特应性皮炎的顽固性瘙痒

→ 跳转至 **151** 页了解真相

Q 特应性皮炎患者换季时应该注意什么

A 　　换季时，由于环境温度、湿度、紫外线强度和变应原的变化，特应性皮炎患者病情容易波动。患者除了要按照医生的建议定期复诊，还需要根据季节特点进行相应调整。另外，对于病情容易在换季时复发或加重的患者，可以咨询医生是否需要在换季前提前调整药物剂量、种类或预防性使用药物。

春夏季节	秋冬季节
特点 　　气温升高、空气潮湿、气传花粉增多、紫外线强烈、出汗增加，可能诱发或加重病情	**特点** 　　气温骤降、空气干燥，可能进一步损害皮肤屏障功能，加重病情
注意事项 • 避免接触春夏季节常见的环境变应原，如花粉、尘螨、霉菌 • 避免过度暴晒，避免在紫外线最强时段出门；出行穿防晒衣或涂抹适合敏感皮肤的物理防晒霜 • 避免高温环境，尽量待在温度适宜（24~26℃）的环境中；高温天气非必要不出门；穿宽松、透气的纯棉衣物 • 避免过度出汗，减少户外活动，出汗后及时清洁和更换衣服 • 夏季衣物单薄，皮肤容易暴露在外，需要防止皮肤外伤和蚊虫叮咬 • 避免野外戏水，皮肤有破损时尽量不要游泳；下水前可提前涂抹保湿润肤剂，游泳结束后及时沐浴并涂抹保湿润肤剂	**注意事项** • 加强保湿：多用滋润度高的保湿润肤剂（如霜剂），儿童每周至少应用100g，成人每周至少应用250g • 室内加湿：使用加湿器防止室内空气干燥，湿度控制在40%~60% • 合理洗浴：温水洗澡，减少洗澡时间及频次，用温和、无皂基、弱酸性（pH 5~6）的洁肤用品，避免搓澡，浴后尽快涂抹保湿润肤剂 • 合理着装：贴身衣物首选略薄、宽松、柔软的纯棉材质，避免羊毛、化纤、腈纶材质及毛毯等直接接触皮肤 • 避免搔抓：剪短指甲，患儿夜间不自主搔抓可戴手套睡觉，瘙痒严重时可外用或口服药物治疗

Q 春夏季节，如何避免过敏

A 春夏季节的环境和气候有明显特征，如温度升高、紫外线强烈、一些变应原较活跃等。在春夏季节，特应性皮炎患者除了日常护理，还需要采取以下措施避免过敏的发生。

远离变应原

患者应关注本地花粉预报，在花粉浓度高峰时段减少外出。出门时，建议戴好口罩、护目镜、穿长袖衣服及长裤，减少皮肤直接接触变应原。有呼吸道症状或面部皮损明显者尽量少去变应原多的场所。

室内定期清洁

定期清洗、晾晒床单、被罩、沙发垫等居家用品，也可使用除螨仪进行清洁。移除地毯、毛绒玩具、花草等。将室内湿度保持在适宜范围，定期用 5% 次氯酸钠溶液擦拭墙面以减少霉斑生成。

避免蚊虫叮咬

以物理防护为主，如穿长袖衣服及长裤、使用蚊帐；以驱蚊剂为辅，选用成分安全的驱蚊剂，只用于皮肤暴露部位。叮咬后及时干预，如即刻冷敷、酌情外用及口服药物治疗。

注意防晒

外出严格防晒，优先选择"硬防晒"，如打遮阳伞、戴遮阳帽、穿防晒衣，在此基础上可涂抹物理防晒剂。

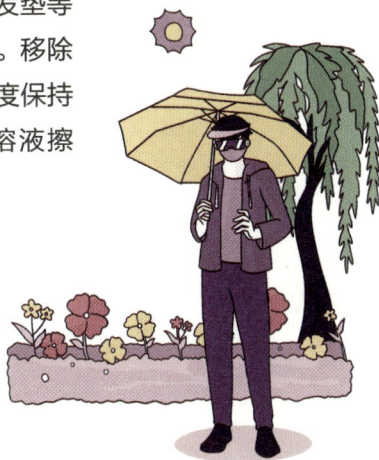

预防性用药

花粉季节前 1 个月可在医生的指导下酌情口服第二代抗组胺药（如氯雷他定、西替利嗪）。

Q # 夏季炎热、多汗，应该如何护肤

A 特应性皮炎在夏季可能因汗水刺激，高温、高湿环境，紫外线暴露等因素加重，患者可以从以下几方面进行护理。

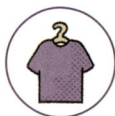

穿着宽松、舒适的衣服

穿宽松、透气、吸汗的纯棉或丝质衣服，出汗后及时清洁及更换。

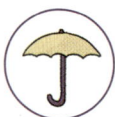

外出科学防晒

外出严格防晒，优先选择"硬防晒"，如遮阳伞、遮阳帽，在此基础上可选择物理防晒剂（氧化锌、二氧化钛），避免含乙醇、香料的物理及化学防晒剂。避免长时间暴晒。

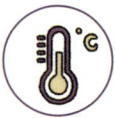

保持室内温度适宜

可将空调开到适宜温度，避免室内温度过高，但患者应避免空调直吹。

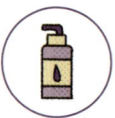

调整保湿策略

夏季也应注重保湿，但应避免使用厚重的霜剂以免堵塞毛孔，可改用轻薄的乳液，皱褶、出汗多的部位可适当减少保湿润肤剂的用量或选择较稀薄的剂型。

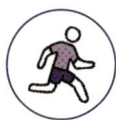

注意适度运动

　　夏季运动后更容易出汗刺激皮肤，建议降低运动强度，适当缩短运动时间，运动后及时做好皮肤护理，包括沐浴和润肤。

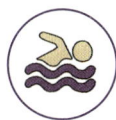

正确游泳

　　避免野外戏水，皮肤有破损时尽量不要游泳，下水前可提前涂抹保湿润肤剂，游泳结束后及时沐浴并涂抹保湿润肤剂。

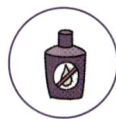

避免护理误区

　　避免过度使用止汗剂、频繁使用湿巾清洁皮肤及出汗后用力擦拭皮肤等。

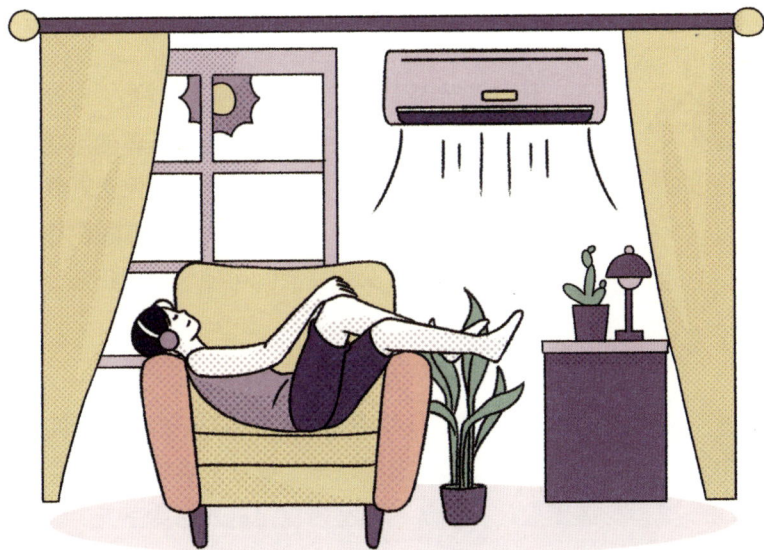

Q 秋冬季节皮肤干燥，应该如何护理

A 秋冬季节气候干燥，特应性皮炎患者的皮肤更容易干燥、脱屑，需要合理沐浴，进一步加强保湿润肤工作，同时兼顾保暖防风、室内空气加湿、避免抓挠等措施。

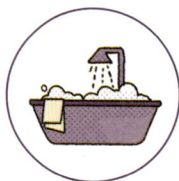

合理洗浴

温水洗澡（水温 32~37℃），减少洗澡时间及频次，选用温和、无皂基、弱酸性（pH 5~6）的洁肤用品，避免搓澡。浴后用纯棉毛巾轻拍吸干水分，立即涂抹保湿润肤剂。

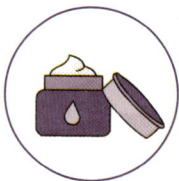

加强保湿

秋冬季节可选择质地较厚、富含脂类、滋润度高的霜剂保湿润肤剂，每天足量使用；推荐使用功效型护肤品。日常生活中可随身携带小包装保湿润肤剂，皮肤瘙痒或干燥时随时涂抹。手足、关节屈侧等易干裂区域可增加涂抹次数，夜间可使用封包疗法。

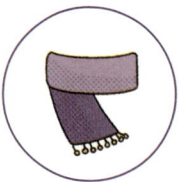

做好保暖

低温时做好保暖和防风。贴身衣物选择纯棉材质，避免皮肤直接接触羊毛或粗纤维材质。避免极端温度变化（如从高温室内直接进入寒冷室外）。

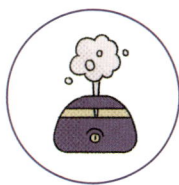

室内加湿

可使用加湿器，避免室内空气过于干燥，湿度控制在 40%~60%，避免空调／暖气直吹，不要在暖气房停留太长时间。

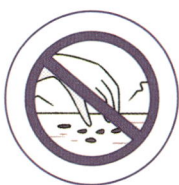

避免搔抓

皮肤干燥时，搔抓更容易损伤皮肤屏障，加重皮损。因此，患者要有意识地避免抓挠，剪短指甲，夜间不自主搔抓可戴纯棉手套睡觉，瘙痒严重时可外用或口服药物治疗。

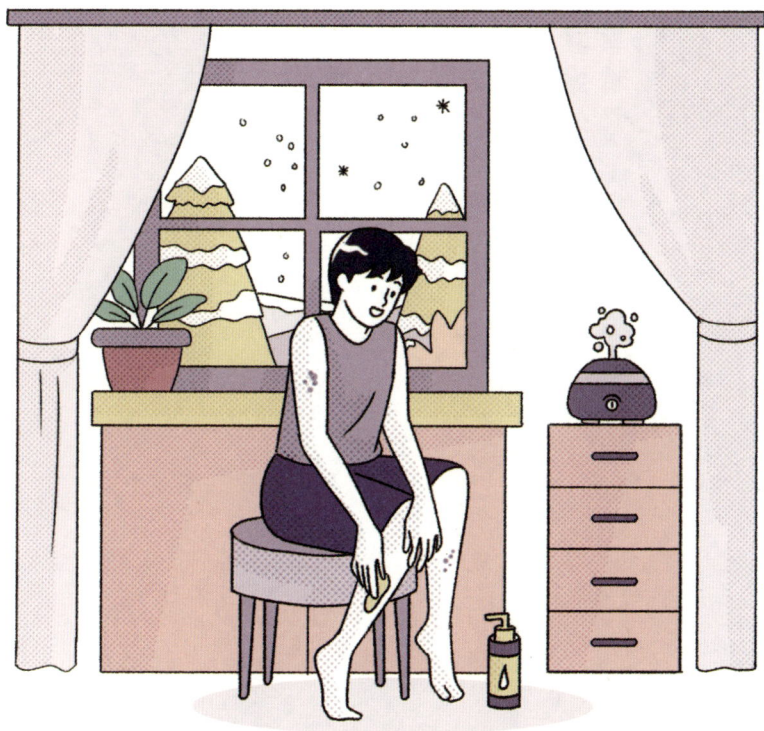

第四节

出行管理

Q 特应性皮炎患者日常外出有哪些注意事项

A 特应性皮炎患者外出时应注意避开环境刺激因素，主要注意事项如下。

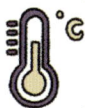

保持皮肤温度适宜

寒冷天气外出注意保暖，炎热天气外出注意避免过度出汗。

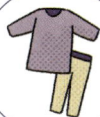

严格防晒

户外活动穿长袖衣服及长裤，避免阳光直射和蚊虫叮咬，暴露部位（头、面、颈部和手背等部位）建议做好物理防晒，包括戴帽子、口罩、墨镜、手套等防晒用品，或涂抹物理防晒霜，同时不要长时间日晒。

抵御变应原

春夏季节出门应戴好口罩、护目镜，防止花粉、柳絮过敏。尽量避免前往花园、动物园或者新装修的场所等可能致敏的环境。

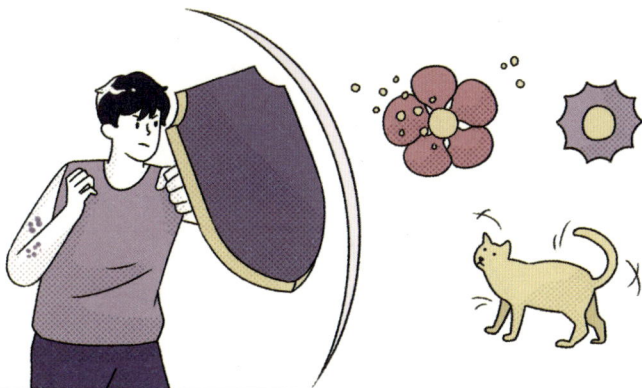

Q 特应性皮炎患者出差和旅游时有哪些注意事项

A 对于准备去出差或旅游的特应性皮炎患者，需要提前了解目的地的环境，备好常用药物和护肤品，知晓当地医疗机构位置等，以应对紧急情况。

- **了解目的地的气候、环境条件：** 特别是极端的温度、湿度或紫外线强度的变化，做好保湿、增减衣物、防晒等措施，以应对气候条件的变化；提前了解住宿环境，必要时可自行准备洁净的纯棉床品。
- **准备足量的常用药物和护肤品：** 即使在出差、旅游途中也要遵医嘱规范治疗，坚持使用适合自己的护肤品，不要随意更换治疗药物或护肤品。
- **了解目的地的医疗条件：** 确保在需要就医时能方便地获得医疗帮助。

此外，出门在外患者还要注意饮食，尽量避免可能过敏或产生刺激的食物，谨慎对待某种新的或不熟悉的食物。

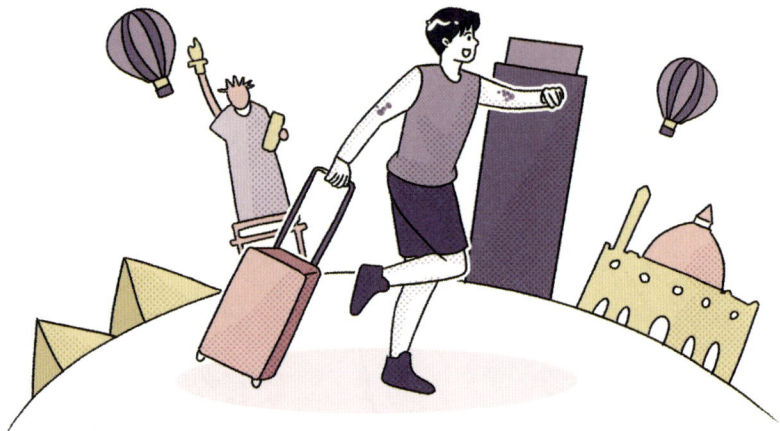

Q 长期出行，药物准备不足应该怎么办

A 　　特应性皮炎需要长期规范治疗，出行时也需要遵医嘱规律用药。如果长期出行，预先准备的药物不足，可以采取以下应对措施。

- 尽量与医生沟通携带充足的药物外出；如不能携带充足药物，可请医生出具病历 / 诊断证明和处方，提前了解出行地医院和药房情况，一旦缺药患者可以拿病历 / 诊断证明在当地医院就诊取药，或用开好的处方在当地药房取药。
- 需要注射的生物制剂类药物，需要提前学会自行注射的方法，并按照药物保存的条件存放药物，以便按时用药。

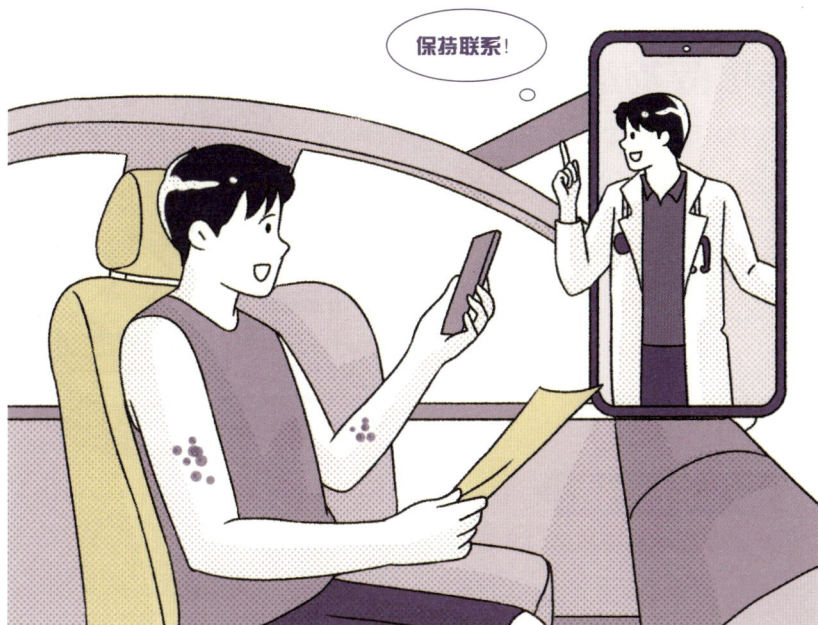

保持联系!

Q 长期出行，如何按时使用生物制剂

A 特应性皮炎患者原则上需要按时用药来保证疗效，维持疾病稳定，若长期在外地，建议提前做好以下准备。

准备好足量的药物 按时用药

提前在医院购入药物并在适当贮藏条件下保存备用，或携带病历及处方，去目的地医院开具药物，确保能按时用药。治疗特应性皮炎的生物制剂大多为预充式注射器，便于患者居家给药。如度普利尤单抗，注射方法简单，大多数患者经专业人员培训后能够掌握注射技术，可以自行注射用药。

因药物准备不足或忘记用药而错过原定的给药时间

应遵医嘱或按照药品说明书及时补充给药。以度普利尤单抗为例，如果错过原定给药时间，可参照药品说明书，根据不同注射频率采用对应的补充给药方案及时给药。

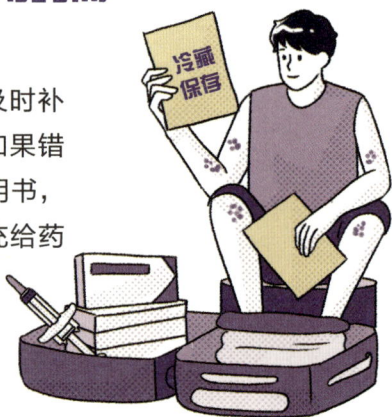

冷藏保存

你可能还想知道

• 错过度普利尤单抗的注射时间，应该怎么办

→ 跳转至 244 页了解真相

Q 携带生物制剂乘坐飞机有哪些要求

A 如需要携带生物制剂乘坐飞机，建议随身携带药品，同时携带医生处方或医院证明。

生物制剂，如度普利尤单抗，需要在避光、密封及冷藏（2～8℃）条件下储存，且注射器应保存在包装盒内，不能进行冷冻。患者携带生物制剂乘机时，需要携带医生处方或医院证明材料（如病历），登机后应将药品交给机组，按照条件储存。

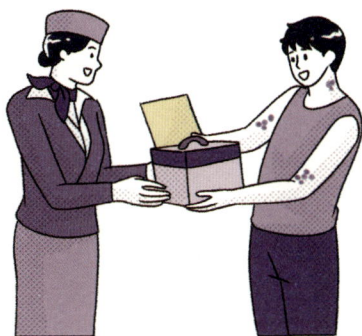

根据中国民用航空局发布的文件，旅客携带液体、凝胶以及喷雾类的液态药物乘机，必须随身携带医生处方或医院证明，方可豁免。每人可携带的单件药品净容量不能超过 100mL，总净容量不能超过 2L，按需携带生物制剂即可。

若乘坐国际航班，需要提供药品监督管理部门出具的药品销售证明和医院的有关证明等资料，且只允许携带一个疗程的药物。

Q 特应性皮炎患者可以选择哪些运动

A 特应性皮炎患者可以选择一些相对温和的有氧运动。动物实验表明，中等强度的有氧运动可减轻皮炎症状、降低炎症细胞因子水平。特应性皮炎患者可以选择对皮肤摩擦较少、强度中等、增强心肺功能的有氧运动。

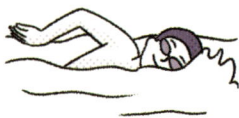

游泳

在水中运动摩擦力小，可减少对皮肤的物理刺激，病情稳定期的患者可以选择。

瑜伽

如哈他瑜伽，动作温和，类似有氧运动，但不会大量出汗，能增强肌肉力量、放松身心、减轻压力。

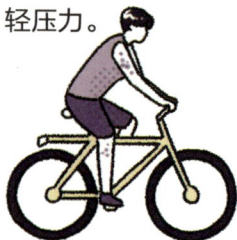

骑行

身体多为坐姿，穿柔软、透气衣物可减少皮肤摩擦，增强心肺功能、提高免疫力。

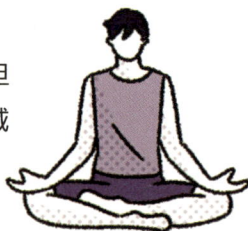

此外，慢跑、快步走等也非常适合特应性皮炎患者，可以将其作为日常运动。需要注意的是，在运动时患者要采取措施减少或避免特应性皮炎的诱发和加重因素，如穿着合身的衣物减少皮肤摩擦、做好运动前的皮肤防护（户外运动应注意防晒和保湿）和运动后的皮肤清洁（及时做好皮肤的清洁、保湿工作，必要时更换衣物）。

Q 特应性皮炎患者如何做运动

A 《特应性皮炎的全程管理共识》提出，特应性皮炎患者运动不应该受限，但是要注意以下细节。

在运动穿着的选择上

要注意选择宽松、透气的衣物以减少摩擦，更利于散热、吸走汗水，减少汗液对皮肤的刺激。

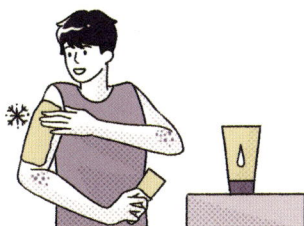

在运动场所的选择上

尽量选择室内或者室外阴凉处，避免阳光直射，紫外线会破坏皮肤屏障功能。

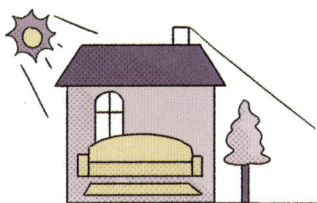

在运动类型的选择上

要结合自己的出汗量和皮肤敏感程度综合评估，可以从快走、慢跑等低强度运动开始。避免大量出汗导致汗水刺激皮肤，引发瘙痒。

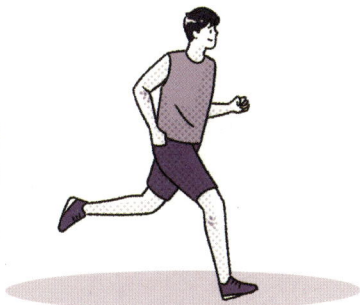

此外，运动时如果突然感觉皮肤瘙痒，可以用凉毛巾冷敷；运动后及时洗澡和更换衣物，并及时涂抹保湿润肤剂。

Q 特应性皮炎患者可以游泳吗

A 可以，游泳是一种比较适合特应性皮炎患者的有氧运动。

但要注意泳池水质的卫生情况。

泳池水中可能含有消毒剂、漂白粉等刺激性物质，这些刺激性物质可能破坏皮肤屏障。如果患者对这些物质过敏，可能引起变应性接触性皮炎。

游泳时特应性皮炎患者要注意以下 3 点。

- 进入泳池前，在室内游泳需要涂抹大量保湿润肤剂；在室外游泳需要涂抹防晒霜（最好含有钛和 / 或氧化锌）。
- 游泳后需要及时冲洗掉附着在身体上的各种刺激性物质。
- 如果瘙痒加重，皮损暴发期或者皮损处有渗出液、结痂和脓疱等感染表现时，最好不要游泳。

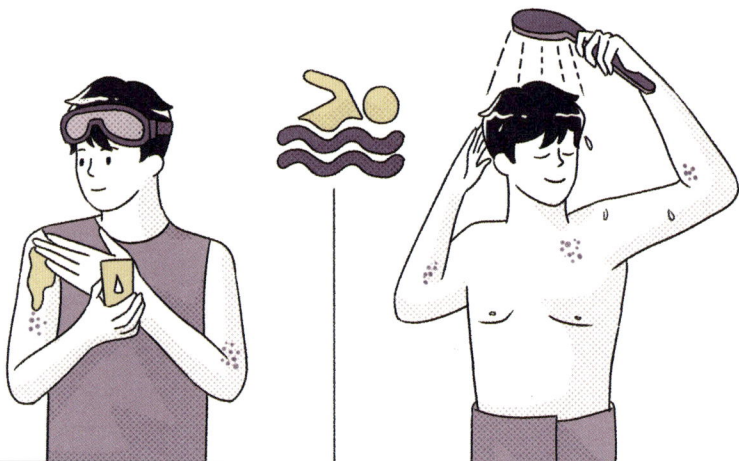

第五节

皮肤管理

Q 特应性皮炎患者应该如何维持皮肤的健康状态

A 特应性皮炎患者想要维持皮肤的健康状态，需要长期综合管理，重点包括合理洗浴和润肤以保护皮肤屏障功能、避免诱发和加重因素、控制炎症，具体操作如下。

合理洗浴和润肤

选择低敏、无刺激的洁肤用品，每日或隔日洗浴 1 次，建议水温为 32 ~ 37℃，时间为 5 ~ 10 分钟。根据季节、年龄和皮肤状态充分保湿。

回避诱发和加重因素

如避免穿着羊毛或粗纤维材质的衣物，保持合适的室内温度（20~22℃）和湿度（40%~60%），清除室内吸入性变应原，如尘螨。适当运动和日晒，但应避免长时间暴晒，并做好防晒（首选衣物遮挡）。

充分控制炎症

按照阶梯治疗原则，选择适当的外用药、光疗和系统用药充分控制炎症。建议中、重度患者遵医嘱选用外用钙调磷酸酶抑制剂或中效、弱效激素维持治疗。

此外，还需要合理饮食，避免熬夜、吸烟和饮酒，定期到皮肤科复诊等。

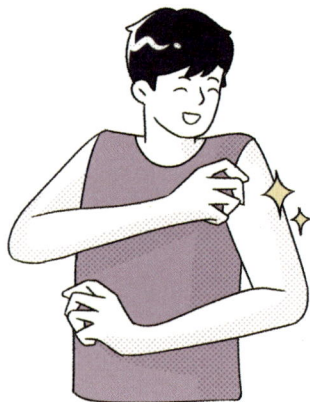

Q 头皮上有皮疹，可以用洗发水吗

A 皮疹出现在头皮上，如果没有破损或急性渗出，可以正常使用洗发水。

建议选择低敏、无刺激的弱酸性洗发用品，pH 最好接近正常表皮（约为 6）。

避开皂基表面活性剂，如月桂醇聚氧乙烯醚硫酸钠、十二烷基硫酸钠，以及乙醇、香精、薄荷醇、樟脑等刺激性成分。

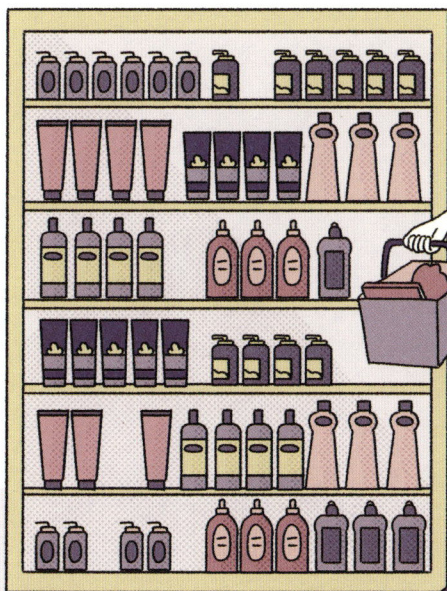

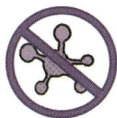
皂基表面活性剂

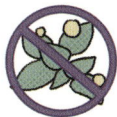
薄荷醇

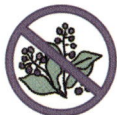
樟脑

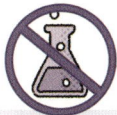
乙醇

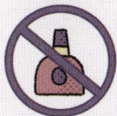
香精

Q 特应性皮炎患者应该如何清洁面部

A 为了减少对皮肤的刺激，特应性皮炎患者清洁面部时应注意以下几个方面。

洗脸频次和水温

一般每天早晚各洗脸一次就够了，频繁洗脸容易破坏面部皮肤屏障；温水洗脸，避免洗脸水过烫或过冷。

洁面产品

建议避开乙醇、香精、皂基等刺激性成分，选择弱酸性（pH 5～6）、含温和氨基酸表面活性剂，同时能补充皮肤水分的产品。

动作轻柔

洗脸过程中不要大力揉搓，洗后用柔软的毛巾或洗脸巾轻轻按压。

及时润肤

洗脸后应及时涂抹保湿润肤剂，做好面部保湿，减少水分蒸发，修复受损的皮肤屏障。

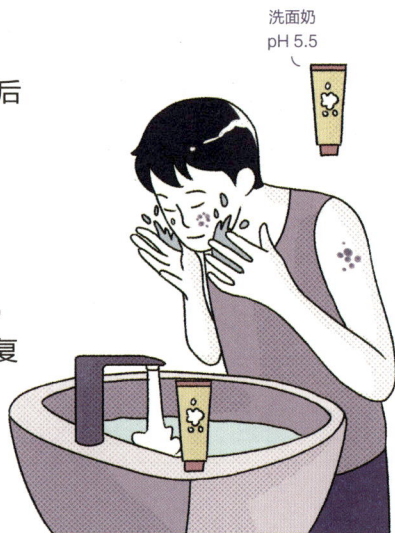

洗面奶
pH 5.5

Q 特应性皮炎患者洗澡的水温和频率有讲究吗

A 特应性皮炎患者的皮肤屏障功能受损，日常洗澡需要特别注意水温和频率。

水温

建议控制在 32 ~ 37℃，避免水温过高进一步破坏皮肤屏障功能而加重症状。

频率

建议每日或隔日 1 次，每次 5 ~ 10 分钟。冬季皮肤干燥，洗澡频次可再适当降低，一周 1~2 次即可，不要洗得太频繁。

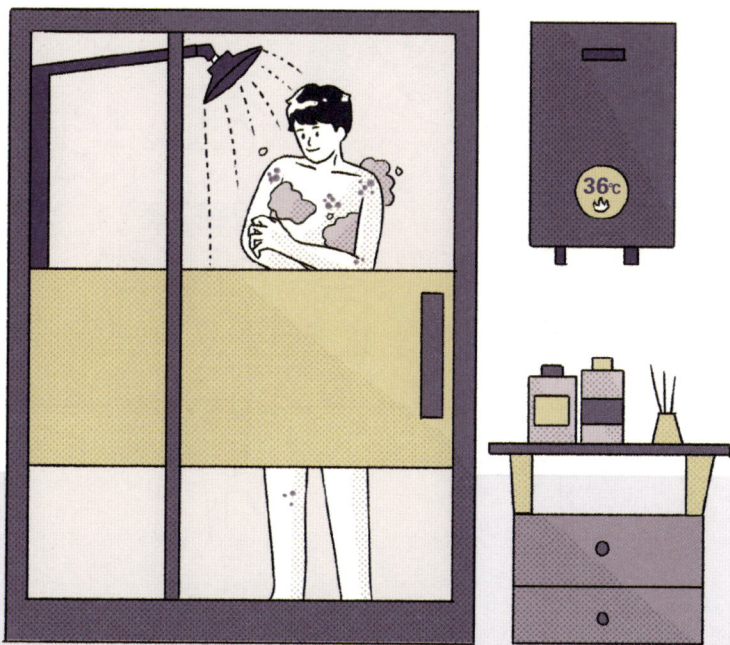

Q 使用保湿润肤剂对特应性皮炎患者有哪些好处

A 皮肤屏障功能障碍，是特应性皮炎发病的重要环节之一。使用保湿润肤剂对特应性皮炎患者有诸多益处，包括修复皮肤屏障功能、缓解皮肤干燥和瘙痒、辅助药物治疗以提高疗效等，是特应性皮炎患者重要的基础治疗手段。

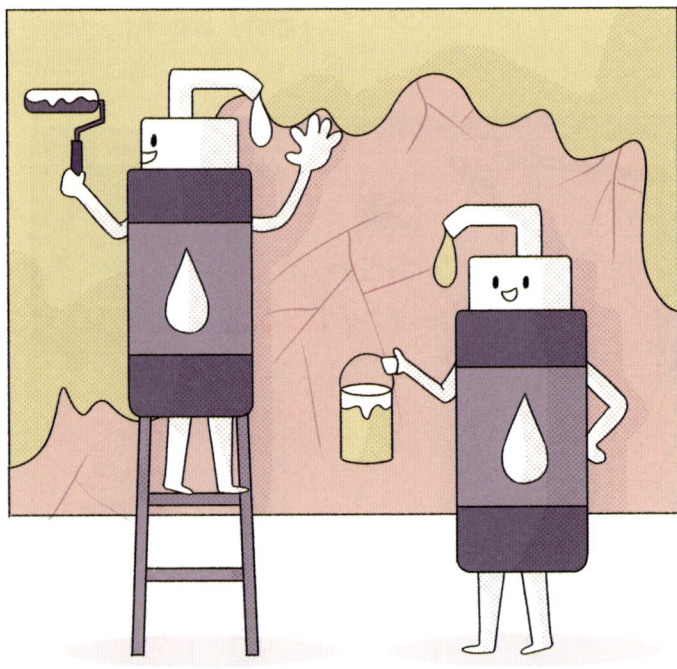

Q 如何选择合适的保湿润肤剂

A 　　特应性皮炎患者的皮肤通常比较敏感，在选择保湿润肤剂时要重点关注成分，并根据实际使用场景与季节等因素选择合适的剂型。

看成分

✓ 推荐有益成分

神经酰胺
　　维持皮肤屏障的完整性，防止水分丢失

天然保湿因子
　　尿素、吡咯烷酮羧酸、谷氨酸和其他氨基酸等，可吸收水分进入角质形成细胞，从而起到保湿作用

✗ 避免有害成分

丙二醇和高浓度尿素
　　有一定的刺激性及毒性，应避免在 2 岁以下婴幼儿中应用

橄榄油、椰子油等纯油类护肤品
　　油酸含量过高，会增加经表皮失水量

含完整蛋白质（如花生、燕麦）和半抗原成分（如羊毛脂、甲基异噻唑啉酮）的产品
　　可能增加过敏风险

看剂型

常用剂型为乳剂和霜剂，需要综合考虑患者的个体差异、皮肤状态、季节、气候等因素选择

霜剂
　　滋润度高，可在冬季和北方春秋季选用

乳剂
　　可在夏季和南方春秋季选用；皱褶、出汗多的部位，可适当减少应用或选择较稀薄的剂型

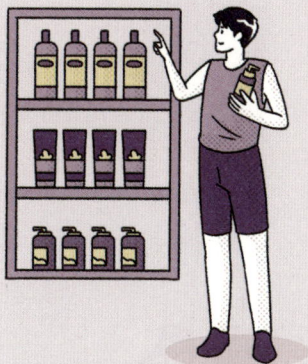

Q 面部和身体可以用同一款保湿润肤剂吗

A 如果一款保湿润肤剂的成分足够温和、无刺激，并且其质地和功能满足面部和身体皮肤的保湿需求，那么在一定程度上一款产品可以同时用于面部和身体。但在具体选择时还应考虑不同部位的皮肤特点差异以及保湿润肤剂的特性。

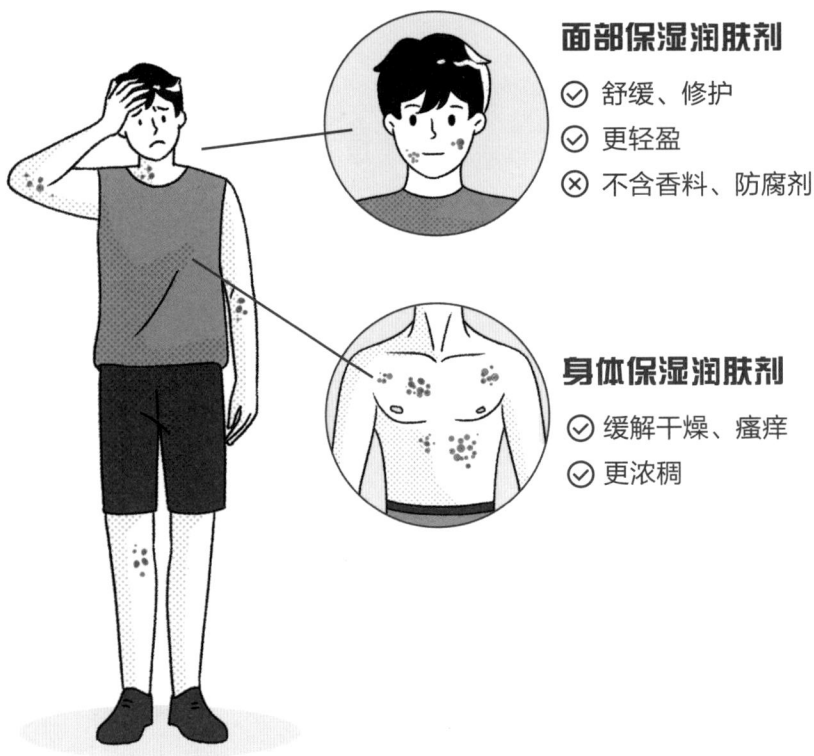

面部保湿润肤剂

- ⊘ 舒缓、修护
- ⊘ 更轻盈
- ⊗ 不含香料、防腐剂

身体保湿润肤剂

- ⊘ 缓解干燥、瘙痒
- ⊘ 更浓稠

Q 身体皮肤干燥，如何使用保湿润肤剂

A 　　使用保湿润肤剂讲究"三足"，即足量、足频率、足够及时。

用量要足

　　儿童每周至少 100g，成人每周 250 ～ 500g。

频率要足

　　每日至少使用 2 次，面颈、手部等暴露部位受环境（如洗手、低温和风吹）影响更容易出现皮肤干燥，使用次数需要增加；2 岁以下婴幼儿由于表皮较薄，水分易丢失，可适当增加使用频率。

及时使用

　　在浴后 3~5 分钟内使用保湿润肤剂效果最佳，让皮肤保持一定程度的湿润有利于保湿润肤剂的吸收。

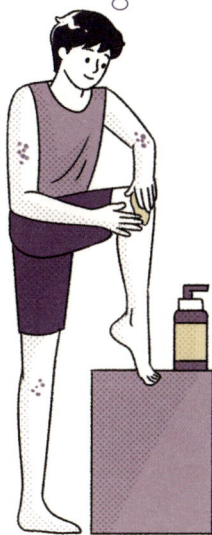

要涂抹足够多！

　　此外，还要注意涂抹时手法要轻柔，避免用力揉搓。可以先将保湿润肤剂点涂到身体各部位，再用手掌轻轻推开并按摩，按摩方向最好顺着皮肤的纹理；涂抹顺序可以从下往上，避免遗漏部位。对于手肘、膝盖等关节部位，可以适当多涂抹一些，而在腹股沟、颈部等皮肤褶皱部位，要注意将这些部位的皮肤轻轻展开，仔细涂抹，并且选择质地相对轻薄的保湿润肤剂，防止产品堆积，引起不适。

Q 一直涂抹保湿润肤剂，为什么皮肤还是干燥

A 虽然一直涂抹保湿润肤剂，但皮肤还是干燥的可能原因如下。

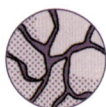

环境因素

如干燥的气候、长时间处于暖气或空调环境、紫外线照射，会加速皮肤水分丢失，即使使用保湿润肤剂，也难以完全抵消这些外部因素的影响。此时可使用空气加湿器、减少紫外线暴露。

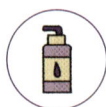

保湿润肤剂使用不当

用量不足、频率不足或剂型选择不合适。

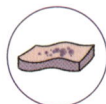

疾病加重导致皮肤失水增加

特应性皮炎活动期会使皮肤屏障功能受损情况加重，导致皮肤失水增加，此时需要在医生的指导下合理使用抗炎药，如糖皮质激素软膏，但润肤环节同样不能忽视。

> 看来要用上加湿器了。

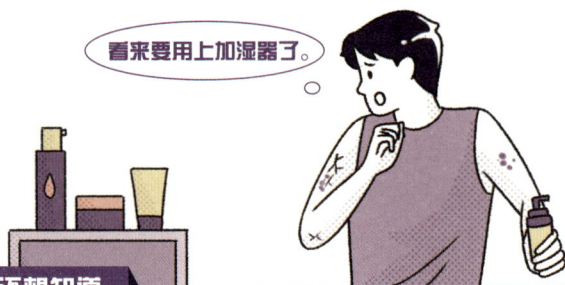

你可能还想知道

- 身体皮肤干燥，如何使用保湿润肤剂

→ 跳转至 409 页了解真相

Q 特应性皮炎患者要防晒吗

A 特应性皮炎患者一定要注意防晒。

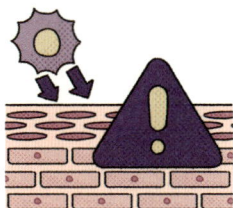

阳光中的紫外线辐射会破坏皮肤屏障功能，这对特应性皮炎患者可谓是"致命打击"；而且暴露在过强的紫外线下，也有可能诱发特应性皮炎。

所以，特应性皮炎患者外出要防晒，可选择物理防晒，如遮阳伞、遮阳面罩、冰袖等；也可选择涂抹防晒霜，建议使用添加右泛醇、红没药醇等润肤、抗炎成分，SPF > 30 的高防护广谱防晒霜。

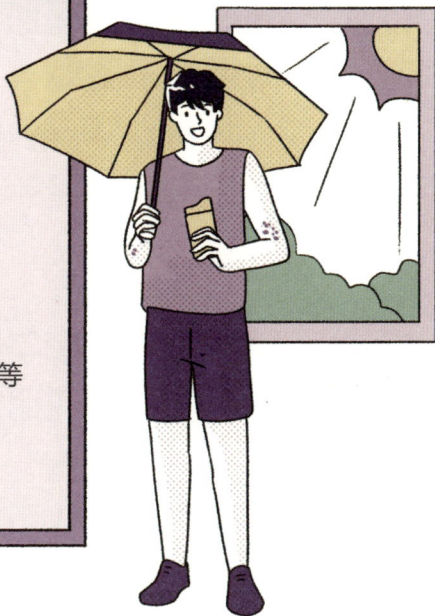

物理防晒

遮阳伞　遮阳面罩　冰袖

涂抹防晒霜
- 添加右泛醇、红没药醇等润肤、抗炎成分
- SPF > 30

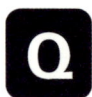

Q 特应性皮炎患者日常如何防晒

A 　　紫外线是引起特应性皮炎患者皮肤刺激的因素之一，故日常需要严格防晒。

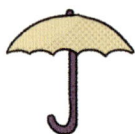

优先选择物理防晒 使用遮挡物抵挡紫外线

　　如穿防晒服，戴宽边帽保护眼睛、面部、耳朵和颈部，戴紫外线防护率为 99% ～ 100% 的环绕式太阳镜。

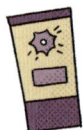

辅助使用敏感肌 可用的防晒霜

　　在衣服遮盖不到的皮肤部位使用广谱防晒霜。特应性皮炎患者使用防晒霜时，应选择适合敏感肌的产品。

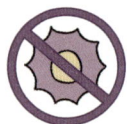

尽量避免在中午出门 户外也要寻找阴凉处

　　中午是紫外线强度最大的时候，尽量不要在这个时间段出门。如必须出门，在户外要尽量避免长时间暴晒，寻找阴凉处。

Q 特应性皮炎患者适合使用哪种防晒霜

A 特应性皮炎患者皮肤敏感，首选成分更简单、致敏性更低的物理防晒霜，如二氧化钛和氧化锌，同时避开乙醇、香料。应选择含有保湿和舒缓功效成分的产品。

日常情况下，特应性皮炎患者应该规律和足量使用防晒指数（SPF）30+ 的广谱（UVA/UVB）防晒霜。

户外活动如果会出汗或从事水下工作，应选择防水抗汗类防晒产品。

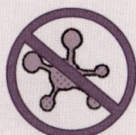

乙醇

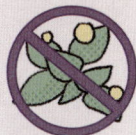

香料

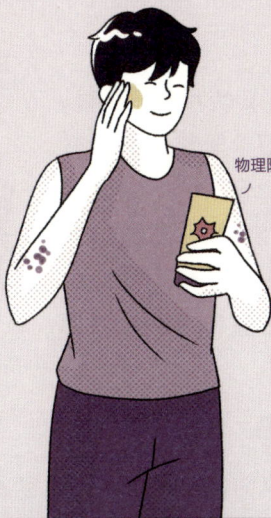

物理防晒霜

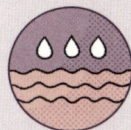

保湿成分

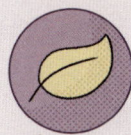

舒缓成分

Q 面部皮疹反复发作，如何选择护肤品

A 对于面部皮疹反复发作的特应性皮炎患者，首选成分温和的护肤品。

建议患者根据自己的皮肤类型选用合适的保湿润肤剂，可参考皮肤科医生的推荐，保证足量和长期使用。

选择保湿润肤剂

注意选择成分简单、含有透明质酸和神经酰胺的产品，在修复皮肤屏障的同时减少过敏。

选择皮肤清洁剂

注意选择无刺激性，不含有变应原、香料、乙醇、皂基，pH 为弱酸性的产品，能有效而轻柔地清洁干燥、瘙痒的皮肤，维持和改善皮肤屏障功能。

皮疹发作时不建议使用防晒霜，建议改用遮阳帽、遮阳伞等物理防晒方式。当皮肤状态相对稳定时，可以选择无乙醇、香料、高致敏性原料的防晒霜。首选成分简单、致敏性低的物理防晒霜，如有效成分为二氧化钛和氧化锌的防晒霜。

温和才是王道

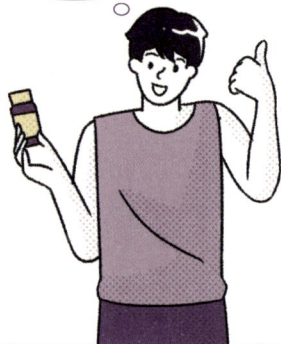

你可能还想知道

- 特应性皮炎患者日常如何防晒 ⟶ 跳转至 **412** 页了解真相

Q 应该如何护理手足皮损

A 　　手足皮损的护理关键在于减少刺激和摩擦，适度清洁和保湿。

手部皮损的护理建议

- **戴手套**：对于工作中频繁接触变应原、刺激物和长期将手部浸于水中的人群，应在工作时佩戴防护性手套。如果佩戴密闭性橡胶手套等时间超过 10 分钟，应在手套内层加戴棉布手套以减轻出汗对皮肤的损伤。
- **合理保湿**：应选择不含芳香剂、防腐剂的保湿润肤剂，建议白天使用含亲水性基质的保湿润肤剂，睡前使用富含脂质的保湿润肤剂。
- **适度清洁**：最好避免使用肥皂等清洁用品，可用温水冲洗双手后彻底擦干并及时润肤。

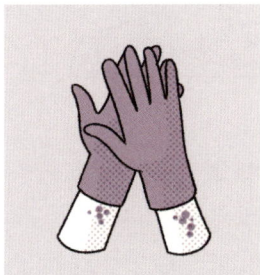

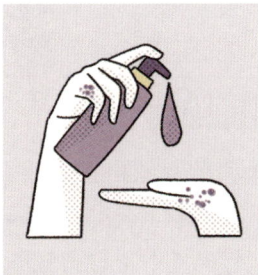

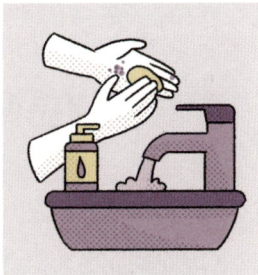

足部皮损的护理建议

　　清洁和润肤的原则与手部皮损相同，应该穿纯棉的袜子和透气的鞋子并及时更换，以减少出汗对皮肤的刺激。

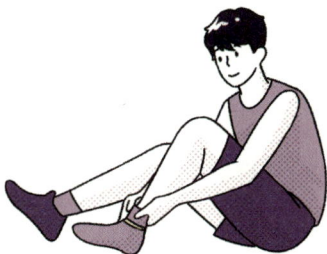

Q 特应性皮炎患者能做"医美"吗

A 总体来说，在皮肤炎症期应该避免进行侵入性或刺激性的医疗美容（以下简称"医美"）项目。进行医美前要避开各种项目的禁忌证。患者应该咨询皮肤科医生或医美专业医生，评估皮肤状况，并在医生的指导下选择合适自己的项目。

特应性皮炎比较适合低能量光疗，包括红光、黄光、半导体激光等，具有修复皮肤屏障功能、舒缓镇静、降低皮肤敏感性的作用。

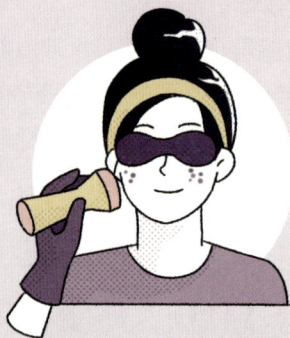

需要谨慎考虑的项目

- **光电治疗**：主要包括激光（剥脱性和非剥脱性激光）、射频技术、强脉冲光等，其禁忌证均包括治疗区域皮肤屏障功能受损。
- **玻尿酸注射**：禁忌证包括注射部位有皮肤病（如湿疹急性期）且处于急性期或进展期。
- **水光注射**：禁忌证包括注射部位有皮肤病且处于急性期或进展期。
- **微针治疗**：禁忌证包括治疗区域存在活动期或进展期或具有同形反应的皮肤病，如湿疹急性期。
- **化学剥脱**：禁忌证包括治疗部位有急性炎症，如湿疹急性期。
- **埋线治疗**：禁忌证包括面部严重皮肤疾患。

 本问负责编委：贾秀娟 内蒙古自治区人民医院

Q 特应性皮炎患者能化妆吗

A 在特应性皮炎发作期间，患者的皮肤处于高度敏感和炎症状态，此时应避免化妆。

化妆品中含有的香精、防腐剂、色素等成分是重要的变应原，会进一步刺激皮肤，加重炎症和瘙痒症状。而且，在皮肤有破损、渗出的情况下，化妆品还可能携带细菌等微生物，增加感染的风险。所以，面部特应性皮炎发作时不要化妆，更不要为了遮盖皮损而化妆。

如果面部皮损已经缓解，皮肤处于稳定状态，可在必要时酌情谨慎地化妆。尽量选择温和、无刺激的化妆品，避开致敏成分。在化妆前，最好先在皮肤上小面积试用，观察未发生变态反应后再使用。化妆时，应尽量简化化妆步骤，避免过多的化妆品叠加在皮肤上，增加过敏风险。化妆后应选择温和的卸妆产品，避免大力摩擦皮肤。

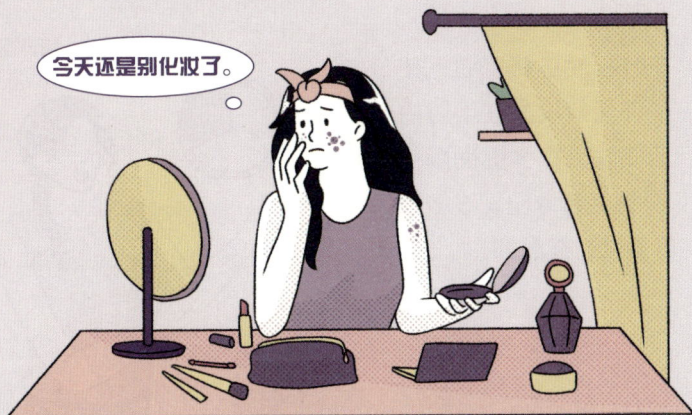

> 今天还是别化妆了。

Q 特应性皮炎患者可以敷面膜吗

A 　　特应性皮炎患者对多种变应原存在变态反应，面部皮肤也可能对面膜中的某种成分敏感，建议选择医用面膜。

　　医用面膜一般指的是医用敷料/医用冷敷贴，属于"械字号"产品。"械字号"的医用敷料，是按照医疗器械标准生产的，原料经过严格筛选，产品安全性以及有效性都经过试验和临床验证，与"妆字号"的普通面膜相比，成分完全公开且精简，不含色素、香料、防腐剂等，安全性更高。同时，部分医用敷料还具有修复功效，可以帮助加速皮肤创面愈合，对问题肌肤更友好。

　　在选择医用敷料时，首先要看外包装，记住选择"械字号"；其次要看产品是否具备相应资质，主要包含广告审查和产品测试相关文件；最后要看成分列表，成分精简，不含色素、香料、乙醇等。

　　对于特应性皮炎患者，使用面膜前仍然建议先在手肘内侧或耳后皮肤涂抹少量面膜精华，20分钟后若未出现过敏表现，则可尝试敷在面部。

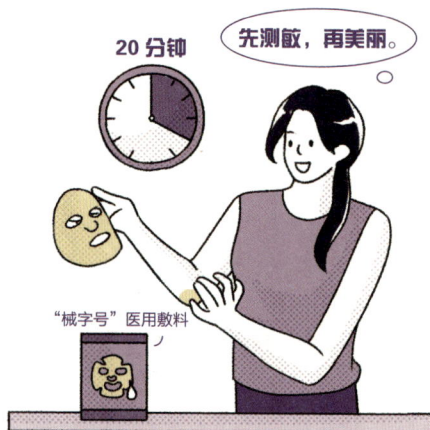

20 分钟

先测敏，再美丽。

"械字号"医用敷料

Q 特应性皮炎患者可以烫发吗

A 在特应性皮炎发作期间，皮肤和身体的免疫系统处于敏感状态，建议患者不要烫发。

烫发用的化学药水（如氢氧化钠、氨水）可能通过头皮吸收进入人体，或者在接触皮肤后引发变态反应。另外，烫发加热时的高温可能进一步加剧皮肤干燥和敏感。

如果头皮上没有皮损或皮损已经好转，想要烫发可以先咨询医生，评估一下皮肤情况。最好选择温和的烫发产品，并在耳后或手臂内侧等部位进行烫发产品的皮肤测试，没有不良反应再使用。烫发过程中要注意避免烫发产品接触到面部、颈部部位皮肤，避免烫至发根，防止意外过敏。烫发后要注意对头发和头皮进行护理，及时清洗掉残留的化学药水，减少其对皮肤的继续刺激。

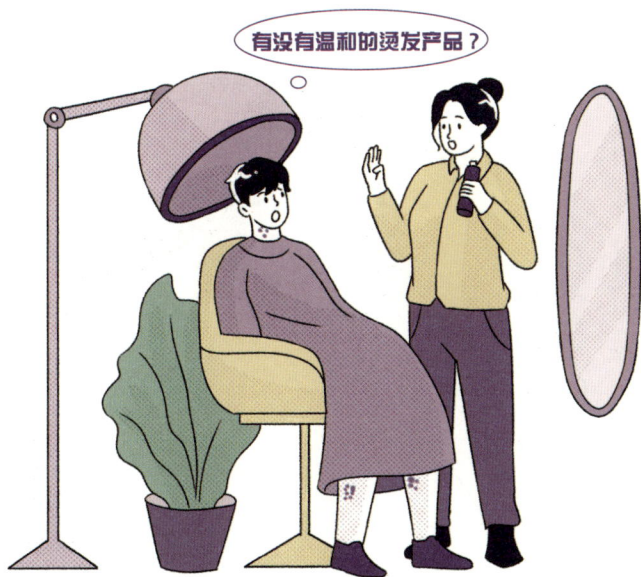

有没有温和的烫发产品？

Q 特应性皮炎患者可以染发吗

A 特应性皮炎患者在疾病发作期应避免染发。

在特应性皮炎发作期，皮肤处于炎症状态，屏障功能受损，免疫系统较为敏感。染发剂中的对苯二胺属于常见变应原，其他的染料中间体、偶联剂和氧化剂，也可能引起皮肤或全身过敏。对于一些特殊发色，可能还需要做漂洗，漂粉中的化学成分，如过氧化氢等对正常皮肤的刺激性非常大。

当皮炎处于缓解期时，患者若想染发可以谨慎操作，选择质量可靠、成分相对温和的染发产品。染发前最好进行皮肤过敏测试。在染发过程中，要注意避免染发剂接触到面部、颈部等部位皮肤，防止引起接触性皮炎。染发后要彻底清洗头发，确保没有染发剂残留，减少其对头皮和皮肤的潜在刺激。

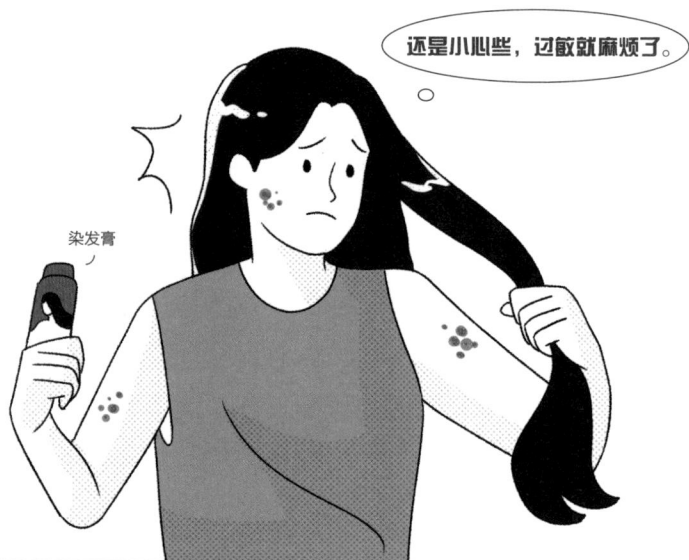

还是小心些，过敏就麻烦了。

染发膏

Q 特应性皮炎患者可以脱毛吗

A 　　在特应性皮炎发作期，皮肤处于炎症状态，对外界刺激的抵抗力减弱。无论是使用脱毛膏、蜜蜡脱毛，还是激光脱毛，都可能进一步刺激皮肤，加重炎症反应，此时应避免脱毛。

　　要特别提醒的是，脱毛部位存在接触性皮炎、湿疹等变态反应性皮肤病或活动性单纯疱疹、脓疱疮等感染性皮肤病是激光脱毛的禁忌证，不建议使用。

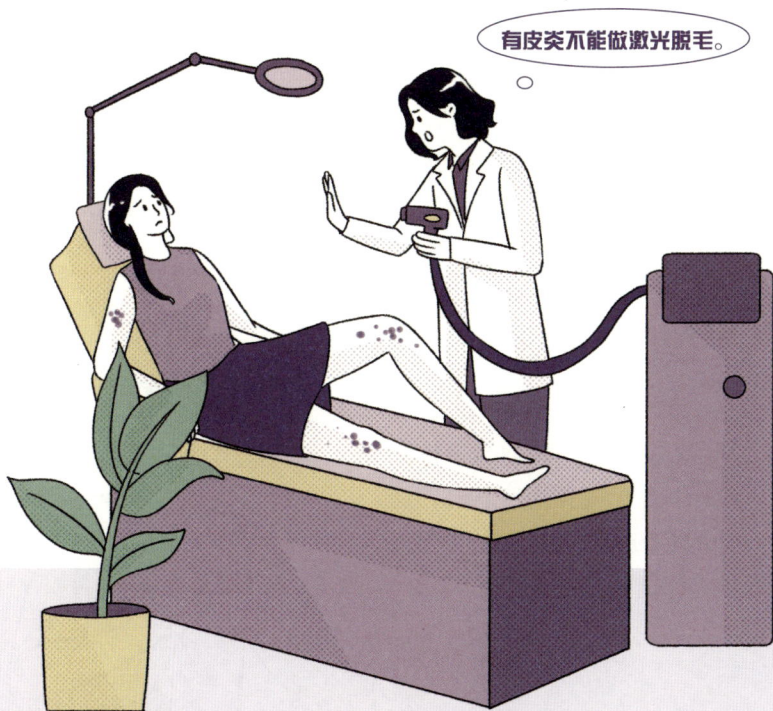

有皮炎不能做激光脱毛。

Q 特应性皮炎患者为什么要定期修剪指甲

A 　　由于特应性皮炎患者很容易因皮肤瘙痒而搔抓，定期修剪指甲有助于保持手部卫生，防止抓伤皮肤致损伤与感染、减少指甲藏纳污垢及变应原传播的机会。

防止皮肤损伤

　　特应性皮炎患者皮肤屏障功能受损，皮肤较为脆弱。长指甲容易在不经意间抓伤皮肤，尤其是在患者感到瘙痒时，可能不自觉地用指甲抓挠。搔抓会进一步破坏原本受损的皮肤屏障，从而加重特应性皮炎患者的皮肤炎症反应，让特应性皮炎患者更容易建立"瘙痒－搔抓"的恶性循环，特别是在夜间，瘙痒很常见，患者可能在睡眠中不自觉地搔抓皮肤。

减少变应原传播

　　指甲内容易藏污纳垢，如灰尘、细菌、病毒以及各种变应原。当患者搔抓皮肤时，这些污垢和变应原就会被带到皮肤上，增加过敏风险。

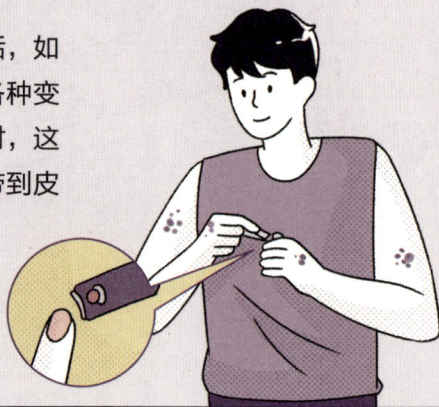

Q 特应性皮炎患者可以做"美甲"吗

A 特应性皮炎患者病情发作期不能做美甲，病情稳定期能否做"美甲"需要谨慎权衡。

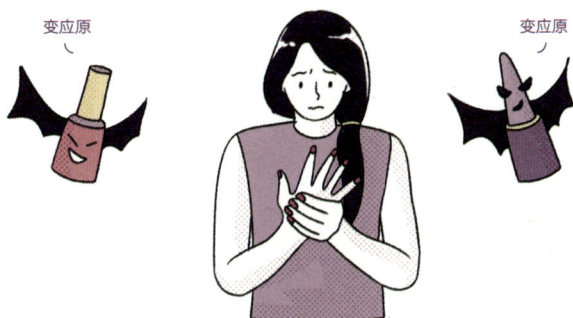

病情发作期严禁做"美甲"

皮肤呈现炎症反应，此时皮肤屏障功能严重受损。"美甲"过程中的诸多环节，如打磨指甲、涂抹甲油胶、使用卸甲水等，都可能对皮肤造成强烈刺激。甲油胶及卸甲水中含有的化学物质，如甲醛、甲苯、丙酮，极易引发变态反应，导致特应性皮炎症状加重，皮疹范围扩大，瘙痒加剧，甚至诱发皮肤感染，使病情恶化。

病情稳定期需要谨慎尝试

先在敏感部位对甲油胶、卸甲水做 24 ~ 48 小时过敏测试。选优质产品与专业机构，降低损伤与过敏风险。"美甲"后应密切关注手部皮肤状态，有异常立即去除产品并就医，后续做"美甲"也应提高警惕。

Q 特应性皮炎患者可以文眉、文身吗

A 特应性皮炎患者不要文眉或文身。

特应性皮炎患者本身皮肤屏障功能受损，缺乏抗菌肽，文眉、文身很容易导致接触性皮炎等炎症性或免疫性反应，进而加重皮损，操作不当还有可能造成皮肤感染。

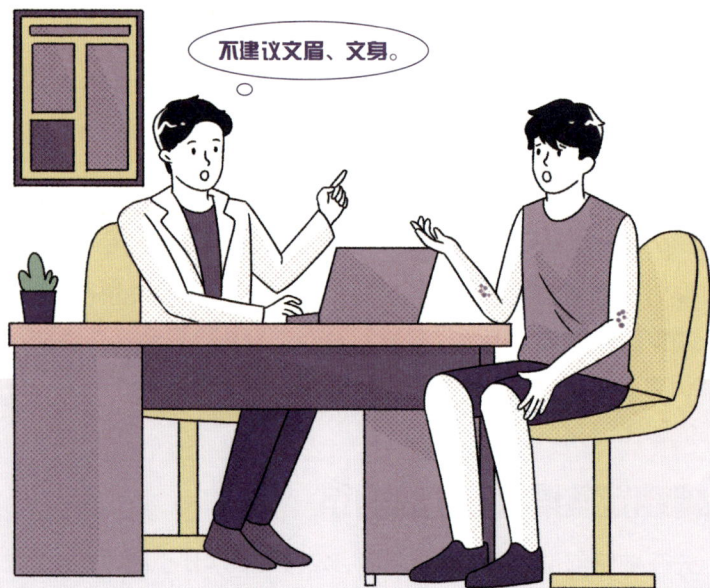

Q 特应性皮炎患者可以搓澡吗

A 特应性皮炎患者皮肤屏障受损，在搓澡问题上应谨慎，以保护皮肤屏障、避免病情反复发作为原则。

病情发作期不要搓澡

皮肤炎症显著，屏障功能受损时，搓澡易加重炎症、引发感染。

病情稳定期谨慎搓澡

洗澡时应动作轻柔，不要大力搓洗，避免使用粗糙的搓澡巾、洗澡刷、丝瓜络和沐浴花球等，以减少对皮肤的伤害。应选用温和的沐浴产品，避免使用强力去污或含有磨砂颗粒的清洁产品。

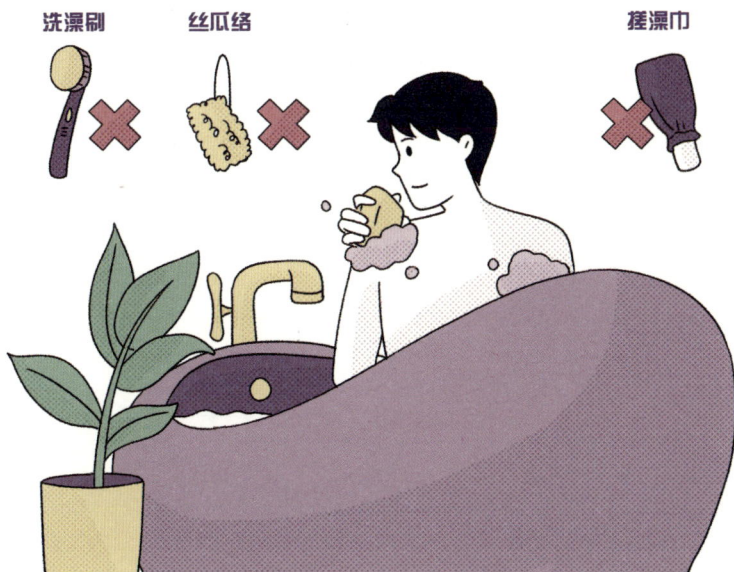

洗澡刷 丝瓜络 搓澡巾

Q 特应性皮炎患者可以泡温泉吗

A 研究显示，某些水质的温泉可能对特应性皮炎患者有益，但温泉水不是"神水"，仍需要依照特应性皮炎的洗浴原则来泡温泉。

皮肤有皮损或炎症时不要泡温泉，以防感染。水温以32~37℃为宜，时间不宜过长，泡完温泉后建议再清洗一遍身体，保持皮肤洁净。沐浴后尽早使用保湿润肤剂。

水温 32~37℃

时间不宜过长

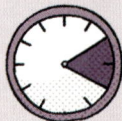

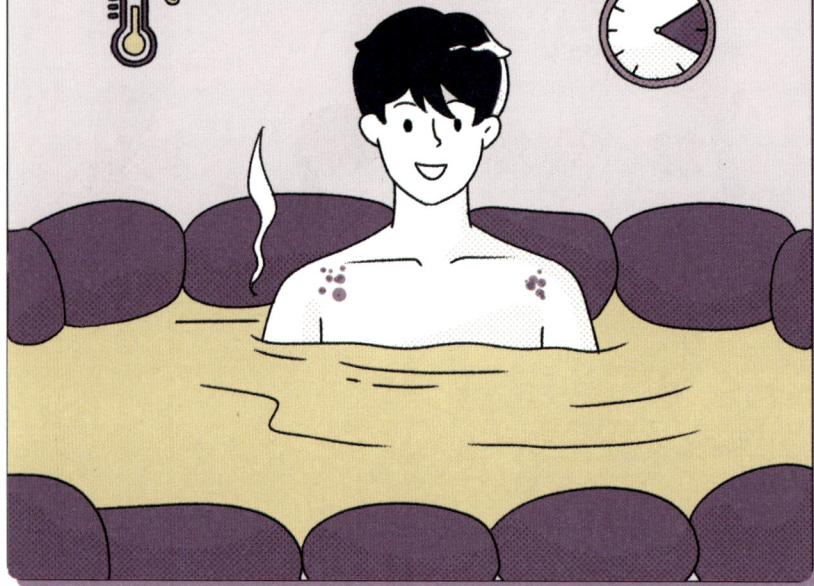

Q 皮肤痒得厉害，可以用热水烫洗来缓解瘙痒吗

A 瘙痒严重时不可以用热水洗澡，日常洗浴水温也不应过高。

对于部分特应性皮炎患者来说，热水烫洗虽然可暂时缓解瘙痒症状，但也可能破坏皮肤屏障，加重疾病症状。建议洗浴温度在 32~37℃，时间控制在 5~10 分钟。

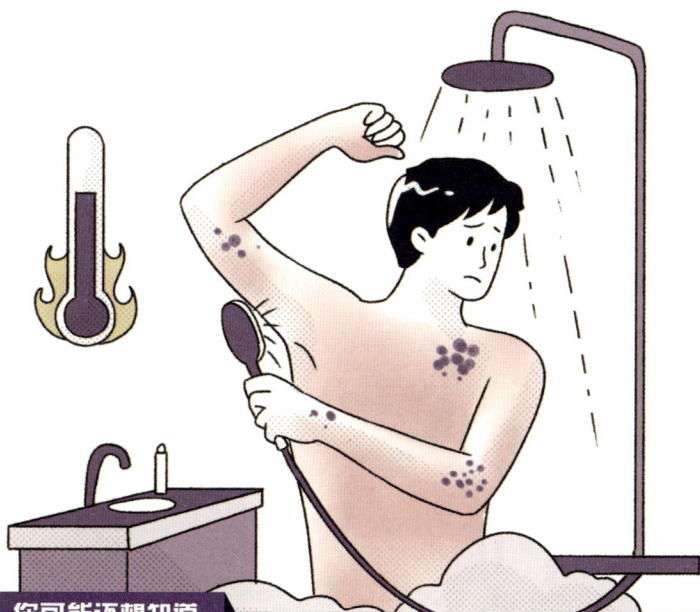

你可能还想知道

- 如何控制特应性皮炎的瘙痒   ⟶ 跳转至 **150** 页了解真相
- 如何治疗特应性皮炎的顽固性瘙痒   ⟶ 跳转至 **151** 页了解真相

Q 皮肤痒得厉害，可以涂抹酒精来缓解瘙痒吗

A 瘙痒严重时不可以涂抹酒精来缓解瘙痒。

　　酒精（乙醇）是导致皮肤不耐受或变应性接触性皮炎的原因之一。酒精进入皮肤角质层后，会清除部分脂质，从而降低皮肤屏障功能。即便对酒精不过敏，皮肤屏障也可能受到刺激而加重瘙痒。酒精破坏皮肤屏障，进一步加剧皮肤的干燥和炎症，使过敏症状加剧。

　　酒精还可引发炎症反应，会刺激皮肤神经末梢和毛细血管，引起局部皮肤炎症反应，导致皮肤发红、肿胀、瘙痒加剧和刺痛感。

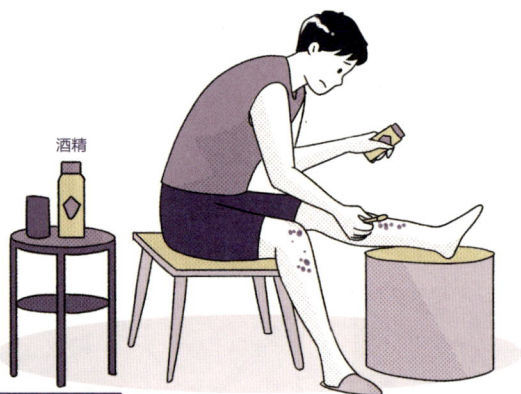

酒精

你可能还想知道

- 如何控制特应性皮炎的瘙痒　　　　→　跳转至 150 页了解真相
- 如何治疗特应性皮炎的顽固性
  瘙痒　　　　　　　　　　　　　　→　跳转至 151 页了解真相

Q 已经做好保湿润肤，皮损也好转了，为什么还是瘙痒

A 特应性皮炎患者皮损看起来好转了，但皮肤内部可能仍有潜在的、微观层面的炎症，因此瘙痒可能还会存在。

在特应性皮炎中，炎症反应涉及多种细胞和炎症介质，如肥大细胞、组胺、白细胞介素。即使表面的皮损改善，这些炎症细胞可能还在我们看不见的皮肤组织中持续释放炎症介质，刺激神经末梢产生瘙痒感。

此外，如果瘙痒的诱因未被消除，如精神因素、出汗、金黄色葡萄球菌定植和接触尘螨等，瘙痒症状仍可能存在。

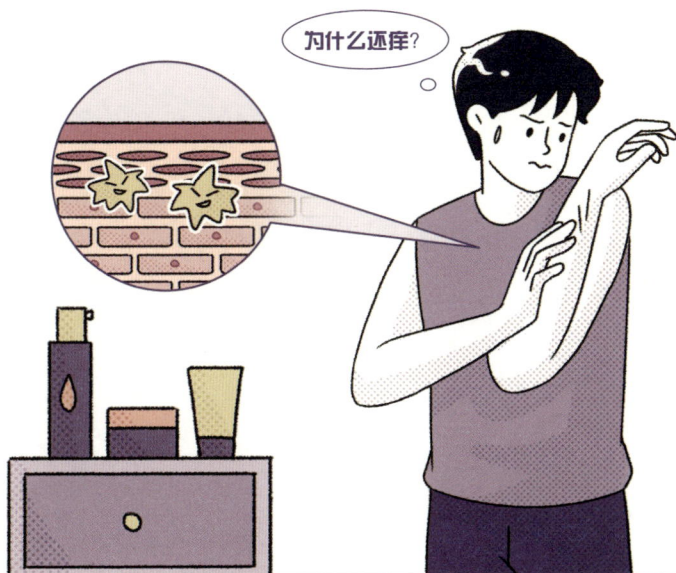

为什么还痒?

第六节

情绪管理

Q 应该如何应对特应性皮炎引起的负面情绪

A 特应性皮炎不仅是一种皮肤病，还可能带来显著的心理压力和情绪问题。

寻求心理支持

- **心理咨询：**考虑寻求专业心理医生的帮助，以管理和调整因病情带来的心理压力。心理疗法可以帮助患者更好地理解自己的情感反应，并学习有效的应对策略。

- **加入支持小组：**加入特应性皮炎相关支持小组，与经历相似情况的人交流，可以减轻孤独感并获得情感支持。

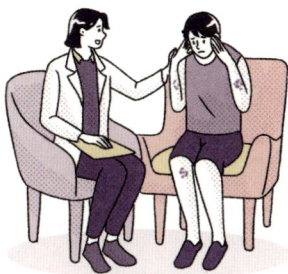

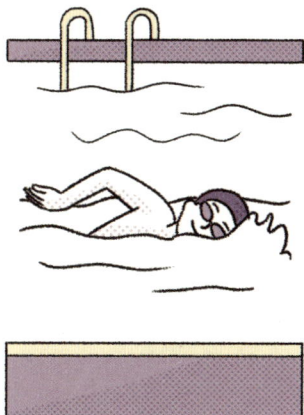

保持积极的生活方式

- **规律作息：**确保充足的睡眠，有助于稳定情绪。

- **均衡饮食：**摄取营养均衡的饮食，避免可能加重症状的食物，如辛辣食物。

- **适度运动：**定期进行适度运动，如散步、瑜伽或游泳，有助于释放压力并增强身体素质。

有效的皮肤护理

- **保持皮肤清洁和湿润**：定期清洁皮肤并使用适当的保湿润肤剂，以减少瘙痒和炎症。
- **避免刺激**：尽量避免接触可能引起症状加重的变应原和刺激物。

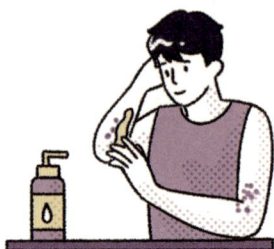

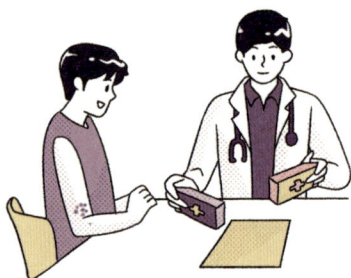

与医疗团队保持沟通

定期与医生沟通，反馈治疗效果和身体状况的变化，以获得及时的专业指导和支持。

通过上述方法，患者可以有效管理特应性皮炎引起的负面情绪，提高生活质量。

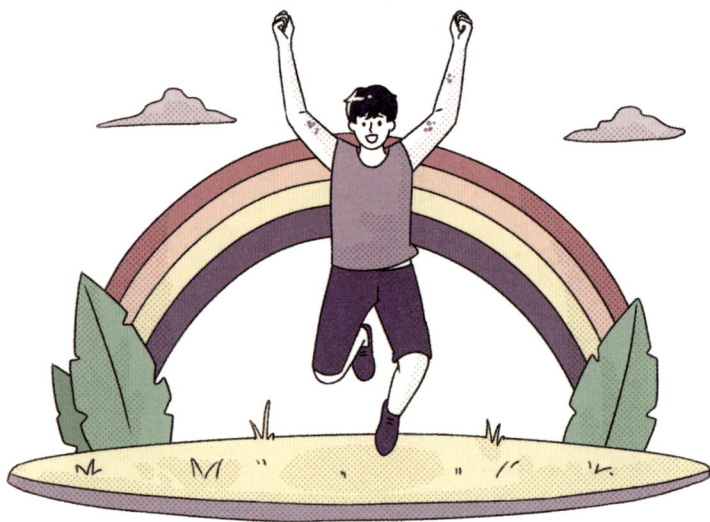

Q 治疗过程中如果症状加重，感到焦虑应该怎么办

A 特应性皮炎通过长期维持治疗，有可能预防或减少疾病复发，如果偶尔出现症状加重，可以主动采取以下应对措施。

调整疾病观念

患者应认识到特应性皮炎的治疗是一场持久战，本病具有慢性、复发性特点，症状会波动，偶尔有反复是正常的。

配合医生治疗

患者应遵医嘱做好基础护理和用药，定期复诊。当症状出现变化时，及时与医生沟通后调整治疗方案，千万不要自行调整用药或擅自停药。

寻求心理支持

患者可与家人、朋友或病友分享自己的感受，获得他们的情感支持。

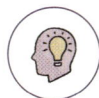

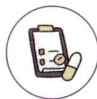

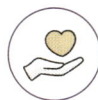

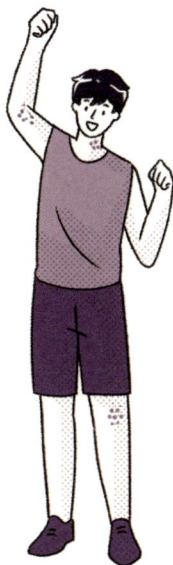

你可能还想知道

- 特应性皮炎患者应该间隔多久复诊 ⟶ 跳转至 **134** 页了解真相
- 患者复诊时要带哪些资料或检查结果 ⟶ 跳转至 **135** 页了解真相

Q 家人得了特应性皮炎，我可以提供哪些支持

A 作为患者的家人，除了积极学习疾病知识，还可以从生活照料和心理情感方面给予特应性皮炎患者支持。

在生活照料方面

- 避免诱发和加重特应性皮炎的因素，尽量减少患者生活环境中的变应原。
- 协助患者做好皮肤护理，提醒患者合理洗浴和足量多次使用保湿润肤剂。
- 如果患者有食物过敏，要在明确食物变应原与特应性皮炎关系的基础上帮助其完全规避致敏食物，同时寻找营养充足、安全可靠的替代品，满足患者的营养需求。
- 提醒患者按时用药，特别是对儿童、老年患者，要做好监督工作。

在心理支持方面

倾听患者的感受，在患者因为疾病出现情绪波动时陪伴在他们身边；鼓励患者走出家门进行适当运动和社交，帮助其保持身心健康。

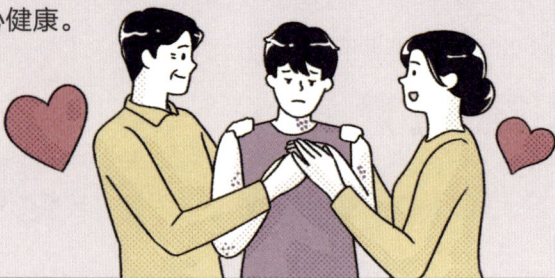

参考文献

[1] 张建中 . 特应性皮炎百问百答 [M]. 北京：科学技术文献出版社，2022.

[2] 中华医学会，中华医学杂志社，中华医学会皮肤性病学分会，等 . 特应性皮炎基层
诊疗指南（2022 年）[J]. 中华全科医师杂志，2022，21（7）：609−619.

[3] 中华医学会，中华医学杂志社，中华医学会皮肤性病学分会，等 . 儿童特应性皮炎
基层诊疗指南（2023 年）[J]. 中华全科医师杂志，2023，22（1）：8−18.

[4] 中国医师协会皮肤科医师分会过敏性疾病专业委员会，中华医学会皮肤性病学分会
特应性皮炎研究中心，中国医疗保健国际交流促进会皮肤科分会 . 特应性皮炎瘙痒
管理专家共识 [J]. 中华皮肤科杂志，2021，54（5）：391−396.

[5] 马铜川，邓婷月，肖风丽 . 吸烟与特应性皮炎相关性研究进展 [J]. 中华皮肤科杂志，
2024，57：E105−E108.

[6] 中华医学会皮肤性病学分会免疫学组，特应性皮炎协作研究中心 . 中国特应性皮炎
诊疗指南（2020）[J]. 中华皮肤科杂志，2020，53（2）：81−88.

[7] LI S K, LIU Z, HUANG C K, et al. Prevalence, clinical presentation,
and associated atopic diseases of pediatric fruit and vegetable allergy: a
population−based study[J]. Pediatr Neonatol, 2022, 63（5）：520−526.

[8] HANLEY M J, CANCALON P, WIDMER W W, et al. The effect of
grapefruit juice on drug disposition[J]. Expert Opin Drug Metab Toxicol,
2011, 7（3）：267−286.

[9] CELAKOVSKA J, JOSEF B, VANECKOVA J, et al. Food hypersensitivity
reactions to seafish in atopic dermatitis patients older than 14 year of
age − the evaluation of association with other allergic diseases and
parameters[J]. Indian J Dermatol, 2020, 65（2）：97−104.

[10] WANG S, DAN W, WANG Z, et al. Causal relationships between dietary
antioxidant vitamin intake and atopic dermatitis: a two−sample mendelian
randomization study[J]. Skin Res Technol, 2024, 30（8）：e13883.

[11] 广东省药学会 . 特应性皮炎的合理用药指引 [J]. 今日药学，2022，32（3）：
161−175.

[12] 田晶，申春平，马琳 . 科学护理是提高特应性皮炎患儿生活质量的必要措施 [J]. 中
国社区医师，2013，29（31）：8.

[13] 中华医学会皮肤性病学分会免疫学组 . 特应性皮炎的全程管理共识 [J]. 中华皮肤科
杂志，2023，56（1）：5−14.

[14] 张坤桦，陈漂漂，刘嘉琪，等 . 尘螨过敏性哮喘儿童居室环境防控的研究进展 [J].
中华现代护理杂志，2016，22（16）：2345.

[15] KAAZ K, SZEPIETOWSKI J C, MATUSIAK L. Influence of itch and pain
on sleep quality in atopic dermatitis and psoriasis[J]. Acta Derm Venereol,
2019, 99（2）：175−180.

[16] 林银哲，黄咏菁 . 特应性皮炎患者的生活质量调查 [J]. 中国现代医药杂志，
2017，19（12）：76−78.

[17] BAWANY F, NORTHCOTT C A, BECK L A, et al. Sleep disturbances and atopic dermatitis: relationships, methods for assessment, and therapies[J]. J Allergy Clin Immunol Pract, 2021, 9（4）: 1488-1500.

[18] 中国民航局. 关于禁止旅客随身携带液态物品乘坐国内航班的公告 [EB/OL]. [2008-03-17]（2025-06-11）. http://www.caac.gov.cn/XXGK/XXGK/TZTG/201510/t20151022_2486.html.

[19] SON W K, YOON W, KIM S, et al. Can moderate-intensity aerobic exercise ameliorate atopic dermatitis?[J]. Exp Dermatol, 2020, 29（8）: 699-702.

[20] PIQUERO-CASALS J, CARRASCOSA J M, MORGADO-CARRASCO D, et al. The role of photoprotection in optimizing the treatment of atopic dermatitis[J]. Dermatol Ther（Heidelb）, 2021, 11（2）: 315-325.

[21] O'CONNOR C, MCCARTHY S, MURPHY M. Pooling the evidence: a review of swimming and atopic dermatitis[J]. Pediatr Dermatol, 2023, 40（3）: 407-412.

[22] ALEXANDER H, PALLER A S, TRAIDL-HOFFMANN C, et al. The role of bacterial skin infections in atopic dermatitis: expert statement and review from the International Eczema Council Skin Infection Group[J]. Br J Dermatol, 2020, 182（6）: 1331-1342.

[23] GOH C L, WU Y, WELSH B, et al. Expert consensus on holistic skin care routine: focus on acne, rosacea, atopic dermatitis, and sensitive skin syndrome[J]. J Cosmet Dermatol, 2023, 22（1）: 45-54.

[24] 中国医师协会皮肤科医师分会. 保湿润肤类产品应用指导专家共识（2023 版）[J]. 中华皮肤科杂志, 2023, 56（8）: 711-717.

[25] GU H J, PENG L, JIANG W C, et al. Impact of solar ultraviolet radiation on daily outpatient visits of atopic dermatitis in Shanghai, China[J]. Environ Sci Pollut Res Int, 2021, 28（14）: 18081-18088.

[26] WORLD HEALTH ORGANIZATION. Ultraviolet radiation[EB/OL].[2023-02-06]. https://www.who.int/zh/news-room/fact-sheets/detail/ultraviolet-radiation.

[27] MUNERA-CAMPOS M, CARRASCOSA J M. Atopic dermatitis: fertility, pregnancy, and treatment perspectives[J]. Am J Clin Dermatol, 2024, 25（1）: 55-66.

[28] 中国医师协会皮肤科医师分会皮肤美容事业发展工作委员会. 皮肤防晒专家共识（2017）[J]. 中华皮肤科杂志, 2017, 50（5）: 316-320.

[29] 中国医师协会皮肤科医师分会科学委员会, 中国医师协会皮肤科医师分会变态反应性疾病专业委员会, 中国手部湿疹科研协作组. 中国手部湿疹诊疗专家共识（2021 版）[J]. 中华皮肤科杂志, 2021, 54（1）: 19-26.

[30] 中华医学会医学美学与美容学分会皮肤美容学组. 修复皮肤屏障功能的专家共识

[J]. 中华医学美学美容杂志，2022，28（1）：1-4.

[31] 中国整形美容协会面部年轻化分会，中国整形美容协会抗衰老分会，中国整形美容协会医美线技术分会. 中国人群中面部年轻化治疗专家共识[J]. 中华医学美学美容杂志，2020，26（1）：1-7.

[32] 中国医师协会皮肤科分会注射美容学组，广东省医师协会皮肤科医师分会皮肤美容与外科学组. 真皮注射交联透明质酸改善肤质的共识[J]. 中国美容医学，2022，31（9）：41-46.

[33] 中华医学会皮肤性病学分会皮肤激光医疗美容学组，中国医师协会美容与整形医师分会激光亚专委会. 电子注射（水光疗法）专家共识[J]. 实用皮肤病学杂志，2018，11（2）：65-66.

[34] 中华医学会皮肤性病学分会皮肤激光医疗美容学组. 微针治疗临床应用中国专家共识（2022版）[J]. 实用皮肤病学杂志，2022，15（4）：193-196.

[35] 中华医学会皮肤性病学分会，中国医师协会皮肤科医师分会，中国中西医结合学会皮肤性病专业委员会. 中国化学剥脱术临床应用专家共识（2022）[J]. 中华皮肤科杂志，2022，55（11）：949-955.

[36] 张琦，禹卉千，李振鲁. 接触性皮炎与特应性皮炎相关性的研究进展[J]. 中国皮肤性病学杂志，2019，33（7）：840-844.

[37] 傅惠. 面膜使用的细节[N]. 中国医药报，2004-12-20.

[38] 庄程元. 422份网售染发类化妆品不良反应报告回顾性分析[J]. 中国食品药品监管，2024（8）：118-125.

[39] 杨蓉娅，夏志宽，蔡宏. 激光脱毛临床应用专家共识[J]. 实用皮肤病学杂志，2023，16（1）：1-5.

[40] FISHBEIN A B, VITATERNA O, HAUGH I M, et al. Nocturnal eczema：review of sleep and circadian rhythms in children with atopic dermatitis and future research directions[J]. J Allergy Clin Immunol, 2015, 136（5）：1170-1177.

[41] ISLAM P S, CHANG C, SELMI C, et al. Medical complications of tattoos：a comprehensive review[J]. Clin Rev Allergy Immunol, 2016, 50（2）：273-286.

[42] CHOI Y J, LEE H J, LEE D H, et al. Therapeutic effects and immunomodulation of suanbo mineral water therapy in a murine model of atopic dermatitis[J]. Ann Dermatol, 2013, 25（4）：462-470.

[43] LACHENMEIER D W. Safety evaluation of topical applications of ethanol on the skin and inside the oral cavity[J]. J Occup Med Toxicol, 2008, 3：26.

[44] 邬鑫鑫，童中胜，段逸群. 白色划痕征在特应性皮炎中的特异性及其持续时间与疾病严重程度的相关性[J]. 中华皮肤科杂志，2019，52（10）：765.

扫 码 观 看
科 普 视 频

86检